SUPERBUGS

The Race to Stop an Epidemic

超耐性菌（スーパー）

現代医療が生んだ「死の変異」

マット・マッカーシー
久保尚子［訳］

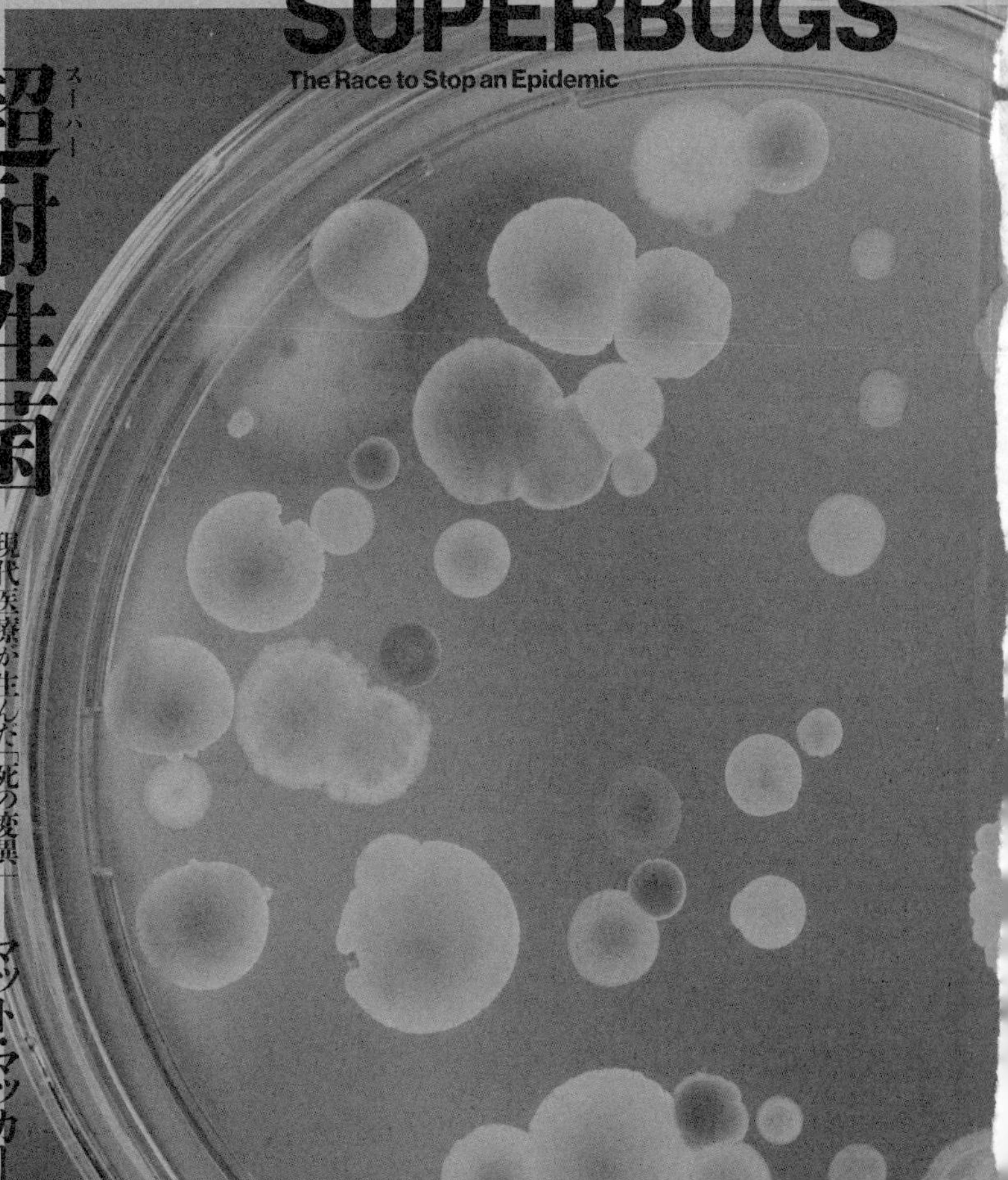

光文社

超耐性菌(スーパー)

——現代医療が生んだ「死の変異」

ニーナとバーニーに捧ぐ

目次

パート4　表面下での出来事

パート5　治癒を目指して——治験後期

人はときに、探していないものを見つける

——細菌学者アレクサンダー・フレミング

著者による注記

これは、ある臨床試験にまつわる実話であり、登場する人物は実在する。ただし、本書を書くにあたっては患者のプライバシーを保護し、秘密を守るために、米国のＨＩＰＡＡ法（医療保険の携行性と責任に関する法律）を遵守し、人物名、日付、個人を特定できるような詳細情報に変更を加えるなど、細心の注意を払っている。

プロローグ

夜が明けて間もないころ、腰に振動を感じた。私は歩みを止め、コーヒーを脇に置き、ポケットベルを見た。急患だ。二〇一四年一〇月、季節外れの暖かな日だった。呼び出しを見たとたん、緊張を覚えた。私は一一年にわたる修行時代を経て、マンハッタンのアッパーイーストサイドにある専門医療センター、ニューヨーク・プレスビテリアン病院で医師として勤務していた。運び込まれた患者に厄介な感染症がみられ、救急治療室チームを困惑させているらしい。

程なく、私は医学生と研修医の集団とともに、その患者の前に立っていた。担架の上でもだえ苦しむ患者は、ニューヨーク市クイーンズ区出身のアフリカ系アメリカ人の若者で、職業は機械工、名前はジャクソン。濃い緑色の目をしていて、首に小さなマルタ十字のタトゥーを入れている。左脚を銃で撃たれ、体内に残った弾丸を中心に広範囲で感染症を起こしているようだ。膝上の傷口から奥をのぞき込む私に、学生が一枚の紙を差し出した。微生物検査の結果が出たのだ。その結果に私は目をみはった。この患者が感染している細菌は、検査対象の抗菌薬にことごとく耐性をもつ、俊敏で攻撃的な新型細菌だったのだ。有効な抗菌薬はただ一つ、抗生物質コリスチンだけだった

［訳注／抗菌薬は細菌の増殖を抑えたり死滅させたりする薬の総称。このうち、微生物によって産生されるものを抗生物質と呼ぶ］。

私は過去にコリスチンをほんの数回しか使用したことがなかったし、毒性が強いため、[1]良い結果につながったこともなかった。殺菌作用はあるが、その作用過程で腎臓やその他の内臓器官まで破壊してしまうのだ。多くの場合、患者は人工透析か死か、二つの選択肢を迫られる。ごく最近、きわめて高い有効性が認められた新しい抗菌薬も、[2]今回は役に立たない。この若者の左脚を救いたければ、コリスチンを使うしかないようだ。私は首を振りながら検査結果を学生の手に戻し、「まいったな」とこぼした。米国では、毎年二万人を超える患者が薬剤耐性感染症で命を落とす。[3]治療薬の供給も常にぎりぎりの状況だ。私は患者と目を合わせるために身をかがめ、慎重に言葉を選んで声をかけた。「ジャクソンさん、あなたは感染症です。重症の感染症です」

彼は私の目を見つめ返したあと、私を取り囲むように背後に並んで立っている面々に視線を移した。「どれくらい重症なんですか？」小さく息を吸い、そのまま私の言葉を待っている。私は目の前で砂時計の砂が落ちていくような感覚に襲われた。狭い部屋の空気が急に暑苦しく感じられた。白衣を脱ぎ、シャツの腕をまくってから「かなりの重症です」と答えた。

彼の表情が歪むのを見て、私は思わず手を伸ばし、彼の手を握ろうとしたが、引っ込めた。何の防護もなしにこの患者に触れるわけにはいかない。私は振り返り、ドアを指差して「今すぐ部屋から出ろ」とチームメンバーに告げた。「すぐに戻ります」と言って自分も部屋を出ると、使い捨ての黄色いガウンと紫色のニトリルゴム手袋を装着し、一人で患者のそばに戻った。「治療はとても困難ですが、不可能ではありません」

　ジャクソンの呼吸は速まり、過呼吸になりかけていた。額から汗を噴き出しながら、傷口から数センチ上の太腿あたりを強く握っている。その指の下では、細菌が急速に増殖し、筋肉と骨を蝕んでいる。「脚は？　切断するんですか？」と彼は聞く。

　実のところ、私にもわからなかった。感染を止められる可能性があるのはコリスチンだけだが、うまくいく確証はない。私がこの薬を最後に処方した患者は、投与してから一二時間後に死亡した。その前の患者は投与中に亡くなっている。「いや、そうはならないでしょう」私はできるだけ自信ありげに答えた。彼の汗ばんだ手を握りしめ、彼の妻と子どもたちに何と言って説明すべきか、考えをまとめようとした。患者と面会するだけでも特別な感染予防措置が必要になる。[4]「一緒にがんばりましょう、一緒に」彼の目に涙が浮かぶのを見ながら、私はそう励ました。

　部屋を出た私は、ガウンと手袋を外し、「コリスチン投与を開始してくれ」とチームに指示した。研修医の一人がコンピュータに駆け寄り、表情を曇らせながら指示を入力した。他のメンバーも一斉に動き出す。全員がしっかり手を洗い、次の患者のもとへ移動した。

　回診を終えると、私は同じ院内にあるトム・ウォルシュのオフィスに向かった。ウォルシュは私の共同研究者で、「移植腫瘍感染性疾患プログラム」の責任者だ。ひょろりと痩せた男性で、色白でほっそりとした顔立ちをしているが、くぼんだ目に温かな笑みを浮かべながら、驚くほど力強い握手で迎え入れてくれる。彼の控えめな風貌は、私とは好対照をなす。私は額が広く、肩幅があり、鼻も少し大きすぎるぐらいだ。彼と私はちぐはぐな取り合わせだと言える。

ウォルシュは原因不明の感染症に関する世界的権威の一人であり、患者の診療にあたっていないときは、患者を治療するための新しい抗菌薬の開発に取り組んでいる。私たちが出会ったのは、私が医科大学を卒業して数年後のことだった。初めて意見交換したときに彼が描いてくれた見事な生化学物質の構造式を、私は今も持っている。それ以来、私たちはともに研究を続けてきた。

二〇〇九年、ウォルシュは米国の生化学研究と疾患予防を司る連邦機関である国立衛生研究所（NIH）から異動してきた。それも、豪華な研究コンソーシアム——抗菌薬開発のために試験管レベル、動物実験レベル、ヒトを対象とした臨床レベルで実験を行う医師および科学者からなる国際研究チーム——を引き連れての異動だった。彼はこの研究領域の研究室を取り仕切ることのできる、世界でも数少ない研究者の一人だ。感染症、腫瘍、小児科、内科、病理学、微生物学、菌類学の専門家であり、見識の広さで彼に並ぶ者は他にいない。大手製薬会社が彼を雇いたがるのも無理はない。しかしトム・ウォルシュは自分でチームを作って研究する道を選んだ。五〇〇〇万ドルの創薬構想の誘いを「やめておきます」の一言で静かに断るのを、私も目撃したことがある。

その彼がこの日の朝に、興奮した声で私に電話してきた。大手製薬会社のアラガン社から、未承認薬の臨床試験（ヒトを対象とした大規模試験）の依頼が来た、という知らせだった。アイルランドのダブリンを拠点とする企業が開発中の新規分子のなかに、研究者のあいだで「スーパー耐性菌」と呼ばれる多剤耐性菌〔訳注／複数の抗菌薬に耐性をもつため治療できない細菌〕に感染した患者の治療薬として有望な候補分子があり、その安全性と有効性を確認する試験を実施してほしいというのだ。私たちはスーパー耐性菌の問題に絶えず悩まされるようになっていた。[5] スーパー耐性菌は、一九六〇年代以前にはまだ実在せず、一九九〇年代までは世界のどこかで時々散見される程度だった。しかし、医師による不適切な処方習慣と、[6] 商業的な農業・畜産業における見境のない抗菌薬使用があいまって、[7] 細菌たちは、人類にとって貴重な切り札である抗菌薬に頻繁に晒されるようになり、薬剤の効果を無力化する方法を見つけ出し、かつては有効だった抗菌薬にも耐性をもつようになった。今ではスーパー耐性菌は至るところに存在し[8]――クイーンズ区の流れ弾にも付着しており――感染症による死亡の主要原因になっている。「で、どんな薬ですか？」オフィスに入るなり、私は尋ねた。ウォルシュは乱雑に書類の積まれた机の向こうから顔をのぞかせると、素早く立ち上がり、足早に近づいてきた。すぐ横のマホガニーの壁には、額縁に入った証書や賞状が隙間なく並べられている。

ウォルシュの顔には疲れが出ていた。毎晩三時間しか眠っていないからだ。私たちは臨戦状態にあった――患者を治療するために新たな抗菌薬を懸命に探していたのだ。ほんの数年前なら治療できたはずの感染症で、[9] 何人もの患者が命を落とすようになっていた。「臨床試験を依頼されたのはどんな薬ですか？」再度尋ねると、ウォルシュは私の手を強く握り、明るい表情でそっと答えた。

「ダルババンシンだ」

私の手は、指先も手首も先ほどの救急治療室での緊迫したやり取りの名残でまだ少し汗で湿っていた。その手をカーキ色のズボンで拭き、デスク脇の椅子に腰かけながら、「そんな、まさか」と返すと、ウォルシュは「本当だ」と言って分厚い書類フォルダを差し出した。

ダルババンシン——この言葉を聞いた瞬間、一四年前の記憶がよみがえった。まだ学部生だった私は、後にノーベル賞を受賞する生物物理学者トマス（トム）・スタイツの研究室に出入りしていた。スタイツは当時から「結晶学界のマイケル・ジョーダン」としてキャンパス内で知られていた。結晶学とは、生命の分子的な構成単位を解き明かす科学領域である。スタイツは、ほぼすべての生き物にとって必須の機能であるタンパク質合成について研究していた。彼による発見はあらゆる種類の新薬につながったが、そのなかに、ダルババンシン（略称「ダルバ」）に関連する抗菌薬もいくつか含まれていたのだ。トム・ウォルシュと同じく、トム・スタイツも洞察力と先見性に優れ、新薬開発を他の人々とは異なる視点や切り口で見ることのできる人物だった。

スタイツ博士とは、博士の息子のジョンを通じて知り合った。ジョンと私はイエール大学野球部のチームメイトだった。二人ともピッチャーで、生化学を専攻していた。ジョンは二〇〇一年にプロ野球のミルウォーキー・ブルワーズにドラフトの三ラウンド目で指名され、私はその翌年にアナハイム・エンゼルスに二一ラウンド目で指名された。そして二人とも、短い間ではあったが、メジャーリーグで活躍する日を夢見た。

その一年後、ユタ州プロボでマイナーリーグの選手としてプレーしていた私は、エンゼルスを解雇され、野球のミットを聴診器に持ち替えることにした。二〇〇三年の秋、ハーバード大学医科大学院に合格し、ボストンに移った。ちょうど同じころ、ジョンも野球を諦め、イエール大学法科大学院に通いはじめた。授業が始まって数週間が過ぎたころ、私は、カリスマ性のある若き感染性疾患専門医であり、世界的な非営利医療団体「パートナーズ・イン・ヘルス」の共同設立者であるポール・ファーマーの講義に出席した。[11]そして、残りの人生を捧げるべき道を見つけた。感染症を封じ込める方法を見つけるために、感染症について研究することにしたのだ。

「さあ、仕事に取り掛かろう」というウォルシュの声で、私は回想から現実に引き戻された。

この瞬間からすべてが一変した。私は薬剤耐性を観察するだけの受け身の存在から、スーパー耐性菌の蔓延を阻止する闘いに積極的に参加する身になった。しかし、臨床試験の長く曲がりくねった道のりに踏み出す前に、トム・スタイツ、トム・ウォルシュ、その他の先人たちの功績の裏にあった科学の著しい進展について理解し、何世代もかけて研究の失敗[12]と倫理の崩壊[13]から学んだ苦い教訓についても把握しておく必要がある。そこには想像を絶する物語があった。その物語がやがては私をクイーンズ区出身の機械工ジャクソンの病室へと導くことになる。はじまりは今から約一〇〇年前、一九一四年一〇月。このときも銃創がきっかけだった。穏やかな語り口の軍医が妙なことに気づき、ひらめきを得る。その軍医の冒険物語には、ジャクソンの感染症の謎を解くための手掛かりがちりばめられていた。

パート1

偶然の賜物

1 戦場の混乱のなかで

一九一四年一〇月二四日。運び込まれた負傷兵の脚の銃創を診て、若き軍医は首を振った。銃弾は右脚の太腿を貫通している。筋肉の下にあったはずの大腿骨は粉砕され、血まみれの状態だ。間もなく感染症を起こすだろう。英国の王立陸軍医療部隊の大尉として従軍中[1]のこの医師は、その大きくて青い目を閉じ、これから起こることを想像した。このような創傷を受けた兵士を襲う悲惨な運命を、彼はもう何度も見てきた。[2]脚を切断され、壊疽（えそ）［訳注／体組織が腐敗して黒変し、悪臭を放つ］を起こし、臓器不全に至ることさえある。だが、彼がもっとも恐れていたのは破傷風[3]だ。麻痺や窒息を引き起こして死を招くこの病気は、彼のいる西部戦線の野戦病院で、多くの英国兵を恐怖に慄（おのの）かせていた。

医師の名はアレクサンダー・フレミング。スコットランド出身の三四歳で、フランス北部のブローニュに設営された軍事基地で大勢の男たちの診療にあたりつつ、創傷研究にも従事していた。[4]第一次世界大戦が始まってからわずか一一週ながら、味方はすでに大きな痛手を被っていた。[5]英軍は八月七日にフランスに到着。[6]その二週間後、英仏の歩兵部隊はアルデンヌの戦いにおいて森のなかでドイツ帝国軍と衝突し、無残に大敗した。この予想外の大敗をきっかけに、じりじりと屈辱的な撤退が始まり[7]、ドイツ軍はフランスの首都に迫りつつあった。

　だが、九月六日、事態は驚きの展開を見せる。パリの北東約五〇キロメートルにて、フランスの六つの野戦部隊と英国派遣部隊[8]が突如、撤退の足を止め、反撃に打って出たのだ。それからの三日間、約一六〇キロメートルに及ぶ戦線で一進一退のせめぎ合いが続き、身の毛もよだつような激戦が繰り広げられた。砲撃兵器の著しい進歩——威力の増した新型の機関銃、榴弾砲、迫撃砲——が、戦史に残る最悪の惨状をもたらしたのだ[9]。

　同盟軍の戦略は功を奏し、壊滅的な打撃を受けたドイツ軍はパリ侵攻を断念せざるをえなかった[10]。だが、この勝利の代償はあまりに大きかった[11]。第一次マルヌの会戦として知られるこの戦闘で、負傷した英仏軍兵士の数は二〇万人を超えた。戦いが終わると間もなく、全身に銃弾の破片が刺さり血まみれになった負傷兵の波が、フレミングのいる病院に押し寄せた。

　フレミングは手術用バケツから濡れたタオルを取り出し、そのタオルで兵士の脚を軽く叩くようにして制服にこびりついた泥や血や破片を落とし、大きく開いた傷口のまわりを清潔にした[12]。それから手術用メスを手に取り、泥の滲んだズボンの一部を慎重に切り取った[13]。この布片が、第一次世界大戦下で生じた謎のなかでもとくに難解な謎——なぜこんなにも多く[14]の兵士が破傷風で命を落とす[15]のか？——を解く鍵になることをフレミングは願っていた。

　破傷風はまれな疾患で、通常なら感染するのは一〇万人に一人にすぎない。ところが、ここブローニュでは至るところで発生していた。フレミングは、英軍の制服のなかに破傷風の原因菌が潜んでいるのではないかと疑っていた。[16] 撃たれたときに傷口からその細菌が侵入し、体の防御力を圧倒するのだろうと考えたのだ。フレミングは採取したばかりの汚れた布片に細心の注意を払いながら、負傷兵で溢れかえるベッドの脇をすり抜け、急ぎ研究室[17]に戻った。負傷兵[18]はマルヌの戦場だけでなく、ベルギーのモンスやイーペルからも運び込まれていた。彼らの多くは、ここに運ばれるまで何日間も戦場に横たわっていた。

古いカジノの地下に降りて行くと、そこに間に合わせの研究室があった。天井が高く、かつては装飾の美しい上品な部屋だったが、今はすっかりかび臭くなっている。部屋のどこを見てもフレミングの創意工夫[19]の跡が見て取れた。インキュベータ（培養器）はパラフィンストーブで温められ、ブンゼンバーナーの燃料はアルコールで代用され、ガラス器具を細工するためのバーナーには、火炎温度を上げるために鞴（ふいご）が取り付けられていた。ガソリン缶と給油ポンプをいくつも組み合わせたお手製の給水システムもある。フレミングはすぐさま実験ベンチに向かい、空（から）の試験管のなかで先ほどの小さな布片を絞ると、その試験管をインキュベータに入れた。[20] そこにはすでに何本も試験管が並んでいて、そのすべてに負傷兵の軍服から採取した布片が入っている。試験管に特殊な培養液を加えると、フレミングはすぐに病室に引き返し、患者の太腿を消毒液[21]で処置する作業に取り組んだ。

フレミングは、傷口の奥をじっと見つめた。彼には、この傷のその後の経過が想像できた。最初の数日間は、主に凝固した血液と細菌からなる赤褐色の分泌物が不快な臭いを放ちながら滲出し続ける。[22] 一週間後、分泌物は色と臭いを失い、徐々に濃い膿汁に変わっていく。[23] 運が悪ければ、ここフランスの地にいる多くの英国兵と同じくこの負傷兵も、発熱し、全身がムズムズし、刺激に過敏になり、動悸が激しくなり、最終的には破傷風の明確な徴候である開口障害[24]を呈する。破傷風を発症すると、[25] 顔面が痙攣し、多くの場合、ひきつり笑い[26]と呼ばれる特徴的な表情のまま硬直し、麻痺が起こり、苦しみながらゆっくりと死んでいく。

原因となる破傷風菌は馬の腸内に常在するほか、肥料を微かに含む土壌中にも芽胞（がほう）[27]［訳注／増殖に適さない環境を生き抜くために菌体内で形成される球状の構造体。環境条件が整うと発芽して菌体に戻る］の形で広く常在し、何年間も休眠状態で生存できる。だが破傷風菌は酸素のあるところでは生育できない嫌気性細菌[28]なので、短時間でも酸素に晒せば死滅させることができる。[29] ベルギーのフランダース地方の農地はよく耕され、絶えず酸素に触れていたはずなのに、なぜそのような土地で破傷風菌が繁殖したのか[30]？ しかも、空気に晒されている傷口で生存できたのは、なぜだ？ フレミングは考えた。傷の奥深くに入り込んだ銃弾の破片の下に潜伏していたのではないか。そこなら酸素も少なく、消毒剤も膿汁の分泌[31]によって外へ押し流される。試験管内では破傷風菌を容易に殺菌できた刺激の強い化学薬品を使用しても、肉体内の破傷風菌を殺菌できなかったのはそのせいだろう。

フレミングは、彼の指導医だったオームロス・ライト[32]の指示でフランスに来ていた。ライトは、腸チフスのワクチンを初めて量産し、物議を醸した人物だ。フレミングは小柄だったため、女性役を演じてほしいと劇壇から頼まれることも多く、英国の劇作家アーサー・ウィング・ピネロの喜劇『ロケット（*The Rocket*）』の舞台で陽気なフランス人寡婦役を演じたこともあったが[33]、ライトはフレミングとは対照的に熊のような男で、もじゃもじゃと茶色い口髭を生やし、小さな眼鏡をかけ、波打つ髪をきっちりとなでつけていた。彼についてはホルモン障害を疑う者もいた[34]。その点でも彼らは珍しい組み合わせだった。

　戦時中、ライトは英軍兵士に対する腸チフスワクチンの接種を求めて積極的にロビー活動を行っていた。ワクチン接種の習慣は当時まだ定着しておらず、腸チフスワクチン接種の実施に慎重な声もあるなか、ロンドン・タイムズ紙に「腸チフスと敗血症性感染の予防接種を軍隊に」と題した嘆願文を寄せ、切々と訴えた[35]。この嘆願が掲載されたのは四週間前、一九一四年九月二八日のことで、ドイツ軍のフランス侵攻を受けて英国がドイツに宣戦布告をしてから七週間が経っていた[36]。このような世論への働きかけは、多くの医師の不評を買い、オームロス・ライトは「ほぼ正しい（オールモスト・ライト）」などと揶揄されたが[37]、効果は覿面（てきめん）、英国陸軍はすぐに腸チフスワクチン接種を義務づけた。

　ライトは敗血症ワクチンの接種も推奨していたが、英国陸軍医療部隊の責任者だったサー・アルフレッド・キーオが納得しなかった[38]。二種類目の予防接種を義務づけるには研究が足りないと言うのだ[39]。そこでライトは、創傷感染の細菌学を研究するために戦時研究部門を創設した。フレミングもそこに所属していたわけだ[40]。

感染症患者に囲まれ、苦しみながら死んでいく大勢の男たちを目の当たりにしながらも助けることができずにいたフレミングは、自分の患者である兵士たちを救う手立てを発見したいと強く願うようになっていた。[41] しかし目下のところ、手元にあるのは消毒液と創傷包帯、馬の血液から生成された未試験の抗毒素、そして手術用のメス。そのどれを使っても原因菌はなかなか死滅してくれず、[42] 患者を守ることはできなかった。場合によっては、治療のために弓ノコを使うこともあった。[43]

フレミングは、負傷兵のいる病室とカジノの地下の研究室を何度も往復した。彼が身を置く医療の世界は、感染した傷に対する治療アプローチによって大きく二つに分かれていた。体に自然に備わっている防御力を支援することに注力して感染に対抗しようとする「生理学」重視の学派と、化学薬品を用いて傷口の微生物を殺菌しようとする「消毒」重視の学派だ。[44] 消毒剤は、理論上は有効である。[45] そのことはフレミングにもわかっていたが、消毒剤の有効成分——ホウ酸、フラビン、石炭酸などの腐食性の化学薬品——が患者に害を与えるのではないかと心配もしていた。何より、消毒剤を使用しても患者の容態は良くならなかったことから、消毒剤では破傷風菌の増殖を止められそうにないと直感していた。[46]

フレミングの見解はこうだ。[47] 消毒剤は傷の穴の壁表面には作用するが、周辺組織にまで浸透して消毒する力はない。傷の周辺部の何かが、[48] 細菌の増殖を許しているに

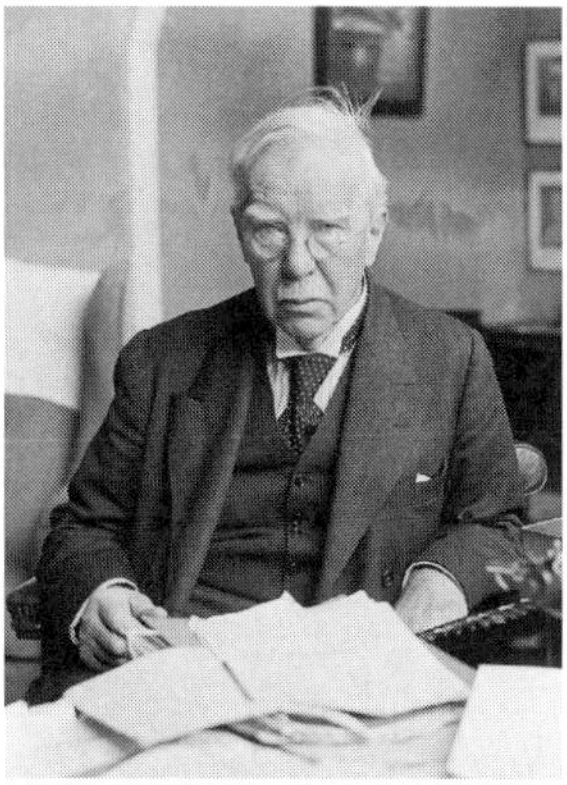

サー・オームロス・ライト
©Getty Images

ちがいない。これはとても急進的な考え方だった。口にすれば、欧州のどこの病院でも笑い者にされたことだろう。だがフレミングは、消毒剤が患者を死に追いやっているという確信を強めていき、持論を実証するために見事な実験を考案した。それは、医学の道に進む以前の彼の人生[49]から導き出された実験だった。

アレクサンダー・フレミングは、一九〇三年にロンドン大学セント・メアリー病院医学校に入学するまでに、医学生には珍しいことに、ガラス吹きの技術を身につけていた。[50]もともとは家族や友人のために、ガラスの猫や逃げまわるネズミなどの小さなガラス細工を作っていたの[51]だが、資金不足の折には、試験管などの実験器具も自作していた。そんな彼が、ここブローニュで、傷口も内部も複雑に入り組んだ形をしている銃創に寸法と構造を限りなく近づけた形状の試験管をデザインできないものかと夢想しはじめた。[52]実験の計画はまだ初期段階だった[53]が、うまくいけば、戦闘で受けた創傷の治療のあり方を根底から覆すことになる。第一次世界大戦中は消毒剤が診療の中心[54]で、英国の軍事政策でも消毒剤の使用が義務づけられていた。しかしフレミングは、消毒剤が役に立たないどころか危険であることを確信していた。[55]

それでも、「リトル・フレム」の愛称で知られたフレミングは、議論や論争に巻き込まれるようなことはなかった（彼の同僚によれば、フレミングに議論を挑むのは、テニスの試合でサーブを打ち込まれてもボールをつかんでポケットに入れてしまう男を相手にするようなものだった[56]）。フレミングにはわかっていたのだ。医師として語るべきことがあるなら、論文を書くしかないのだと。

第二次世界大戦中に一七〇〇万人を超える兵士が命を落とし、その多くは破傷風が死因だった。戦闘が終わると、フレミングはロンドンに戻り[57]、さっそくセント・メアリー病院の予防接種部門にある実験机に向かった。一九一八年一一月一一日に休戦協定が調印されるまでに、フレミングはブローニュでの研究に基づく論文を一二本発表した。彼のガラス器具を用いた独創的な実験は、学界で広く知られるようになった[58]。しかし、フレミングに同調する声はなく、引き続き消毒剤が幅を利かせていた。

西部戦線で目にした光景が頭から離れず、この若き医師はその後一〇年間、取りつかれたように研究に没頭した。パディントン駅からプレイド・ストリートをほんの少し行ったところにある実験室[59]で、有害な細菌に打ち勝つ方法を見つけ出して感染症の治療法を改善しようと努力した。それは単調で退屈な作業だった。薄暗い実験室で来る日も来る日も、ペトリ皿［訳注／微生物の培養実験に用いられるガラス製の平皿。シャーレともいう］の表面に形成された数千もの細菌コロニーと向き合うところから一日が始まる。だが、彼はそのことに何の不満も感じていなかった。細菌たちはどうやって繁殖していたのか、いやそれ以上に、どうすれば細菌を死滅させることができるのかを理解したいという思いで頭がいっぱいだった。

戦後一〇年が過ぎた一九二八年九月、ある偶然の観察[60]によって、フレミングはつかの間の称賛を得ることになる。その日の午後、フレミングは、戦場の創傷に広くみられるブドウ球菌という厄介な細菌が、アオカビ属の一種である真菌類の存在下で死滅していることに気づいた。[61] この思いがけない発見は、廃棄されたペトリ皿で観察されたもので[62]、ゆっくりと効果を表す遅効性消毒剤の発見につながった。フレミングはこの薬剤を「ペニシリン」と呼ぶことにした。[63]

一九二九年五月一〇日、フレミングはこの発見を論文にまとめ、英国の実験病理学誌『ブリティッシュ・ジャーナル・オブ・エクスペリメンタル・パソロジー』に投稿した。[64] そのなかで、彼は次のように書いている。「ペニシリンには……よく知られている消毒剤よりも優れた点がいくつかあるように思われる。……包帯に塗布する場合、八〇〇倍に希釈しても有効であり、これは現在使用されている化学消毒剤よりも高い希釈率である」。しかし、この発見の実用性はまだわからなかった。[65] ペニシリンは、ペトリ皿や試験管のなかでは細菌を死滅させることができたが、血液の存在下ではうまくいかなかった。この真菌は効果を発揮するまでに数時間を要することから、フレミングもいったん諦め、ペニシリンは一見するとうまく働くようにも見えるが、悪化した傷のなかにいる細菌を殺すまえに人体内で破壊されてしまうのだろうという考えを受け入れた。[66] ペニシリンでは負傷兵も他の誰も救うことはできないのだ。しかし、人命は救えなくても、研究室での実験にブドウ球菌が混入するのを防ぐ目的であれば、有用なツール[67]として役立てることはできるとフレミングは考えた。

実は、微生物によって細菌を死滅させることができると気づいた科学者は、フレミングが最初ではなかった。ただ、この現象に気づいた他の科学者たちも、フレミングと同じ疑念を抱いた。真菌由来の抽出物はヒトの細菌感染症の治療に用いるには効力が弱すぎる、もしくは有毒すぎるのではないかと疑い、せっかくの発見を歴史の闇に葬ってきた。ヒトの生死を分ける重要な局面に立たされていることに、誰も気づかずにいたのだ。

残念ながら、フレミングのペニシリンに関する論文は、他の科学者が入手して再現できるようには書かれていなかった。[68] まるで、考えのまとまっていない状態で一気に書き上げた下書き原稿のようだった。真菌から抽出された分子の精製方法についての説明がなく、実験を再現しようにも彼が使用した化学試薬[69]の入手先も明記されていなかった。フレミングは人前で話すのも苦手だったため、講演会を開いても、同僚たちに響くものはほとんどなかった。さらに悪いことに、フレミングの共同研究者が、実験に使用された真菌の種類を同定する際にミスを犯していた。[70] 正しい学名は*Penicillium notatum*だったのに、誤って*Penicillium rubrum*としていたのだ。どうりで、彼の実験を再現しようとしても誰も成功しなかったわけだ。

ところが、フレミングの論文の査読にあたったオックスフォード大学とシェフィールド大学医学校の研究者らは、ペニシリンは実験室において混入細菌を死滅させるのだから、当時バチルス・インフルエンザエ*Bacillus influenzae*と呼ばれていた（現在はヘモフィルス・インフルエンザエ*Haemophilus influenzae*と呼ばれている）インフルエンザ菌の単離と研究に有用である、というフレミングの主張に同意した。当時インフルエンザ菌は、一九一八年に大流行したインフルエンザの病原菌だと考えられていた[71]［訳注／実際には、インフルエンザはウイルス性の流行性感冒であるため、直

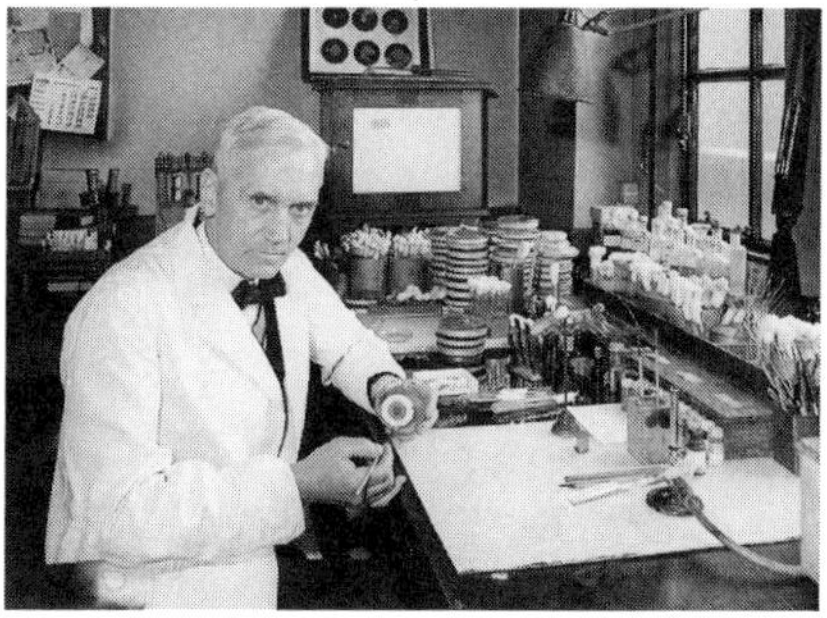

サー・アレクサンダー・フレミング。ロンドンのパディントンにあるセント・メアリー病院の実験室にて、1943年10月2日撮影　©Getty Images

接の関係はない」。インフルエンザの大流行は、その年の五月、第一次世界大戦が差し迫るころにスペインで始まり、フレミングが戦地から戻る少し前まで続いた。フレミングが赴任していたフランスの病院でも、インフルエンザ患者の数は負傷兵の数を凌駕していた。[72] 一九一九年には、インフルエンザによる死者の数は二〇〇〇万人にのぼり、原因究明が急がれていた。[73] フレミングが真菌の研究を続けていたのもそのためだ。まだ、ペニシリンはインフルエンザの研究のために重要視されていただけだった。ヒトの感染症治療に使用できるほどの並外れた濃度でペニシリンを産生する希少な菌株に偶然遭遇[74]していたにもかかわらず、誰一人として――フレミング本人でさえも――その重要性に気づいていなかったのだ。一九二九年の夏、ペニシリンの発見からちょうど一年が経ったころ、フレミングはペニシリン分子の研究を断念した。[75] 彼がオックスフォードで同僚たちと再びペニシリンの研究に取り組むのは、もう一つの世界大戦をまたぎ、一〇年以上経ってからのことだ。彼らは成長著しい製薬業界とチームを組み、世界で初めて商業用に大量生産された抗菌薬を生み出すことになる。[76]

2 黄金時代

フレミングと彼の同僚たちの名は、世界中で広く利用された「史上初の」抗菌薬の開発者として歴史に刻まれているが、これは正確とは言えない。もちろん、一九四五年に抗菌薬として抗生物質ペニシリンの大量生産と流通販売が実現されたのは、彼らが確立した実験手順のおかげだ。しかし実は、人類は数千年も前から知ってか知らでか、抗生物質を摂取していた。[1] 現在も広域抗生物質［訳注／幅広い菌に有効な抗生物質］として使用されているテトラサイクリンは、スーダンで見つかった西暦三五〇〜五五〇年ごろのミイラの骨からも検出されている（当時醸造されていたビールが摂取源のようだ）。[2] エジプトでも、ダフラ・オアシスで見つかったローマ時代後期の遺骨の大腿骨から微量のテトラサイクリンが検出された（この地で飲酒の習慣があったかどうかは不明）。[3] そして予想どおり、この二つの異なる集団で記録されている感染症の発生率は、現在に至るまできわめて低い。私たちの祖先は、その仕組みは理解していなくても、抗生物質の効能は理解していたのだ。

先史時代から抗生物質が摂取されていたことを示す証拠は、アフリカ大陸の外でも見つかっている。中国の伝統的な東洋医学でも数々の抗生物質が用いられてきた。[4] たとえばアルテミシニン（ヨモギ類の植物から抽出される抗マラリア薬）は、何千年も前から中国の漢方医によってさまざまな病気の治療に使用されている。抗生物質は至るところに存在する。ヨルダンの赤色土から採取された細菌は、現在も感染症の治療に利用されている。[5] ただ、抗生物質は見つけて終わりではなく、ヒトに使用した場合に安全かつ有効であることを明確に示さなければならず、それが容易ではないところが、事を複雑にしている。

抗生物質は広く遍在しているからこそ、その構成を正確に定義するのはなかなか難しい。すべての抗生物質に共通する特徴的な形状や大きさがあるのか？　がんや痛風のような別の疾患の治療に使用されている薬剤が抗菌薬としても働く可能性はあるのか？　細菌を死滅させる化学薬品はたくさんある——酸と漂白剤[6]は全種類の生物を破壊する——が、そのすべてが抗菌薬とみなされるわけではない。ヒトを殺すことなく感染細菌を一掃する物質のことを、私たちは「抗菌薬」と呼ぶのだ。[7]

ちなみに、専門家でも「抗菌薬」と「抗生物質」という用語を厳密に使い分けずに用いる人は多い。微生物によって産生される「抗生物質」だけでなく、研究室で人工的に作られたものまで含めて、細菌感染の治療と予防に使用できる分子の呼称である「抗菌薬」と同義で「抗生物質」という用語が使われる場合も少なくない。いずれにしても、一種類以上の細菌の増殖を阻止する、もしくは死滅させる物質のことだ。細菌を死滅させることを「殺菌」、増殖を阻害することを「静菌」というが、殺菌薬のほうが有効性が高い傾向にあるため、両者の区別にうるさい科学者も多い。[8] 抗生物質のなかには寄生虫や真菌類まで死滅させることのできるものもあるが、ウイルスに有効なものはめったにない。風邪を引いて病院に行ってもなかなか抗生物質を処方してもらえないのはそのためだ。風邪の症状はたいていウイルスによって引き起こされる（細菌とウイルスが別物であることは科学者も一九三〇年まで認識していなかった。[9] ウイルスは、植物、動物、ヒト、細菌などの他の生物の内部で増殖し、通常は抗生物質の影響を受けない）。

ペニシリンの大成功を受け、製薬会社は人々の命を救う「第二のペニシリン」をこぞって大量生産し、いくつもの新しい抗生物質——コリスチン、テトラサイクリン系、アミノグリコシド系、セファロスポリン系——が合理的に作られるようになった。[10] 一九五〇年代は抗生物質探索の黄金時代として知られるようになった。[11] 分子生物学の進展によって、あらゆる種類の新薬が生み出され、人々の寿命が著しく延びた時代だった。実際、現在使用されている薬の半数はこの一〇年間に発見された。[12]

一九五〇年、製薬会社チャールズ・ファイザー&カンパニーの営業部員はわずか八人だったが、[13] その一年後には一〇〇人になっていた。[14] 一九五二年には、米国人が広域抗生物質[15]にかける年間費用は一億ドルを超えていた。商標入りの広告掲載を創刊時から長らく拒んできた主要な医学誌も、医療経済が発達したことで、ついにその方針を曲げた。[16] 一九五五年には、米国医師会が発行する学会誌『ジャーナル・オブ・アメリカン・メディカル・アソシエーション（JAMA）』の広告ページ数は写真雑誌『ライフ』の広告ページ数を上回っていたし、米国内の医師は、患者を治療するよりも製薬会社で研究開発に従事したほうが儲かる状況だった。[17] 一年後、ウィーンの微生物学者アーネスト・ジャウェッツはこうした医学の進展について、「細菌感染症の大多数は簡単に、効果的に、安価で治療できるようになった」「細菌性疾患は、死亡率も罹患率もきわめて低くなり、もはや医学における最重要課題ではなくなった」と評価した。[18] 一九六〇年代が近づくにつれ、医学界の関心はがんや心疾患などの差し迫った問題へと移行し、感染症は片隅に追いやられるようになっていった。

このような医療の変化に対して楽観的になりきれない人物もいた。一九五三年、当時の医学界をリードする立場にあった医師のうちの二人、マクスウェル・フィンランドとルイス・ワインスタインは、こうした素晴らしい新薬のすべてに共通する問題点をいくつか指摘している。[19] 抗生物質を使用すれば、確かに人命は救えるが、同時に、体内のほぼすべての器官に損傷を与える可能性があり、そのような有害作用がいつ起きるのかを予測するのは難しい。一歩間違えば、患者を死なせることにもなりかねない。この二人の医師は、権威ある医学誌『ニューイングランド・ジャーナル・オブ・メディシン（NEJM）』に論文を投稿し、「単純または軽症の疾患を死に至る可能性のある重篤な疾患に変えてしまうことのないように、抗生物質を適用する必要性が全くない場合、あるいは適用の必要性がわずかしか感じられない場合には、医師は抗生物質の使用を控えるべきである」と主張して警戒を求めた。[20] なかでもとくに、致死性のシラミ媒介性チフスの流行に対処するために使用されていた抗生物質クロラムフェニコールは、再生不良性貧血[21]〔訳注／血液中の血球の源である造血幹細胞の機能が損なわれ、全血球数が減少する貧血〕やグレイベビー症候群〔訳注／新生児の皮膚にみられる灰白色の病変〕との関連が明らかになっていた。一九五〇年代が終わるころには、抗生物質に有害な副作用[22]があることが十分に確認されるとともに、抗生物質に耐性を示す感染症が急増していることも、科学者から報告されるようになった。細菌たちはその形状を微妙に変化させることで、抗生物質から身を隠し、自分たちにとって脅威となる分子を分解するための酵素を作り出していた。[23]「黄金時代」と呼ばれる一〇年の間に、医療産業は複雑な発展を遂げたが、同時に、細菌も複雑に進化していた。

一九六〇年代に入ると、抗生物質の研究開発のスピードはわずかに減速した。細菌たちは狡猾さを増していったが、製薬業界の関心はより大きな収益を生む疾患に移っていたからだ。製薬業界が戦略的に舵を切ったことに加え、新薬の承認手続きがより厳格になったこともあって、抗生物質の発見は減少の一途をたどる。この低迷の最中に、人々に安心感を与える有名な言葉が表明された。一九六二年、ノーベル賞受賞者であるオーストラリア人免疫学者サー・フランク・マクファーレン・バーネットは次のように書いている。[24]「社会生活における重大な問題だった感染症を、事実上、社会から排除できたということは、歴史上もっとも重要な社会革命の一つを、二〇世紀半ばに終わらせることができたということだ」

だが、歴史的な誤算が生じた。一九七〇年代から一九八〇年代にかけては、驚異的な発展の時代だった。科学者は遺伝子のスプライシング［訳注／不要な部分を取り除きながら遺伝情報を読み取る仕組み］から宇宙誕生のビッグバンに至るまで、あらゆる分野で理解をより洗練させていった。ところが製薬産業に限っては、不毛の時代となった。この二〇年の間、抗生物質に新たな分類クラスが加わることは一度もなかった。[25]

しかし、その後、突破口が開かれた。[26] 一九九五年の夏、科学者四〇名で構成される研究グループが、肺感染症の原因菌として知られるインフルエンザ菌（*Haemophilus influenzae*）の全ゲノム配列を学術誌『サイエンス』で発表した。これは歴史的な快挙だった。一個の細菌——しかも、フレミングが最初にペニシリンを発見したときに扱っていたのと同じ種類の細菌——の全遺伝情報が初めて公開されたのだ。この論文の筆頭著者は、科学者であり、起業家でもあり、ゲノム研究の産業利用に精力的に挑む活動家としても知られるクレイグ・ベンターだった。彼のグループが提示した情報は、医薬品開発のあり方について再定義を促すものだった。[27] 二〇年にわたる低迷の時期を経て、ゲノム医療の時代がようやく訪れたのだ。ベンターの情報をテンプレートとして用いることで、科学者たちは、かつては想像もできなかったような多種多様な薬を開発できるようになった。

ベンターのチームは、新たな抗生物質の標的となりうる遺伝子の候補として、数百の遺伝子を明らかにしていた。この研究は、大手製薬会社の関心を掻き立てた。ロンドンに本社を置くグラクソ・スミスクライン（ＧＳＫ）社は、長らく抗生物質開発から手を引いていたが、ゲノム開発の時流に飛び乗り、新薬を発見するために、ロボット工学と自動検出器と計算ソフトウェアを駆使したゲノムスクリーニングに七年の歳月（と約一億ドル）を費やした。[28] 一九九五年から二〇〇一年までの間に、五〇万近い数の化合物がＧＳＫ社の科学者によってスクリーニングされた。しかし、スクリーニングで選別された化合物のうち、医薬品に適した活性をもつ化合物は五種類しか見つからず、ヒトに使用できるものは一つもなかった。[29]

要するに、GSK社のプログラムは大失敗に終わったのだ。ベンターの遺伝情報を用いた抗生物質のスクリーニングは大きな時間の無駄であったことがわかり、企業戦略の根本的な転換を促した。GSK社はこれまで以上に選択的に投資するようになり、標的遺伝子の探索よりも医薬品として通用しそうな特性をもつ「薬らしい」化合物の合成を目指す化学者のチームに出資した。こうして、より少ない数の薬を探し求める冒険の旅が始まった。創薬にかかる法外なコストを明確に正当化できる薬のみに焦点を絞るようになったのだ。

GSK社だけではなかった。多くの企業がゲノム的アプローチに大金を費やし、似たような失敗を犯していた。インフルエンザ菌のゲノム公開は業界を熱狂させ、投資へと駆り立てたが、そういった試みは見込み違いに終わった。最初に細菌のゲノム配列が決定されてから一〇年が経っても、ゲノム的アプローチで開発が進められた薬は一つも市場に出ていない。この失策で創薬研究は一世代ほど遅れをとり、その埋め合わせはまだできていない。その後遺症で、大手製薬会社はすっかり保守的になった。多くの企業が抗生物質の探索を諦めたことで、現在の苦しい状況が生まれたのだ。人々を死に至らせる感染症の原因菌は、私たちが治療に用いる薬の効力を無効化することに熟達してきている。間もなく、私たちは治療の選択肢をすべて失うことになるかもしれない。

米国食品医薬品局（FDA）は現在、年間に数十種類のペースで新規化合物（NME）を新薬として承認しているが、新たに承認される抗菌薬の数はきわめて少ない。新たな抗菌薬として申請される特許の数[30]は、二〇〇七年から二〇一二年までに約三分の一（三四・八％）に減少し、二〇一七年の調査で臨床開発段階にあった候補化合物の数を見ると、腫瘍（がん）治療薬は五〇〇種類を超えていたのに対して、抗菌薬は四一種類しかなかった。これからますます必要になるというのに、抗菌薬の開発は立ち止まってしまったかのようだ。

米国立衛生研究所（ＮＩＨ）傘下の国立アレルギー感染症研究所（ＮＩＡＩＤ）で所長を務めるアンソニー・フォーシ博士は、薬剤耐性研究に対する連邦政府からの助成金について、支給先の優先順位を決定する立場にある。その彼に聞いたところ、新薬開発は最優先事項の一つに入っているのだが、状況は複雑なのだと言う。「あなただって、業界全体を強化するために連邦政府に製薬会社になってもらいたいとは思わないでしょう。それでは、科学的発見と概念の検証という政府が果たしてきた役割から外れてしまいます。われわれにはパートナーが必要です」

そのパートナーとなるのが、良くも悪くも、大手製薬会社なのだ。「連邦政府がメルク社のような大手製薬会社をゼロから興そうとしたら、数十億ドルはかかるでしょう。薬の製造、充塡、包装、ロットの一貫性――そのような専門知識を人々は当たり前のもののように思っていますが、実際にそういったことを高い技術で完璧にこなしているのは、政府ではなく製薬会社です」とフォーシは言う。

結局のところ、抗菌薬の多くが大した利益につながらないことが問題なのだ[31]。一つのアイデアから新薬が生まれるまでには、一つ一つ段階を踏む必要があり、市場に出るころには開発費は一〇億ドルにまで積み上がっている。その新薬がバイアグラであれば、それだけの出費も正当化される。なにせ数十億ドル規模の利益を生むドル箱商品を開発したのだから。しかし、抗菌薬の場合は利幅が小さい[32]。なぜなら抗菌薬は、（一）投与期間が通常は短く、（二）患者が体調を崩したときにしか処方されず、（三）優れた新しい抗菌薬であっても遅かれ早かれ耐性菌が現れることになるからだ。とくに三つ目は、耐性菌が現れるかどうかではなく、いつ現れるかが問題なのだ。「抗菌薬の開発に大金を投じても、儲かるとは限らないのです。さて、あなたならどうしますか？」とフォーシは私に問いかけた。

考えられる選択肢はいくらでもあるが、現実味のある選択肢となるといくつかに絞られる。そのほとんどが、承認前の研究開発を促すために資金を援助する「プッシュ型」のインセンティブと、承認後のビジネス展開を金銭的に支援する「プル型」のインセンティブを高めることで、抗菌薬開発の金銭的リスクを抑えようとするものだ。「たとえば、抗菌薬を開発することができたら課税額を減額する、あるいは、五〇億ドルをもたらす超大型新薬の特許範囲を拡大する、と製薬会社に告げることもできる。抗菌薬開発に出資して利益をあげた企業に対して、こうした優遇政策を二年間延長することもできるだろう」とフォーシは言う。

だが、必ずしもこれで十分とは言えない。製薬会社が新薬開発を推進することの全体的なリスク・ベネフィットと採算性を評価するときには、「正味現在価値（ＮＰＶ）」と呼ばれる指標が用いられる。研究開発時の投資総額に対して将来期待される利益がどれくらいかを表す指標である。抗菌薬の場合、NPVはおよそ四二〇〇万ドルだ。筋肉や神経に作用する薬など、他の薬剤では一〇億ドル近い利益を生むことが多いのに。比較的小さな利益のためにリスクを取ろうとする会社は、この数十年間、減る一方だ。

医薬品の研究開発は、他のどの業界の新製品開発よりも失敗率が高い。そのため、新薬の創出をどこまで奨励すべきかという重大な問題が浮上する。[33]抗菌薬の開発に挑戦するよう製薬会社を促すために、税法を改正するのか、はたまた特許法を操作するのか。生命を脅かす感染症を治療するための抗菌薬については、より小規模の治験で承認を得られる経路を作るべきか。こうした厄介な問題について思案しながら、トム・ウォルシュ博士と私は自分たちの治験に取り組まなければならなかった。拡大しつつあるスーパー耐性菌の問題に対処できればと願っての治験である。

アラガン社は、いまだに抗菌薬に賭けている数少ない企業の一社である。ファイザー社、メルク社、ノバルティス社、ジョンソン・エンド・ジョンソン社など、競合他社のほとんどは研究開発から徐々に資金を引き揚げたり、打ち切ったりしている。フォーシの指摘どおり、抗菌薬の開発過程にはリスクが伴うし、多くの製薬会社は患者ではなく株主に対して説明責任を負っている。その点で、アラガン社は他社とはまったく異なる。大学で抗菌薬を開発している私のような研究者に安定した資金提供を行っているだけでなく、投資を強化し、放り出された薬——他社が所有しているが使用していない分子——を積極的に拾い集めている。私たちのもとにダルバの臨床試験の話が舞い込んだのも、そういう経緯だった。

偶然目にした発見がきっかけで創薬に至ったアレクサンダー・フレミングとは対照的に、ダルバを研究していた科学者たちは、薬を「発見」したのではなく「構築」した。分子モデリングとシミュレーション演習を活用し、既存分子を改変することで、より良い薬を生み出したのだ。要するに、合理的にデザインされた薬なのだ。[34] 化学者がコンピュータによるシミュレーションを用いて、既存の化学薬品が危険な病原体や病原菌とどのように相互作用するかをモデル化する。ここに炭素原子を追加し、そこの窒素原子を除去して、何が起こるかを試す。[35] ひときわ革新的なプログラマーや科学者が集まることの多いこの分野は「有機合成化学」と呼ばれており、研究費が大きく嵩む分野である。[36]

何年も前から存在する抗菌薬の効果を強めるために再編成することもある。分子を開裂させ、分解したあと、触媒反応によって複雑な構造の細部を変換し、イオン化し、再構築し、精製する。ミシュランの星の数を増やそうと狙い定めるシェフにも似ている。化学者は、完璧なレシピを見つけ出すまで顕微鏡レベルの素材をあれこれ研究し続ける。試験管は小さな調理鍋なのだと私は思っている。

ダルバは、一九八〇年代に抗生物質の探索中に見つかったインドの土壌細菌由来の巨大分子（A40926として知られていた）を抽出して作られた。[37] 化学者らは、A40926の構造から、糖鎖、アミノ酸、炭素原子など、不要そうな付属部分を注意深く取り除く一方で、分子中の「結合ポケット」として知られる小さな割れ目に手を加えることのないように細心の注意を払った。[38] 結合

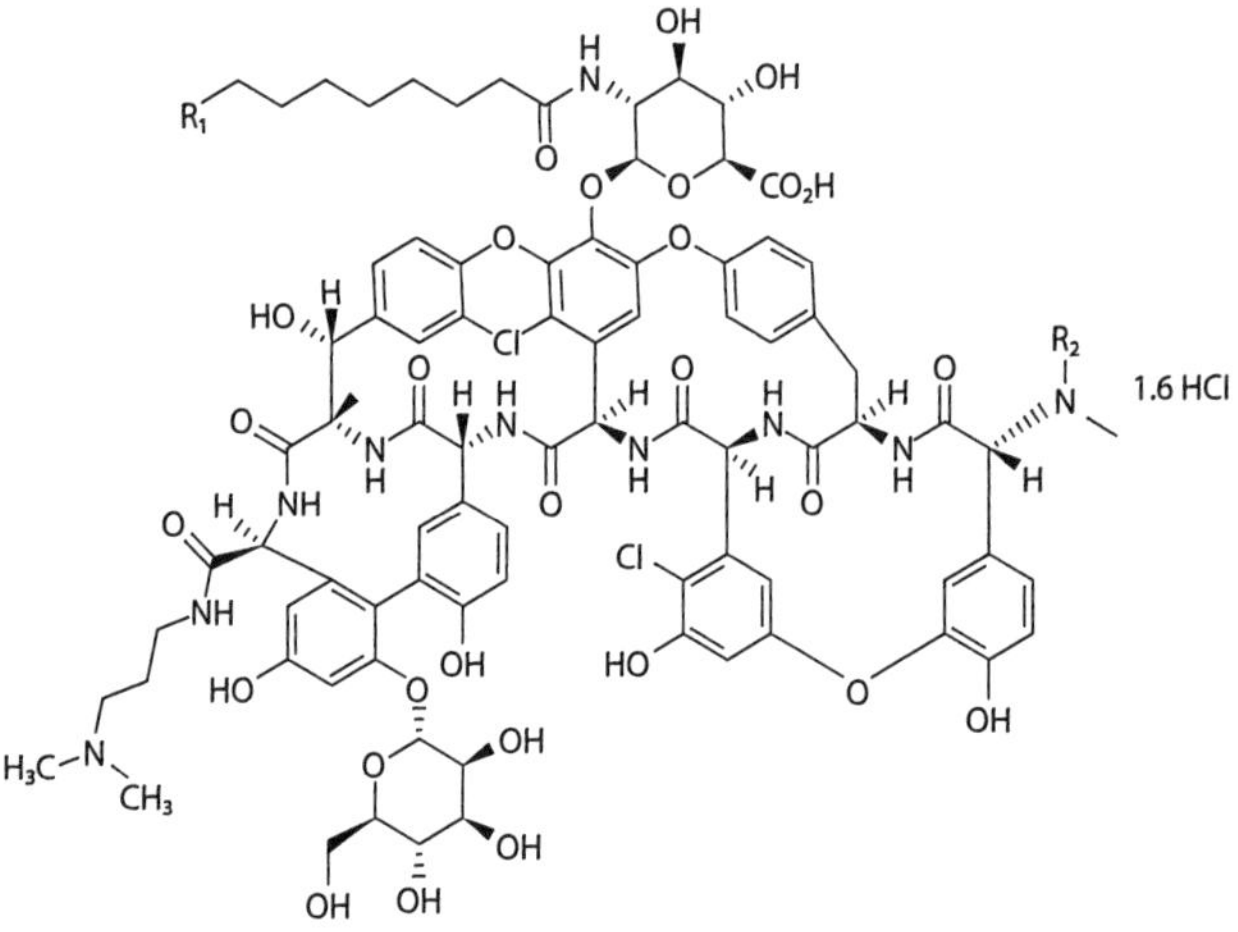

ダルババンシンの化学構造

ポケットは、生まれ変わった新薬がヒトの細胞を避けつつ細菌の細胞壁を見つけ出して破壊するための決め手になる。この結合ポケットの特性こそが、A40926の枝葉を除去して生み出された、より強力な抗菌薬「ダルバ」の特性となる。トム・ウォルシュと私は、このダルバの「レシピ」を検証してほしいと依頼されたわけだ。

アラガン社はなぜ抗菌薬に倍賭けし続けるのだろうか、と私は前々から不思議に思っていたが、利他的な理由で投資していると考えるほど世間知らずではなかった。同社は業界に先駆けて数多くの薬剤の市販化を成功させてきた。そのうちの一つが、セフタロリンという強力な抗生物質だが、高額であるため広くは使用されておらず、より安価なジェネリック代替薬が普及している。私が勤めている病院でも、薬価が高いことを理由にセフタロリンの扱いを断っている。それでも、アラガン社は健全な利益をあげている。代替薬のない「ボトックス」を有しているからだ。二〇一八年のボトックスの売上げは約三〇億ドルだった。

ところが、スーパー耐性菌の登場は、そのあたりの計算を根底から覆すことになる。患者も医師も正当に恐怖を抱いている。効き目のある新たな治療法――死に至る可能性のある感染症から人々の命を救える何か――をアラガン社が開発できたなら、人々は否応なくその治療法を用いるはずだと同社は踏んでいるのだ。どんな高値であろうと社会はアラガン社の言い値を支払うだろう。

私はトム・ウォルシュから渡された書類フォルダを開いた。冒頭の数ページはアラガン社の社内文書に必ず記載されている定型文だったが、七ページ目で私は手を止めた。そこにはダルバの歴史が簡単にまとめられていた。二〇〇一年一二月のリーマン・ブラザーズによる予測では、ダルバは新薬として二〇〇五年には発売され、その年のうちに七七〇万ドルを売り上げるものと見込まれていた。[39]さらにその後も口コミで広がり、二〇〇六年には六五八〇万ドル、二〇〇八年には二億二五〇〇万ドルに達すると期待されていた。[40]だが、投資銀行から発信される情報のご多分に漏れず、この予想も大きく外れた。ファイザー社はスーパー耐性菌の治療薬として使用した場合のダルバの安全性を示すために何年も費やしたが、[41]これに対して、二〇〇七年、FDAは説得力に欠けるという判断を下した。抗菌薬として承認するにはデータが足りないというのだ。二〇〇八年、ファイザー社はついに諦め、かつては有望と思われていたこの新薬の承認申請から完全に手を引いた。[42]その一年後、シカゴを拠点とするデュラータ・セラピューティクス社がダルバの権利を買い取ったが、同社は最終的にダルバの独占権ごとアラガン社に買収された。[43]詳細な追跡調査を経て、二〇一四年五月、ＦＤＡはついにダルバを皮膚感染症の治療薬として承認したが、[44]医師たちはあまり使いたがらなかった。

二〇一一年に人命を救った抗菌薬が数年後にも効果を示すとは限らない。そこに不安を感じている臨床医は、患者の生死をわける局面で賭けにでようとはしない。スーパー耐性菌は、私たちが予想もしなかったような方法で進化を遂げていた。抗菌薬を切り刻んで破壊するために、ものすごい数の酵素を生み出すのだ。同時に、「排出ポンプ」として知られる分子機構を発達させて抗菌薬を排出することで、薬としての効き目を封じ込める。[45]細菌はたった一つの変異で「化学者のレシピ」を台無しにすることができ、細部まで繊細にデザインされた抗菌薬も役に立たなくなる。生死をさまよう患者は効かない薬を投与されかねないし、巨額の投資も無に帰す可能性がある。

このような遺伝子変異を検出するのは難しい。たいていの場合、感染したり流行したりするまでは、医師も患者もその変異について知る由もない。死体解剖をするまで変異を発見できないこともある。私は抗菌薬の開発に関する講義やワークショップに何十回も出席しているが、細菌の変異速度がいかに速いか――華々しく登場した素晴らしい新薬でさえすぐに通用しなくなるほどだ――という事実に言及した講師は一人もいなかった。薬にまつわる最大の秘密となっているのだ。

私たちが今どのような岐路に立たされているのかを正しく認識するには――そして、救急治療室に担ぎ込まれたジャクソンという名のクイーンズ区出身の機械工が感染症で命の危機に晒されている理由を理解するには——抗菌薬が最初に使用されたときのことを知っておくこと、しかもそれが間違った使われ方であったことを理解しておくことが重要である。人体実験の歴史は不快で恐ろしいものだが、その歴史をふまえることで、現在、臨床試験がどのように行われているのか、そして、ダルバの治験を成功に導くのがなぜこんなにも難しいのかが見えてくるだろう。

パート2

最初の行動原則

3 幸運に助けられた兵士

一九一四年一〇月二四日、ブローニュでアレクサンダー・フレミングが負傷兵の脚の傷を処置していたころ、敵陣では、一人のドイツ兵が忙しなく手紙を書いていた。ゲルハルト・ドーマクがベルギーの海沿いの町から両親に宛てて書いた手紙には、次のように書かれていた。「父さん、母さん、僕は他の大勢の志願兵と一緒に先ほどオーステンデに到着しました。ブリュッへを発って間もなく、海軍の大砲の音が雷鳴のように聞こえてきました。どうやら僕らは戦場から約一二キロの地点にいるようです[1]」

長身の細身で、額が広く、淡色の鋭い目に不安の色を浮かべたこの若者は、自分で思っている以上に危険のすぐそばにいた[2]。ほんの数カ月前に、ドイツとロシアが相次いで宣戦布告したことで、同窓で学んだ他の多くの医学生と同じく、ドーマクもナショナリズムの波に呑まれた[3]。学業を中断して兵役に就いたのだ。一九歳だった彼は、フランクフルト・アン・デア・オーデルの榴弾兵連隊に一〇週間配属された。手榴弾を専門に扱う部隊[4]で、簡単な訓練を受けたあと、すぐに戦地に送られ、今は、フレミングがいる仮設病院から一〇〇キロメートルほどの地点に駐留している。西部戦線に恐ろしいほど接近した場所だった。

一〇月の寒さに凍えながらペンを走らせていると、医学校での日々は遥か遠い昔のことのように思われた。ドーマクは白衣を脱いで兵器を手に取り、[5]今は、フレミングが直面しているのと同じ戦線で、多くの兵士が次々に破傷風に罹る泥まみれの戦闘地域の近くに野営している。二、三日もすれば彼の連隊にも、単純ながら恐ろしい戦術――手榴弾を持って進行し、ほんの数マイル先の塹壕に潜む敵軍を追い払う作戦――に参加するよう命令が下されることだろう。

このミッションはまったくの自殺行為だ。奇襲をかけても最初の数分で味方の大半が殺される。空中に手榴弾を投げるあいだに大量の銃弾を撃ち込まれて倒れる。この戦場でドイツ軍は一三万五〇〇〇を超える数の兵士を失うことになるのだが、その多くが学徒兵であった。歴史家はこの戦いを「第一次イーペルの戦い」と呼ぶが、[6]ドイツ人のあいだでは学生を死に追いやった戦いとして記憶されており、新約聖書にちなんで「幼児虐殺」とも呼ばれている［訳注／イエスがユダヤの王としてベツレヘムに生まれたことを占星術の学者から聞いたヘロデ王は、その子を殺すために、ベツレヘム一帯の二歳以下の男の子を皆殺しにした］。

だが、ドーマクは生き残った。[7]仲間と一緒に急いで東部戦線まで撤退し、そこで塹壕を掘り、新たな進軍命令を待った。数週間後、一九一四年のクリスマス前のこと、ドーマクは敵の銃弾を頭に受けた。その衝撃で、ヘルメットは跳ね飛ばされ、彼は気絶した。だが、ドーマクは再び生き延びた。そして、多少なりとも医学の心得があったことと、ドイツの死傷者数が深刻な状況だったことから、負傷兵を手当てする任務に再配属された。野戦病院はウクライナの森の奥にある農場に設営されていた。テントを張って病棟とし、納屋を手術室に改造し、農用車を救急車として使用していた。[8] ドーマクはそこで二年を過ごすことになる。

こうして、若き手榴弾兵は「トリアージ医療」に従事するようになった。運び込まれる患者を重症度に応じて選別し、コレラ患者は隔離し、重症度が比較的低くて納屋で行われる手術で助かる可能性の高い患者を特定する。死者や瀕死の患者を共同墓地に運ぶこともあった。[9] 深い森の中にあるその病院でドーマクも、ブローニュにいるフレミングと同じく、銃創が悪化していく様子を目の当たりにし、強い衝撃を受けた。

戦後、ゲルハルト・ドーマクはドイツ北部にあるキール大学の医学校に戻った。実はドーマクも、フレミングと同じく、パフォーマンスアートにも情熱を注ぐ才能豊かな医学生だった[10]（ドーマクは音楽を愛し、フレミングは演劇に打ち込んでいた）。そして二人とも、生まれながらの平和主義者であり、脳裏に焼き付いた死と破壊の光景に苦しんだ。だが、この戦場での悪夢が彼ら二人を偉業へと駆り立てることになったのだ。

医学校を卒業してから二年後の一九二三年、ドーマクはある学会に出席し、人生の転機を迎えた。ドイツ病理学会の総会で、彼の将来のメンターとなるウォルター・グロスに出会ったのだ。[11] フレミングがオームロス・ライトに出会って気づいたように、ドーマクもグロスに出会ったことで、自分は患者を治療するよりも顕微鏡で微生物を観察するほうが性に合っているのだと気づくことができた。ドーマクは高潔な男で、高尚な思想家でもあり、善悪や正邪についても強い信念をもち、生命の根底にある基礎を理解したいと願っていた。[12] 生命の基礎を理解できれば人間性の何たるかに迫ることができると信じていたし、その思いが彼を研究に駆り立てた。

第一次世界大戦はドーマクに大きな衝撃を与えたが、そのトラウマから前に進もうと努力するなかで、彼は人生の指針として「何であれ生命を守るものは善であり、生命を奪うものは悪である」という原則を打ち立てた。[13] そして、グロスの研究チームへの誘いを受け入れ、血液細胞と肝細胞が感染症に対する人体の闘いを支える仕組みについて研究するようになった。

兵士としては幸運に助けられたドーマクだったが、研究室では運に恵まれなかった。戦場では鋭い眼力で四つ葉のクローバーを探し出す名人だったが、[14] 研究室では、科学者として高い評価を受けるために、そして何より研究資金を確保するために必要な科学的大発見を生み出せずにいた。二流の研究者では家族を養うのもままならない（当時の彼の家の家訓は「働け、働け、満腹になるほど食べるな」だった）。[15] 結局、彼は世界最大の化学工場であるIG（イーゲー）ファルベン社で働くことにした。[16]

その当時、ドイツの学界は初期の製薬業界と密接なつながりをもち、[17] 他の先進工業国とは対照的に、多くの大学が民間企業のニーズに応じていた。カリキュラムも労働力の需要に合わせた内容になっていた。他業界とは異なり、製薬会社は機材や研究スペースなどの設備投資は最低限で済む。何より重要なのは能力のある人材——薬を発見し開発するために必要な専門知識を有する科学者——の確保だ。

急拡大を続けるＩＧファルベン社は、ライン川の東岸近くに位置し、数百棟の建物群で二〇〇〇人近い従業員が働いていた。同社の敷地内には銀行、図書館、印刷所、消防局も備わっていた。この人工の町の建築様式はわかりやすく近代的で、平らに塗り固められたコンクリートの壁がぎらぎらと輝き、川べりの小さな丘には整然とした緑地庭園が広がっている。ドーマクの雇い主になったカール・デュイスベルクは、褐色の濃い口髭を生やし、細いメタルフレームの眼鏡をかけた、自信にあふれる男だった。[18] 強引なＣＥＯで、拡大し続ける自社のニーズに合わせて企業の合併吸収や知的財産の獲得を積極的に推し進めていた。創業時は小さな染料工場だったが、デュイスベルクの監督の下で成長し、巨大製薬会社に生まれ変わり、ドイツ最大の企業になった。

一九二七年、三二歳のゲルハルト・ドーマクはＩＧファルベン社と二年更新の契約[19]を結び、未知の薬の探索に従事することになった。最終的に利益さえ生めば、どんな種類の薬を探すかは重要ではなかった――壊疽でも下痢でも肺炎でも、治療薬につながる分子を自由に探索すればよかった。探索研究は、化学的スクリーニングから始まる。[20] マウスやウサギ、場合によってはカナリアなどの動物に細菌を感染させ、構造のよく似た数千種類の分子を試すのだ。動物を殺すことなく細菌のみを殺す新薬が見つかればスクリーニングは成功だが、そこからさらなる研究と試験が重ねられる。その新薬はヒトでも有効なのか？　適切な投与量は？　どのような副作用があるのか？　地道で退屈な作業ではあったが、デュイスベルクの莫大な資源をもってすれば、将来性は計り知れなかった。

ドーマクは、マウスに連鎖球菌――肺炎、髄膜炎、心内膜炎の原因となり、戦場では傷口の壊疽を引き起こす細菌——を接種する作業に日々明け暮れた。[21] 連鎖球菌を接種されたマウスに、今度は新規化合物を経口投与、静脈投与、注射投与する。大量のマウスが次々に死んでいった。彼はその死骸を解剖し、連鎖球菌感染に部分的にでも打ち勝っている徴候がないか探し求めた。だが、なかなか当たりは出なかった。

　五年が過ぎた。この間にドーマクはすでに数千種類の化合物を試した。ちょうどそのころ、彼の研究室の一員が、あるアイデアを思いついた。ＩＧファルベン社の化学者たちは過去に、染料の組成に硫黄原子を加えることで色褪せにくい羊毛染料の開発を成功させていた。[22] 硫黄含有分子を付加することで羊毛への吸着力が高まるのなら、細菌への吸着力も高まるのではないか？　奇抜な提案だったが、同社では既成概念に囚われない独創的発想が奨励されており、余裕のない小さな競合会社にはできない試みでもあったため、このプロジェクトにゴーサインが出た。

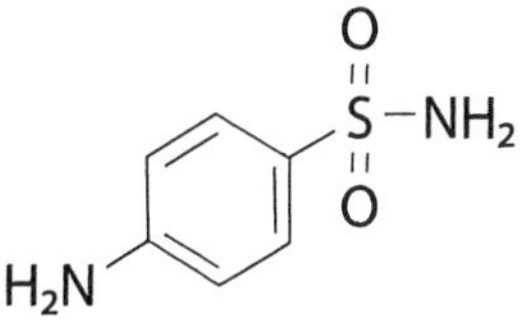

スルファニルアミドの化学構造

　一九三二年一〇月、ドーマクの研究チームの一員が、既存の染料にスルファニルアミドという硫黄含有分子を付加してＫ１‐６９５[23]と呼ばれる化合物を作り出した。スルファニルアミドは何年も前から安価で実用的な染料として世に出回っていたが、[24] その抗菌特性について試験されたことはなかった。

　一九三二年の秋、ドーマクの助手が動物へのＫ１‐６９５投与を開始した。結果は目覚ましかった。[25] マウスを連鎖球菌から保護し、副作用もなかった。

追加実験ではそれ以上に興味深い結果が得られた。どんな染料にスルファニルアミドを付加しても、抗連鎖球菌薬に生まれ変わらせることができたのだ。ＩＧファルベン社の化学者たちはＫ１－695をいじり続けた。原子を足したり引いたりして分子の活性を変化させたのだ。そのような改変型の一つ、Ｋ１－７３０は[26]、他のどの化合物よりも強力だった。この薬を投与されたマウスは、ほぼすべての投与量で連鎖球菌に影響されなくなった。ドーマクは会社の指示でこの発見をマーケティングチームと弁理士に説明することになり、Ｋ１－７３０には「ストレプトゾン」という商品名がつけられた。何年も空振りが続いたすえに、ようやく当たりを引いたのだ。

だが、一つ問題があった。スルファニルアミドの特許の期限が切れていたのだ。ドーマクの実験を公開してしまうと、化学に精通した人物であれば誰でもこの素晴らしい新薬を作れることになる。ドーマク自身も、自分の研究成果を論文にして発表するのは手榴弾を空中に放り投げるのと同じことだとわかっていた——感染症の治療法として消毒薬の使用を推奨する学派に痛手を負わせることもできるし、優秀な科学者としての自分の評価を確立することもできるが、すべての改変型についてＩＧファルベン社が特許権を得るのは不可能だ[27]。ドーマクと彼の研究チームは急いで、できる限り何度も試験を行い、一九三二年一二月二五日、もっとも有効性の高いＫ１－７３０について特許を申請した[28]。アドルフ・ヒトラーがドイツの首相になる三六日前のことだった。

一九三九年一〇月、ナチスドイツが隣国ポーランドに侵攻して第二次世界大戦が勃発してから一カ月後、ヒトラーは「安楽死」に関する命令を出した。数週間後、ポーランドのポズナンで、無実の人々を殺害するために初めてガスが使用された。[29] ヒトラーはこれを、無用の人々――若者、老人、障がい者、末期患者――を対象とした「口減らし」のために必要な行為であると医師らに周知させており、その医師のなかにゲルハルト・ドーマクも含まれていた。大半の医師は、ナチスドイツの忠実な僕(しもべ)として命令に従った。実のところ、ナチ党員の職業で最も大きな割合を占めていたのは医療関係者だった。[30] それが何を意味するのか、ヒトラーの目的を促進するために医師らがドーマクの化合物を用いてどの程度の実験を行っていたのかについての正確な事実が公になるのは、第二次世界大戦が終わってからのことだ。

驚くべき実態が発覚し始めたのは、一九四五年一一月から一九四六年一〇月までに開かれたニュルンベルク戦争犯罪裁判でのことだった。[31] ニュルンベルクは敗れたドイツ人にとって特別な意味をもつ。かつてナチ党の集会が開かれた都市であり、ユダヤ人から市民権を奪う法律が可決された場所だった。ニュルンベルクでナチスに裁きを下すことには象徴的な価値があった。

国際軍事裁判の裁判官は、戦勝国の四強、すなわち米国、フランス、英国、ソ連から選ばれた。[32] その後、米国軍主導の一二の継続裁判［訳注／ニュルンベルク軍事審議会前の戦争犯罪の法廷］も行われた。この継続裁判のなかで、ナチスのいわゆる「最終的解決」［訳注／ホロコースト（ユダヤ人大量殺戮）のことを指す］において抗菌薬実験が果たしたおぞましい役割が世界に理解されるようになった。[33] 一件目の訴訟の被告人二三名[34]のうち、八名がドイツ空軍の医療部隊のメンバー、七名が

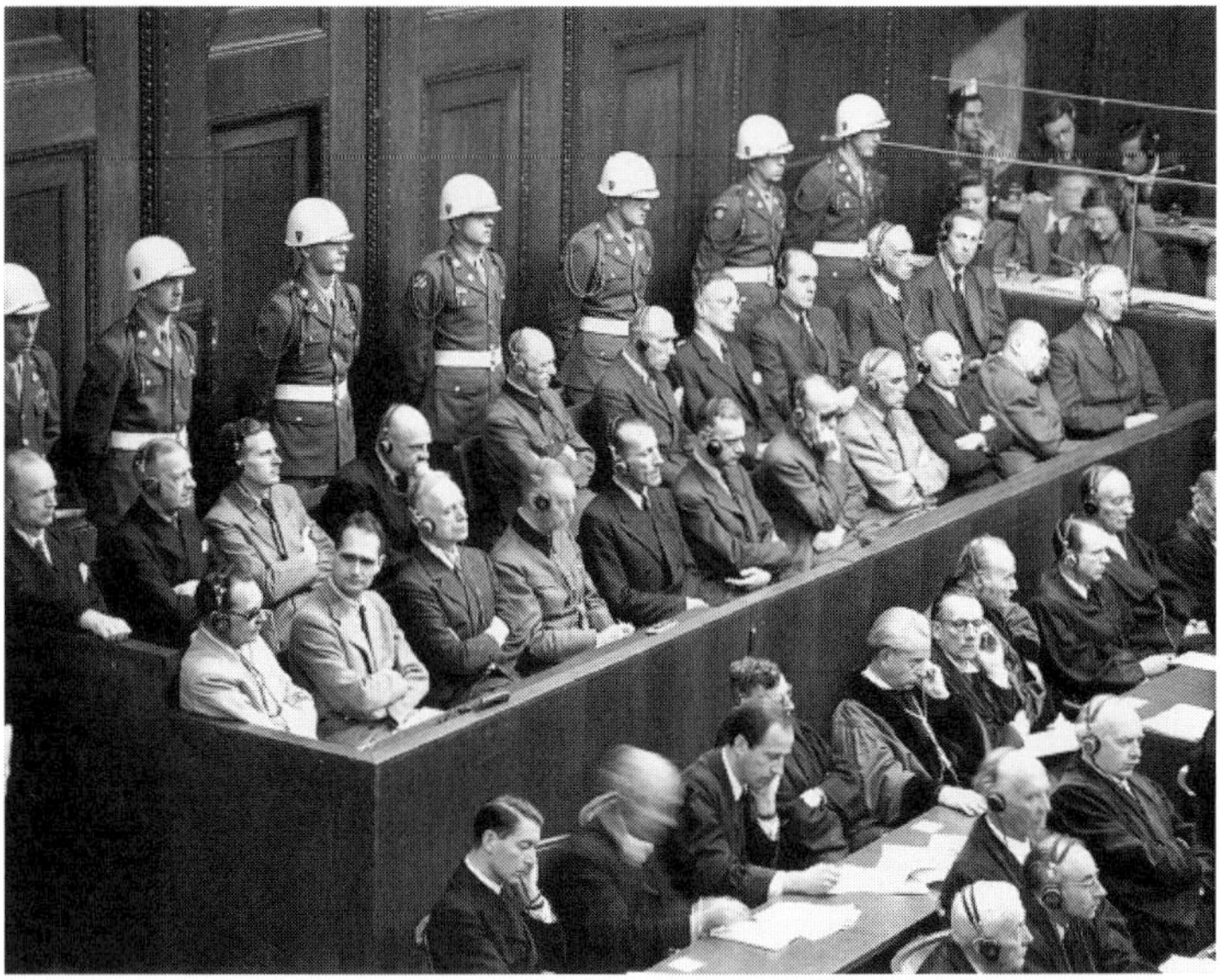
ニュルンベルク裁判の被告席に座るナチスの戦争犯罪人　©Getty Images

ナチス親衛隊の医療部隊のメンバー、八名がナチ党の著名な医療従事者であった。

法廷では、ほとんどの被告人が記章を剝奪されたドイツの軍服を着ていた。裁判の冒頭陳述で検察側の法律家は、モラルの崩壊によって高名な医師や科学者が暗殺者に変わっていった経緯を説明した。[35] 被告人らは医学研究という名目で任務を遂行していたが、自分たちの実験が科学実験ではないことを知っていながら人体実験のための確立された手続きに従っていなかったことが、内部文書から明らかになった。

罪状認否の際に、検察側の主任代理人を務めた米国陸軍のテルフォード・テイラー准将は大きな声で告訴状を読み上げた。「被告人らは強制収容所で人間を対象に凍らせたり焼いたり溺れさせたり毒を飲ませたりする実験を行った。被験者を『実験用人間』と呼んで[36]避妊実験や移植実験も行った。絶望の底に突き落とされた人々の体に深い傷をつけ、肉をえぐり、傷口に細菌か粉末ガラスか下水を塗布して感染させた後、ゲルハルト・ドーマクが見出した奇跡の分子『スルファニルアミド』をさまざまな用量で投与した」

第二次世界大戦が始まるまでに、ドーマクの研究チームはスルファニルアミドを他の分子と結合させ[37]、感染症の治療薬としてさまざまな商品名で販売していた（なかでもプロントジルがよく売れていた）。だが、それらの薬に危険が伴わないわけではなかった。スルファニルアミド誘導体を服用中の患者は決まって、悪心、嘔吐、発疹、腎不全を発症し、なかには死亡した患者もいた。

ナチスは負傷兵を治療するための何らかの手段を必要としていた。一九四一年の冬の間、最前線では細菌感染による犠牲者が多数にのぼり、ドイツ軍を苦しめていた。その多くは連鎖球菌感染だった。連合軍ではスルファニルアミドと呼ばれる特効薬——ドイツ軍でもすでに発見されている薬だ——を使って兵士を壊疽や敗血症から保護している、という噂はドイツにも届いていて、ドイツ軍でも同じことをするように軍医に圧力がかけられた。しかし、ナチスの医師らはスルファニルアミドの安全性と有効性について

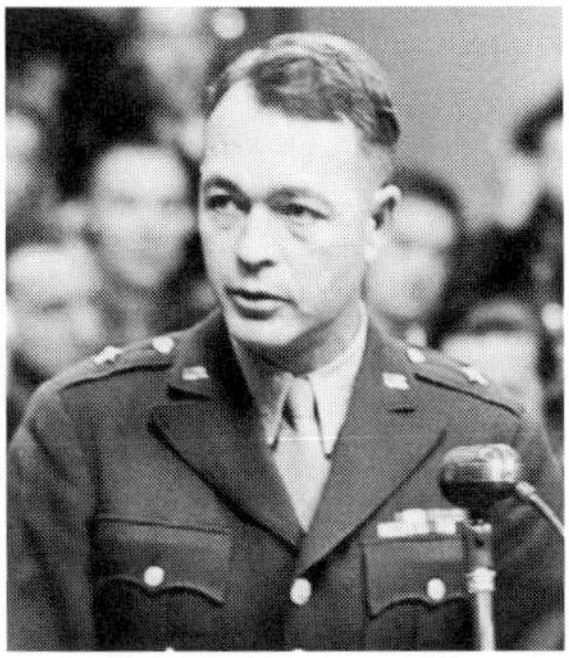

1946年、連合軍ニュルンベルク軍事審議会前の継続裁判の冒頭でナチスの医師23名に対して告訴状を読み上げる検察側の主任代理人のテルフォード・テイラー准将
©Getty Images

確証をもてずにいた。[38]

ナチ党とIGファルベン社の当初の関係は冷ややかだった。同社の薬物開発戦略には動物実験が不可欠だったが、ナチスは動物実験を「ユダヤ人の技法」[39]だとして禁止した。また、スルファニルアミドの研究者のなかには、「第三帝国」たるナチスドイツを支持しない者もいた。ドーマクはナチ党員ではなく、「ヒトラー万歳」という挨拶も拒絶していた。そのため、一九三九年にノーベル医学・生理学賞の受賞が決まったときも、ナチス総統だったヒトラーはドーマクの受賞を許可しなかった。[40]受賞が発表されると、ゲシュタポ（ヒトラーの秘密警察）がドーマクの身柄を拘束し、一週間投獄した。それでも彼の価値観は揺らがなかった。科学者としての自分の指針を曲げようとしなかった。だが一九四一年には、彼が勤めていた会社の役員の多くがナチスの実験への助力に前向きになっていた。

軍事裁判の法廷で明らかにされたところによると、スルファニルアミドの実験が開始されたのは、一九四二年七月二〇日、ドイツ北部のラーフェンスブリュック女性収容所でのことだった。一二人ずつ五グループに分けられた六〇人の女性と一五人の男性を対象に、壊疽のような戦場の感染症がどのように引き起こされるのか、それをスルファニルアミドで予防したり治療したりできるのかを確かめる実験が行われた。[41]被験者の脚の筋肉に長さ約一〇センチの切り込みを入れ、木くずに砂糖と細菌を混ぜた混合物をその切り込みに詰め込んだあと、傷口を閉じてギプスで固定する。二つ目のグループでも同じ手順を繰り返すが、[42]木くずの代わりにガラスの破片を詰め込む。三番目のグループでは、木くずとガラスの両方を詰め込む。[43] そのうえで、被験者にはさまざまな用量でスルファニルアミドが投与された。

死者が一人も出なかったので、ナチスの医師らは傷口への血行を遮断し、免疫システムが細菌と闘えないようにして、感染の重症度を高めた。すると今度は多くの死者が出た。わずかに生き残った女性は「カニンヘン（ドイツ語でウサギの意味）」と呼ばれた。収容所内を移動するときに飛び跳ねたり脚を引きずったりしていたからだ。[44] ニュルンベルクの法廷では、四人のポーランド人生存者が証言台に立ち、あの生身をえぐられる実験に比べたら、殺されるほうがましだったと語った。[45] ボストン出身の医師レオ・アレクサンダーは、スルファニルアミドの検証なら実際に戦場で感染症を起こした兵士で簡単に行えたはずだと証言した。[46] ナチスの医師らが残酷な実験を実行した理由は単純だ——実行できたからだ。二三人の被告人は全員が無罪を主張した。一六人が有罪となり、そのうち七人は絞首刑を宣告された。[47]

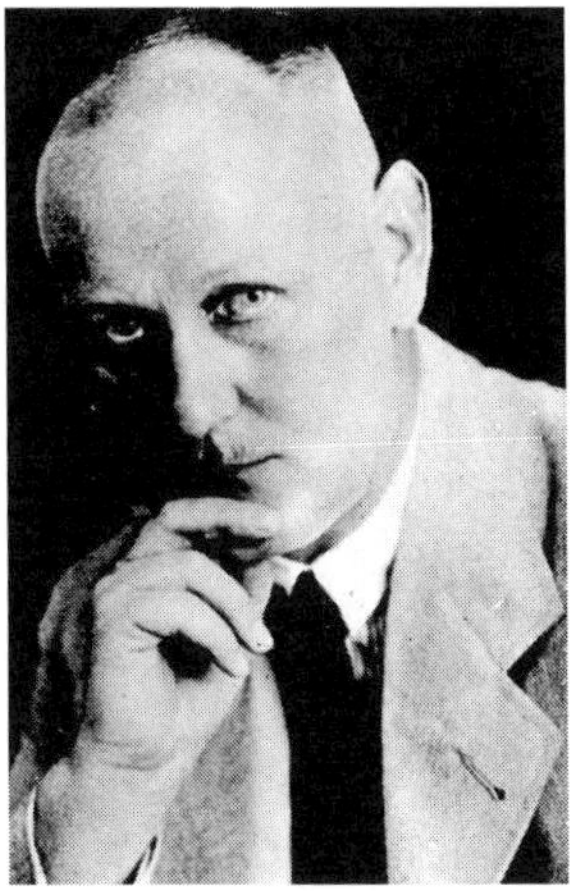

ゲルハルト・ドーマク
©Getty Images

裁判の終盤で、アンドリュー・アイビという名の医学教授が証人として呼ばれた。アイビ教授は生理学者としても倫理学者としても著名で、[48] この訴訟の鑑定人に相応しい人物として米国医師会（ＡＭＡ）から米国陸軍長官に推薦されたのだった。彼は海軍医学研究所の設立者でもあり、そこで高山病について研究し、飲用海水を作り出そうとしていた。[49] 彼の証言は揺るぎなかった――反対尋問に対しても、「この世のどんな政治家に強要されても、自分で考えて道義に反すると思えば、私はその医学実験を決して行わない」と述べ、将来的に人間を対象とする実験（臨床試験）を行うための指針として一〇箇条を定めたニュルンベルク綱領の基礎を築いた。[50]

証言台に立ったアイビ教授は、ＡＭＡによって示された臨床試験の行動原則と規範の一部を読み上げた。（一）被験者となる個人の自発的な同意を受けなければならない、（二）実験の危険性について事前に研究しておかなければならない、（三）実験は適切な監視を受けなければならない。[51]

「あなたの知る限りで、今あなたが提示した条件に反するような実験が米国内で行われたことはありますか？」と検察官が尋ねると、アイビ教授は「私の知る限り、ありません[52]」と答えた。

だが、それは大間違いだった。

4 人体実験に利用された人々

ゲルハルト・ドーマクがスルファニルアミドに明るい展望を見出す数週間前のことだ。米国政府は、R・A・フォンダーレアという名の米国人医師に奇妙な任務を与えた。一九三二年の秋、三五歳だった彼は、ある実験のためにアラバマ州タスキギーに赴いて成人を集めてくるように言われた。[1] らせん状の生命体が原因で無痛の発疹から命を脅かす髄膜炎までさまざまな症状を引き起こす感染症――梅毒――に罹患しているが、治療を受けていない、二五歳から六〇歳までの黒人男性を募集するのが彼の任務だった。[2] このとき集められたアラバマ州の小作人たちは人間モルモットとしての役割を担うことになる。針を刺され、血液を検査され、X線検査を受け、最終的には脊椎穿刺で梅毒が脳にまで達しているかどうかを判定された。この実験は六カ月間続けられた。フォンダーレアは、当の感染患者たちに知らせず、彼らを治療する意図をもたないことで、安価かつ単純にプロジェクトを遂行した。[3]

彼がこの任務を受けた当時、梅毒の治療にはヒ素と水銀の混合物が使用されていたことから、この病気の原因と治療については「ビーナス（女神、金星）と一夜をすごし、マーキュリー（水銀、水星）と一生つき合う」などとも言われていた。[4] わずかでも効き目があることを示すためには一年を通じて何十回も薬剤を投与しなければならず、再発率も高かった。フォンダーレアのプロジェクトは、この領域で進行中だった研究[5]の延長として、治療を受けていなかった梅毒患者に何が起きるのかを新たに調べるために発足した。この臨床研究は感染性疾患の研究を前進させ、ヒトでの実験に対する資金援助を政府から引き出すための重要なステップになるものと、彼は信じていた。

皮膚学と梅毒学の専門家だったフォンダーレアは、米国公衆衛生局士官部隊のなかでも特に優秀な士官で、未治療の感染症との難治性合併症を引き起こす可能性のある心血管梅毒を専門的に扱ったことのある数少ない研究者の一人だった。[6]「タスキギー研究」を現場で指揮する人物として理想的な候補者だったのだ。

フォンダーレアが任務遂行のために南へ向かった当時、タスキギーのあるアラバマ州メイコン郡の人口は約三万人で、その八二パーセントが黒人だった。[7] 豊かな黒土に恵まれた「ブラックベルト」として知られるこの地域では、ほとんどの家にまともな床がなく、屋内配管も整えられていなかった。黒人住人の二二パーセントは読み書きができなかった（一方で、白人の非識字率はわずか二パーセント）。[8] 結核、栄養失調、[9] ビタミン欠乏症の発症率が高く、成人男性の三人に一人以上が梅毒に感染していた。ブラックベルトの住人で定期的に医療を受けている人はほとんどいなかったことから、梅毒のようなくすぶり型の感染症は治療されていないことが多かった。

フォンダーレアがアラバマに到着したのは一九三二年の秋[10]——スルファニルアミドによってマウ

スが連鎖球菌から保護されることをドーマクと彼の研究チームが発見したのと同じころだった。フォンダーレアの最初の目的は人集めだった。患者を勧誘するために、彼は黒人学校や黒人教会を訪ね歩き、政府から派遣された医師による無料の血液検査が受けられると触れ込んだ。[11] 治療を受けたい一心で、メイコン郡の貧しい住人たちはフォンダーレアの研究に参加しようと駆けつけた。彼の研究はアラバマ州衛生局、メイコン郡衛生局、当時「黒人のハーバード」として知られたタスキギー研究所（現タスキギー大学）の地元職員と共同で実施された。[12]

州と連邦との出資協定の一環として、地元の黒人医師と黒人看護師が患者の募集と初診を手助けした。地元を巻き込んで実施体制を組むのは共同研究の新しい形であり、ヒトを対象とする将来の研究に向けたロードマップ候補の一つとして役立つものと考えられた。このようなパートナーシップは、どんな臨床試験にも欠かすことのできないもの――信頼――を得るうえで、政府職員の助けとなった。

適格とみなされた被験者はフォンダーレアと対面し、身体検査を受けたうえで血液を採取された。血液検体はアラバマ州の州都モンゴメリーにある州衛生局研究所に輸送される。[13] 一週目の終わりまでに三〇〇検体が収集された。検査結果が陽性だった患者には手紙で通知され、精密検査を受けるために再受診するよう指導されていた。[14] ただし、これが梅毒検査であることは患者には明かされず、代わりに、頭痛から消化不良まで含めたさまざまな病気について語るときに地元で用いられる「悪い血」[15] という表現で結果が知らされていた。

この検査に参加したことを恥じる者はいなかった。研究者らは小作人たちに対して、「悪い血」が実際には死に至る可能性のある伝染性の病気であり、もっぱら性交渉によって感染し、出生児の先天性欠損の原因になる可能性があるということを説明していなかったからだ[16]（女性は、自分の性交歴を正直に答えない可能性が高いと想定され、実験対象から除外された）。こうしたごまかしは混乱を招いた。病気のようにみえる男性が「悪い血」をもっていないと言われ、健康そうにみえる男性が「悪い血」をもっていると言われたからだ。脊椎穿刺にどのようなリスクが伴うものかが患者たちに知れてしまえば脱落者が増えるのではないかと懸念したフォンダーレアは、実際のリスクに関する噂が広まる前に迅速に手続きを済ませるために、大勢の小作人をまとめてかき集めた。同僚の医師にも「脊椎穿刺の詳細についても彼らにはできる限り伏せておくべきだ[17]」と語っていた。

脊椎穿刺に伴う痛みや衰弱についての噂が広がると、フォンダーレアはこの検査が治療にも役立つ可能性があるのだとほのめかすことで男たちに検査を受けさせようとした。彼が患者に配布した手紙文には、「この検査は特別な検査です。検査終了後、治療に耐えられる状態だと判断された方には、特別な治療を受けていただきます」と書かれていた[18]。ある共同研究者はフォンダーレアのことを「黒人宛てに手紙文を書く才能がある[19]」と言って褒めた。

この策略はうまくいき[20]、間もなく一日に二〇件もの脊椎穿刺が行われるようになった。六カ月間に及ぶ多忙な研究期間が終わりに近づくころには、フォンダーレアは大量のデータにすっかり魅了されていた。このまま五年、一〇年と観察を続ければ、未治療の梅毒の自然経過についてきわめて貴重な洞察が得られるだろう、と言って研究期間の延長を要望した。だが、彼の上司は納得せず、計画通り一九三三年五月に研究を終了するよう勧めた。[21]

その後、運命が動いた。計画通りに研究が終了してから一カ月後、フォンダーレアの上司が引退し、フォンダーレアは性感染症部門の責任者に昇進した。[22]実権を握ったフォンダーレアのもとで研究は続行され、しかも終了期限は設定されず、最後の登録者が亡くなるまで継続されることになった。[23]何十年もかかるだろうことは、彼も承知していた。この決定によって、タスキギーの小作人たちの立場は患者から「実験用人間」へと変わった――彼らの時間は止まり、間もなく訪れようとしていた目覚ましい医学の進歩から隔絶された。

フォンダーレアの研究は一九三〇年代を通して世界恐慌中も継続されたが、第二次世界大戦が始まると問題が生じた。タスキギーの男性の多くが入隊時の梅毒検査で陽性となり、参戦する前に治療するよう命じられたのだ。[24]これを受けて、フォンダーレアは踏み込んだ行動に出た。彼の被験者については、これまで通り、本来受けるべき治療を受けなくて済むようにしてほしいと地元の徴兵委員会の会長に掛け合ったのだ。こうしてタスキギーの男性たちは梅毒に罹患したまま戦場に送り出された。

この戦争のただ中で、治療法に大きな進展がみられた。医師らがフレミングの特効薬「ペニシリン」を用いて梅毒を治療しはじめたのだ。[25]政府の役人に言わせれば、この進展があったことで、黒人男性を対象とした未治療の梅毒に関するタスキギーの研究の重要性はさらに高まった。なぜなら、このような研究はもう二度と行えないからだ。アンドリュー・アイビも他の有力な医療倫理学者も、人体実験に関する公式なガイドラインとして、単なる同意ではなく「十分に説明したうえでの」同意を得る必要があると主張していた。有効な治療法が利用できるようになったのだから、小作人たちにもそのことを知らせるべきだ。しかし、そうなれば実験は台無しだ。ペニシリンは被験者を治癒させ、研究を狂わせることになる。

監視をほとんど受けないとなれば、前に進む決断はしやすい。未治療のタスキギーの男性たちは死ぬまで観察されモニタリングされることになった。自分たちの医療についてそのような決定が下されていることに気づかないまま、忠実な被験者であり続けた。研究開始から最初の二〇年間で、タスキギーの一四五家族のうち一四四家族が死体解剖に同意し、[26] その後の数十年間も同様のことが続いた。

タスキギーの男性たちは治療を拒否したのではない。治療を勧められなかっただけだ。[27] 梅毒を治療しなかったせいで平均余命が二〇パーセント短くなったにもかかわらず、CDC（当時は伝染病本部の略称だった。現在は疾病管理予防センター）の委員会は一九六九年に、実験を継続すべきであると結論づけた。[28] 梅毒を治療しなかったせいで合併症を発症して死亡した男性は約一〇〇人に及んだが、研究の目的を告げられた参加者は一人もいなかった。

フォンダーレアがこの任務を受けてから四〇年後、タスキギーの実験はついに終わりの時を迎えた。一九七二年七月、公衆衛生局の元職員が研究の詳細をAP通信社にリークすると、すぐに怒りの声があがった。[29] 治療されなかった小作人たちは、若くして亡くなっただけでなく、生前に梅毒を妻子に拡散していたことになる。政府の研究者らは、そうしたリスクを十分に知りながらも、インフォームド・コンセント［訳注／患者・家族が医師・病院から十分な情報提供と説明を受けたうえで医療行為や治験参加に同意すること］を得ようとしなかった。患者側の弁護士は、この実験を「コントロールされた集団虐殺プログラム」[30]と呼んだ。

当初、この研究は秘密裏に進められた研究として新聞に掲載された。だが、それは事実に反する。タスキギーで行われたことは、数十年にわたって医学会で公然と議論されていたし、医学論文でも議題として扱われてきた。[31] 一九三六年に出された最初の論文はその年の米国医学会の年会誌に掲載され、未治療の梅毒によって心疾患リスクが大幅に高まることを明らかにした。一九五五年には、被験者となった小作人の約三分の一が心臓または脳の梅毒疹が直接の死因となって死亡したことが医師らによって報告されたが、[32] この所見が報告された後も、タスキギー研究の方針は何も変わらなかった。埋葬保険と実験参加期間中の温かな食事を見返りに、[33] 大勢の貧しい無学の男性たちが、彼ら自身や家族にとって取り返しのつかない害をもたらす政府後援の研究への参加に同意していた。こうして世界は今一度、不都合な現実に直面させられることになった。そう、医師は必ずしも患者の利益を最優先して行動するとは限らないのである。

このスキャンダルが明らかになると、マサチューセッツ州のエドワード・ケネディ上院議員が議会聴聞会を開き、特別諮問委員会を招集して問題の研究について調査が行われ、アラバマ州衛生局、メイコン郡衛生局、タスキギー医学会など多くの機関が責任を問われた。[34] なぜこの研究は中止されなかったのか？ なぜペニシリンの使用を組み入れる方向に方針変更されなかったのか？ 彼らの身に何が起きているのかを小作人たちに告げなかったのはなぜか？

ここにきて初めて、アメリカ人は臨床研究の意味合いと、人体実験を取り巻く安全策に関心をもつようになり、答えを求めた。この研究は、悪徳研究者の所業として単純に片づけられるものではなく、州の資金援助を受けた虐待行為だったのだ。[35] 人々の怒りが大きくなるにつれて政府当局者は、この恐ろしい実験がどのように立案され、どのように継続を容認されてきたのか[36]を説明するために、公式の研究プロトコール［訳注／研究を実施するための手続きを規定した計画書や手順書］の提示を余儀なくされた。だが、ここでもう一つ驚くべき事実が発覚する。この研究には治験実施計画書も手順書も存在しなかったのだ。[37]

5 被験者の保護

「プロトコールですべてが決まる」とトムは私に言った。私たちは彼のオフィスでダルバの試験について議論しはじめたところだった。自分たちが受けることになる厳しい監視を無視することはできない。致死的な感染症の治療薬として新たな薬剤を病院に導入するのは、決して容易な仕事ではない。導入を検討してもらえるようになる前に、実験のあらゆる側面について詳しく説明するよう求められる——しかも、承認される保証はない。トムにとっては腕の見せ所である。彼は難しい挑戦に興味を引かれ、難しい症例や複雑な試験があれば飛びつく。白紙の法律用箋を指差すと、走り書きで記入しはじめた。「私としては、きみに先導してもらいたいのだが」と言って彼は上目遣いで私を見た。「きみがプロトコールを書いてくれ」

ダルバは、経口薬でもなく、数時間かけて静脈投与する点滴薬でもないという点で独特である。三〇分かけて一度だけ投与すればよい。半減期がきわめて長いため、体内に数週間は滞留する。[1] この特性のおかげで、特有の化学的プロファイルをもつ——肝臓で代謝されず、腎臓でもすぐには排出されない。これも、私たちがダルバの有効性に賭けたくなる理由の一つだ。しかし、この読みが間違っていたらどうなるのか？

トムの手元にある法律用箋を見つめていると、不穏な考えが頭のなかを駆け巡った。ダルバに耐性を示すような変異を起こしたスーパー耐性菌がすでに存在するとしたら？　ダルバの承認を最初から却下するだけの正当な理由がすでにＦＤＡ側にあるとしたら？　何の効果もないものを患者の体内に投与することになる可能性もある。いや、それどころか有害なものを患者に投与することになる可能性すらあるのだ。綿密な安全策が用意されるのも理由あってのことだが、失策に終わることもある。「引き受けようと思います」と私は髪をかき上げながら答えた。

昔から医師らはピアレビュー［訳注／同分野の専門家同士で検証し合うこと］を通じて自分たちを管理してきたが、タスキギーの恐怖は、この方法に限界があることを露呈させた。医師らは、先天性異常や死産を引き起こす試験を一貫して承認し続けたのだ。一九七〇年、ＣＤＣの性感染症部門の副部長だったジェイムズ・Ｂ・ルーカス博士は「タスキギー研究では、感染性梅毒を一症例たりとも予防できず、発見できず、治療できず、米国内の性感染症を管理するという本来の使命に迫ることもできないだろう」と書いておきながら、それでも彼はこの試験の続行を決定した。[2]

悪意のない善良な医師にも盲点はあるものだが、そのちょっとした死角が患者を危機的状況に陥れることもある。これからダルバの試験に取り組むにあたり、試験プロトコールの草案を適切に作成するためには、言葉を慎重に選ぶ必要があるし、先の世代の臨床研究から教訓を洗い出し、物事はいとも簡単にあらぬ方向へ進むものだということを肝に銘じておく必要もある。だが、あまりにも多くの過ちが重ねられてきたせいで、最初の過ちがいつどのように犯されたのかを知るのは難しいくらいだ。二〜三時間ほど思案し、数十種類のアイデアをトムと出し合ったあとで、私は自分の任務に着手するために病院内の医学図書館へ向かった。図書館でプロトコールを書くことにしたのだ。

最終的に私は、最初の過ちがいつどこで犯されたのかを突きとめた。半世紀ほど前に出版された短い論文に行き当たったのだ。タスキギーの話が新聞に掲載される六年前の一九六六年、ハーバードの麻酔専門医ヘンリー・ビーチャーは、医学誌『ニューイングランド・ジャーナル・オブ・メディシン』で発表した論文のなかで、米国で行われた二二件の研究を非人道的な研究として告発した[3]。インフォームド・コンセントを取得しないまま患者を被験者として研究に参加させていたのだ。この論文は話題の的となった。コンセント（同意）の問題が世間で意識されるようになったのは、社会心理学者スタンレー・ミルグラムが一九六一年にイエール大学で有名な「権威への服従実験」[4]を行ったあとのことだ。この実験の参加者たちは、指導者に指示されたからという理由だけで、見知らぬ他人に電気ショックを与える操作を実行した［訳注／実際には、電気ショックを与えていると思い込まされていただけで、電流は流れていなかった］[5]。ビーチャーは、米国の人体実験の実状に心を痛め、臨床研究が道を踏み外していた事実から目を逸らすことなく監視体制を強化するよう求めた。まずはそこから始めるしかないのだから。

ビーチャーによって告発された事例の多くで、実験参加者は自分が被験者であることを知らされていなかった。患者には知らせないままペニシリンやスルホンアミドなどの抗菌薬を患者にあえて投与しなかった実験もあれば、がんを患っていない人に生のがん細胞を注射した実験[6]もあった。なかでも最悪の部類に入るのが、肝炎を引き起こすことが知られているウイルスを「精神障害のある小児」に投与した実験[7]だろう。このような倫理に反する非道な研究が全米の医科大学、政府の軍事部門、民間病院、ＮＩＨ、退役軍人局病院（ＶＡＨ）の主導で実施され、多くの参加者が死亡した。[8]ビーチャーの論文は、目を背けたくなるような不都合な事実を浮き彫りにした——平然と虐待を行える医師を生み出したのは、ナチスだけではなかったのだ。

ヘンリー・ビーチャー自身も、患者を操るのがいかに簡単であるかを実体験として知っていた。第二次世界大戦中に、彼は北アフリカとイタリアの野戦病院に配属されていた。[9]戦場ではモルヒネなどの鎮痛薬の入手が難しかった。だがそこで、ビーチャーはあることに気づいた。看護師がモルヒネを投与するふりをして生理食塩水を注射すると、負傷兵の苦痛が不思議と和らぐのだ。[10]生理食塩水を一回注射するだけで、若者たちは麻酔なしで手術の痛みを耐え抜くことができた。この経験を通して、若きビーチャー医師はプラセボ効果の威力を知った。[11]自分は治療を受けているのだと患者が強く信じるとき、その信じる力は薬そのものと同等の効果を発揮するのだ。

戦後、ビーチャーはハーバード大学に戻り、プラセボ現象について研究を続行し、[12]臨床研究の新しいモデルを提唱した。それは、実薬（モルヒネなど）を投与されているのか偽薬（生理食塩水など）を投与されているのかを被験者に知らせない（盲検化する）ために、ランダム化（無作為化）

を行うというものだった。彼のこの洞察は、現在の臨床試験の標準とされているランダム化比較対照試験の基礎として多大な貢献をした。だが、彼自身はその功績よりも告発論文で広く知られている。[13]

「ビーチャーレポート」と呼ばれるようになったその告発論文のなかで、ビーチャーは「実験が倫理にかなっているかどうかは事後的に決まるものではない。目的は正しくても、それで手段が正当化されるようなことはないのだ」と結論づけた。[14] そして、被験者を保護するためには、研究者は「知性的に、確かな情報に基づき、良心に従い、他者を思いやり、責任感をもって」実験に臨まなければならないとしている。[15] だが、明らかにそれだけでは不十分だ。彼が告発した事例のほとんどで、研究者らは自分の研究について倫理的に何の問題もないと信じていたのだから。ダルバ試験のプロトコールを作成するにあたり、私はそのような盲点をあらかじめ洗い出すことに力を入れた。

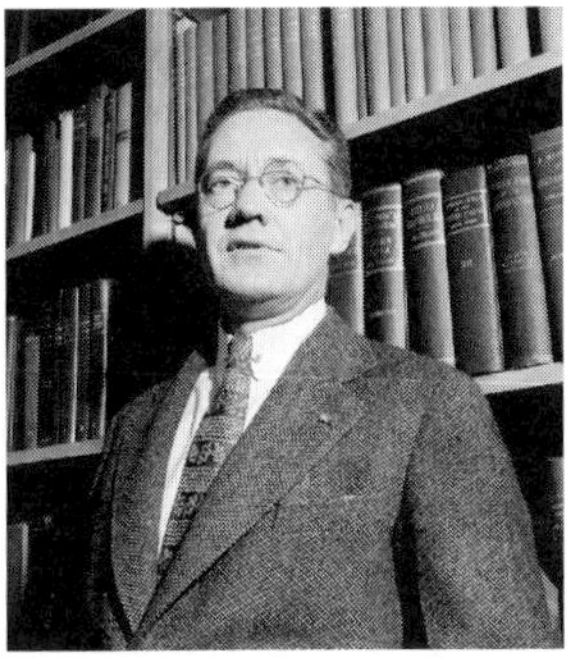

ヘンリー・K・ビーチャー医師
©Getty Images

ニュルンベルク軍事裁判を経て指針が設けられたにもかかわらず、患者に対する虐待や搾取は一九六〇年代に入っても後を絶たず、状況を変えるには思い切った策を講じる必要があった。そんななかで登場したビーチャーレポートは、臨床試験のあり方を大きく変えるきっかけとなった。このレポートを土台として、人体実験のルールが築き上げられていったのだ。[16]

ビーチャーレポートの発表と同じ年、米国公衆衛生局長官ウィリアム・H・スチュアートはアカデミック・メディカル・センターに対し、今後も連邦政府から助成金を受けたければヒト被験者審査委員会を設けるようにと告知した。[17] この政策によって現在の治験審査委員会（IRB）が誕生し、[18] 米国における研究のあり方は根底から変わった。医師らはそれまでのように自己管理のもとで自由に研究することは許されなくなり、実験もプロトコールも白日のもとに晒されるようになった。医師から出された申請は、独立の立場の専門家によって評価され、修正され、場合によっては却下されるようになったのだ。[19] IRBは患者を保護する仕組みをつくり、利用されやすい立場の患者についてはとくに保護を厚くした。社会的に軽視されがちな人々や権力をもたない人々を被験者にする実験が少なくないなか、IRBは声なき人々に声を与えるための機関として設立されたのだ。

新たに内部審査の仕組みが加わったことで、現代の生命倫理学が幕を開けた。哲学、神学、法律、科学の専門家と素人が一緒になって臨床研究の善悪を判断する時代になったわけだ。その成功の象徴ともいえるのが一九七四年に成立した国家研究規制法[20]である。この法律によって、ほぼすべての臨床研究は開始前にIRBによる審査を受けることを義務づけられた。私が書くプロトコールもIRBに提出することになるので、審査委員たちに理解してもらえるように書く必要があった。

IRBは病院ごとに設置され（現在、全米で約三〇〇〇の委員会が存在する）、メンバーは、社会のさまざまな立場や価値観を幅広く取り入れるために多様な個人で構成されている。[21] 隔離された陪審員団のように、IRBのメンバーも守秘義務を課されて密室で協議する。[22] IRBは、理論上、立場の弱い患者を保護するための重要な機構であるが、私のように短気な性格の研究者にとっては苦痛の種にもなりかねない。誰がどのように研究するのかまでＩＲＢによって規定されるのだ。臨床試験の内容が大幅に変更されたり完全に打ち切られたりすることもある。

6 評価項目の選定

数日後、私は再びトムのもとを訪れた。ダルバのプロトコールの概要をトムに説明する準備をしていると、その様子を見ていたトムが私の新しいペンとノートを指して「気合が入っているね」と言った。私は野球の試合前のような心境でトムの向かい側に座った。弱気の虫が顔を出さないように最善を尽くしつつ、これから対戦する相手を品定めする。もちろん気合は十分だったが、緊張もしていた。うなずいて見せたものの、自分が説明上手ではないこともわかっていた。するとトムが私の肩に手を置き、目を伏せながら態度を少し変えて言った。「マット、僕らは臨床現場に患者を思いやる気持ちとサイエンスを届けるんだ。ここをうまく乗り切らないと、この治験は始まる前に終わってしまう」

私は何日も長い夜を過ごしてダルバの科学的背景を調査し、薬として機能するだろうと確信を得ていた。その勢いを鈍らせたくはない。私はテーブル越しに概要を一気に説明した。「どう思いますか？」

トムは資料を手に取ると席を立って自分のコンピュータを操作し、音楽をかけた。間もなくビバルディの「四季」が部屋を満たした。「目を通してみよう」と彼は言った。私は彼の承認が欲しくてしかたなかったし、彼もそれはわかっていた。数分後、彼は立ち上がり、書棚に向かった。「ふと思い出したんだが、これが役に立つかもしれない」と言って一冊の本を取り出し、席に戻った。トムのとっさの思いつきは、いつも時代の先を行く。数年後には医学の主流になり、他の誰もが追従するようになるが、それを待っていたのでは遅いのだ。私たちは、かつては治療可能だった感染症で死にゆく患者を毎週診ている。このプロトコールは、私たちが手がけようとしている治験の重要性を伝えるために与えられた貴重な機会だった。「わかりやすく書けていますか？」と私は尋ねた。

ＩＲＢは研究者や被験者の立ち会いなしで開催されるため[1]、私が出席して自分で論拠を説明したり質問に答えたりすることはできない。審査員のなかには「スーパー耐性菌」が何なのかさえわからない人がいるかもしれないし、ダルバについて聞いたことのある人がいるかどうかも怪しかった。それでも私は、この治験の進め方が性急なものでも慎重さを欠くものでもないことをアピールしつつ、この治験が緊急を要するものであることを説明しなければならなかった。私は、先日の救急治療室で恐怖に脅えていたクイーンズ区出身の機械工のことを思い出し、それを生々しく伝える必要を感じていた。「私としては、できる限り率直に書くように心がけたのですが」

トムは資料を読みながら、再び手元の法律用箋を指でコツコツと叩き始めた。プロトコールを作成するにあたり、私が最初にしなければならなかったのは、治験の主要評価項目（測定すべき変数）の選定だった。スーパー耐性菌とダルバと薬物開発に関する情報を抽出したあとで、一見すると簡単そうに思える問いに取り組まなければならない。われわれはこの治験で何を測定するのか？私はその答えとして「入院期間」を提示した。「奇妙な選択ではあるが」と認めつつも、これで進めることにした。

一九八三年、メディケア（高齢者向け医療保険制度）に入院診療報酬の支払い制度が導入され、医療センターのビジネスのあり方が変わった。[2]それまで患者の治療費は請求額通りに保障されていたが、診断関連群（DRG）別の定額支払い制度になり、患者一人あたりの保障額が診断名によって規定されるようになったのだ。肺炎のような単純な診断ではわずか数千ドルにしかならないが、臓器移植となれば数十万ドルになる。病院はこの金銭的インセンティブの抜本的改革に素早く対応した。患者の平均入院期間は一九八三年には一〇・〇日だったが、二〇一三年には五・一日にまで短縮された。[3]回転率が上がれば、収益も増えるというわけだ。

患者の退院スピードが速いほど――つまり入院期間が短いほど――次の患者を入院させるまでのスピードも速くなり、より多くの定額支払いを受けられるようになる。入院期間の測定はきわめて重要であり、私も四半期ごとに自分の担当患者と同僚医師の患者の入院期間を比較した出力データを渡されている。入院期間以外の項目についてこのような直接比較データを渡されることはほとんどない。

「患者が治るということと、入院期間が短くなるということを示すつもりです」と私が言うと、トムは資料を置いた。私は自分の思うところを説明し始めた。入院期間をこの治験の焦点とし、治験に関する意思決定はすべて入院期間を根拠として行う。トムはうなずくと、資料を私に戻した。私は自分のオフィスに戻り、間もなく私のプロトコールを評価することになる審査会の顔ぶれを想像した。

　ＩＲＢには五人の審査員が必要だが[4]、その内訳はどんな人でもよいため、その施設の関係者以外の人物や科学に関心のない人物が審査員になることもありうるし、聖職者が審査員になることも多い。専門知識は必須ではない。彼らの任務は被験者となる人々が研究に参加するリスクと恩恵を理解し、差別的な方法で選別されないことを確認することだ。治験プロトコールをまとめる作業は私にとって初めての経験となる。参考になるようなテンプレートは入手していたが、他人の真似ではないオリジナルのものに仕上げたかった。

　その後の数週間、私は病院での自分の責務を果たすため、毎日、スーパー耐性菌やその他の病気にかかった患者を診療し続け、夜になるとプロトコールを書いた。自分が病院で目の当たりにしている現実をどうにかして説明し、早急に対処することの重要性をわかってもらえるように、投げ出しそうになる状況のなかで一筋のひらめきを求めて何十回も書き直した。トムも私も納得できるような表現ができれば、承認を得るためにＩＲＢに提出するつもりだった。

　数週間後、夜遅くまで何度もミーティングを重ねたあとで、ついに私は五八ページからなるプロトコールを完成させた。一万五〇〇〇ワード以上を費やして、私がしたいと願っていることが綴られている。われわれは、スーパー耐性菌や他の何らかの新規変異細菌に起因する皮膚または軟部組織の感染症で入院している患者に対して、ダルバが既存の治療法よりも有効であるかどうかを確認する予定だった。この治験は前期と後期の二部に分かれており、最初の六カ月間（前期）で、重篤な皮膚感染症患者が標準医療にどのように反応するかを観察する。大半の患者はスーパー耐性菌と闘うことになり、すべての患者で入院が必要になるだろう。その後の六カ月間（後期）は、同様の感染症にかかった新規患者を対象にダルバを投与する。ニューヨーク・プレスビテリアン病院では、六〇〇〇人を超える勤務医が毎年二〇〇万人を超える患者を診療しているが、ダルバを使用する医師は私たちが最初となる。すべてが終わるまでに約一年かかると想定された――驚異の一年になることだろう。

トムと私にはもう一つ解決すべき問題があった。治験を行うには、研究者チームのリーダーとなる治験責任医師（ＰＩ）を選ぶ必要がある。その人物は治験全体を詳細まで監督し、治験が成功するか失敗するかはその人の肩にかかっている。トムは、私が治験を運営すべきで、自分は補佐に回ると提案してきた。私たちは握手を交わし、その提案を正式な書面にして、ＩＲＢにプロトコールを提出した。こうして私は責任者になった。

これが、すべての苦労の始まりだった。

7　承認の保留

私は書類の束を抱えて足早にトムのオフィスに向かった。まったくばかばかしい！　毒づきながら部屋に入ると、椅子の背をつかみ、彼の机の上に乱暴に書類を置いた。ＩＲＢが臨床試験の承認を拒否してきたのだ。

「保留です」と私は言った。「これはつまり、治験を先送りにするということですか？　いつまで？」ＩＲＢからは、プロトコールについて大小さまざまな問題点を指摘した四ページにわたる文書が送られてきていた。私は苛立ちを抑えようとしたが、無理だった。ただ保留にされたのではない。私は否定されたのだ。ＩＲＢの手紙を読みながら、ヘンリー・ビーチャーのこと、プロトコールに込めた自分のひらめき、先の世代の非道な研究者を告発したビーチャーの姿勢について考えずにはいられなかった。私はあの非道な医師たちと同じだった。大切なことを見失った医師――もしくはそれ以下の存在だ。恥ずかしながら、私は腹を立てていたのではなく、動揺していたのだ。トムは私にチャンスをくれたのに――プロトコールを書くのは彼にとってはたやすいことだった――私はその期待に応えられなかったのだ。私は書類を手に取り、読みあげた。

マッカーシー医学博士

この手紙を受け取ってから六〇日以内に下記の問題点についてご回答ください。完全回答または三〇日間の回答延期の届け出がない場合、承認申請は取り消されます。

審査結果：保留

「三番目の指摘を見てください。『リスクレベルの節について、リスクレベルを見直してください』とあります」。ＦＤＡは二〇一四年に皮膚感染症の治療薬としてダルバを承認していたが、それはスーパー耐性菌が現実的問題としてうちの病院でみられるようになる前のことで、新薬が実際に効果を発揮するかどうかは誰にもわからなかった。ひょっとして細菌がすでに耐性を獲得していた場合、感染症を治療できるかのように患者に説明してしまうと、患者をリスクに晒すことになるのではないかと、ＩＲＢは懸念していた。細菌が新しい酵素や排出ポンプを獲得すると、薬剤は効かなくなる可能性があるわけで、そのことをプロトコールで公開する必要があるというのだ。これはもっともな指摘だった。私は何度か深呼吸すると、「まあ、これはいいでしょう。見直します」と言った。

その週の前半に、私が部内の会議でダルバのことを話題にすると、熱烈な反応を受ける一方で、懐疑的な意見にも直面した。医学教授の一人が「ダルバに何らかの優位性があるとなぜ言えるのか？」と尋ねると、「そもそも本当に安全なのか？」と別の教授からも質問が出た。部屋の後方の席にいたベテラン医師は、ＦＤＡも判断を誤ることがあると指摘し、「オムニフロックスを覚えているかな？」と言って、一九九二年に皮膚、肺、尿路の感染症治療薬として承認された広域抗菌薬のことを引き合いに出した。この薬は、三カ月後に複数件の死亡例と関連づけられて承認を取り消されている。その後、低血糖や、全身に酸素を運ぶ赤血球の自己崩壊を引き起こす溶血性貧血の原因となり、肝不全や腎不全を引き起こすことが明らかにされた。[1]「患者に投与する前に、詳細に調べる必要がある」と彼は言った。私は自分のプロトコールの欠陥となりそうな問題点を数多く洗い出して対処してきたが、その間にオムニフロックスのような恐ろしい結末について考えたことはなかった。完全に見落としていたのだ。

安全性に関する懸念のほかにも大きな問題があることに私は気づいた。ダルバは、一回の注入だけで退院できるのが最大の売りでもあるのだが、それが最大の問題点にもなりうる。医師は自分の患者が快方に向かっていることを確認するまでは患者から目を離したがらないものだ。治験薬を投与した相手を病院から帰すという発想自体が軽率だった。同僚の医師たちにとって、入院期間の短縮は説得力のある論点にはなりえなかった。この病院で私が一緒に働いている医師たちは、新薬を使用する前にその新薬の効果を知りたがっていたし、患者の容態管理を放棄したいとは思っていなかった。彼らのそういうところを私は尊敬しているし、私だって思いは同じはずだった。

私は試験管での実験データを見て、ダルバは患者の役に立つと確信したわけだが、ＩＲＢの懸念も評価に値する。私は複雑な問題を前にして行き詰まっていた。ダルバの効果を明らかにするために治験を行いたいのに、治験を行う前にダルバの効果を示す証拠を見せろと言われているのだ。「ここからどう前進すればいいのか、さっぱりわかりません」と私は言った。

「誰もが通る道だよ」承認保留の通知にもう一度目を通しながら、トムは「IRBはけっして敵じゃない」と言った。扉の外を指さし「僕らの敵は病気だ。感染症だ」と続けた。私は袖をまくり上げ、大きく息を吐いた。保留通知を受けたせいで、治験の開始は数カ月遅れることになるだろう。トムは「IRBの懸念は妥当かもしれない。コーヒーでも飲みながら考えよう」と言った。

トム・ウォルシュはずっと医者になりたいと思っていたわけではなかった。コネティカット州ダンベリーで過ごした幼少期には、父親のような兵士になりたいと夢見た時期もあった。かつて米陸軍第二九歩兵師団の偵察軍曹だった父のジョン・ウォルシュは、第二次世界大戦中にはノルマンディー上陸作戦開始日にオマハビーチで幼馴染みの友人たちと一緒に戦い、辛うじて生き残った。トムは幼いころから、父親がドイツ戦線背後での作戦行動中にフランスのアルデンヌの森で同盟軍のために機密情報を集めた話や、おじたちが米軍の戦略爆撃機B-17に乗って欧州全土を飛び回っていた話を聞いて育った。

ジョン・ウォルシュは海外にいるあいだに、ダンベリーの若い女性と手紙のやり取りをしていた。戦時中の二人の文通は、一九四四年一二月二四日にジョンの部隊がフランスで突然の空襲に見舞われるまで続いた。ジョンは爆弾の金属片で膝に損傷を受けたが、ゲルハルト・ドーマクのときと同じく、名誉の負傷としてパープル・ハート勲章を授与され、現役をいったん離れることになった。こうして若き兵士は故郷に戻り、その女性と結婚し、それから間もなくしてトムが生まれた。

トム・ウォルシュには幼いころから愛国心と奉仕精神が刻み込まれていた——われわれの抗菌薬の研究のことも「ミッション（使命）」として語ることが多かった——が、人生はわからないもので、七歳のときに思いがけない転機を迎えた。ある日、トムが学校から帰宅すると母親の具合が悪そうだった。翌朝には痛みが強くなり、病院に搬送された。母親は悪性度の高いがんである胃がんの診断を受け、一年後に三三歳で亡くなった。「ある日、僕の母は病院に行き、そのまま帰らぬ人になったんだ」と彼は話してくれた。そのとき、医者になろうと決心したそうだ。

トムは少年のうちに、医師や医療従事者には際立った資質があることに気づいた。それはもしかしたら軍人にはみられない資質かもしれない。その資質とは、深い思いやりである。母親の死後、父親は病院のとんでもない額の請求書に打ちのめされた。「今で言えば一〇万ドルぐらいで、とても払えるような額ではなかった」と振り返る。彼の母親を治療した小さな町の医師たちは、その請求書を破り捨てた。「彼らはその支払いを免除してくれたんだ」。医師らは、トムの母親を救うことはできなかったが、父親を救ってくれた。

この寛大な措置は、医学の道に進みたいと願うトムの情熱に火をつけたが、軍人びいきの家庭環境で培われた思いも揺るがなかった。彼は労働者の町育ちではあったが文武両道で、科学にも陸上競技にも秀でていたため、彼の家のかかりつけの医師は彼を米海軍兵学校に推薦した。トムはノーを言うのが苦手で（今も苦手だ）、入学の面接でヘマをしなければ士官候補生になっていたことだろう。ところが、幼いころからの身の上を話すうちに、医学の道に進みたいという本音を漏らしてしまった。

この発言が彼の約束された進路を狂わせる。「うちは水兵や海軍兵士を養成する学校で、医者を養成する学校ではありませんよ」と面接官に言われてしまったのだ。そこで、彼はマサチューセッツ州ウースターにあるアサンプション・カレッジという小さなカトリック学校に進学することに決め、全額支給の奨学金を受けて生物学と化学を学んだ。カレッジを難なく卒業したあとには、ジョンズ・ホプキンス大学の医学部に入学し、その後もより専門的な分野――内科、微生物学、小児科、感染症、血液学、腫瘍学――でのトレーニングを重ね、ニューヨーク・プレスビテリアン病院での現在に至る。

トム・ウォルシュの革新的な研究キャリアの軌跡を遡ると、バーナディーン・ヒーリィ[2]という名の女医に行き着く。二人が出会ったのは、トムが医学生としてがん治療について熱心に学んでいたころのことだ。当時、彼女は心臓病学分野の希望の星で、潤沢な研究助成金と論文執筆の才能に恵まれていた。二人は、心臓にイースト菌が感染する珍しい病気（正式な診断名はカンジダ性心内膜炎）を発症した患者の治療を一緒に担当していたが、二人とも行き詰まっていた。この真菌感染症の原因は特定が難しく、治療するのはさらに困難だったからだ。ある日の夕方、その日の回診を終えたあとに、ヒーリィは彼女の研究室で研究するようトムを誘った。おかげでトムは研究が自分の天職であることに気づくことができた。その後、ヒーリィは女性初のＮＩＨ所長になり、[3]一方のトムは、やがて臨床現場の感染症治療法を変えることになる。

この間に、トムは二人の子どもを授かった。彼のオフィスには子どもたちの描いた絵が何枚も飾られているし、彼は今も子育てについて周りに助言するのを楽しんでいる（私の娘が生まれたときには、お気に入りの子ども向け絵本『ちびっこきかんしゃだいじょうぶ』を贈ってくれた）。最近は、原稿や研究助成金の申請書類を書くために深夜までオフィスに残り、家族と離れて一人で過ごすことが多い。朝は夜明け前にイースト川沿いをジョギングするのが日課で、そのあいだに私は、夜のうちにトムから「エラバサイクリンの新しい治験について確認よろしく！」などのコメント付きで送られてきた転送メールの確認を開始する。彼に直接言ったことはないが、これが私の仕事のなかでも一番の大仕事となっている。

かつてフレミング博士とドーマク博士もそうだったが、ウォルシュ博士も軍隊用語をよく使う。「戦略」や「戦術」、任務遂行部隊としての価値基準や「敵」について日常的に語り、約束の時間は軍隊式の二四時間方式で指定する。抗菌薬について話しているときもすぐに本題から逸れ、第二次世界大戦中のジョージ・パットン将軍の天才的な戦術について略図を描いたり参考文献を引っ張り出したりしながら語りはじめる。トムと私の関係も、一緒に仕事をするようになって最初の数年は指揮官と副官の関係で、トムが指令を発し、私はそれに従っていた。最近のトムは「僕らはチームだ」と繰り返し言ってくれるが、それでも彼が指揮官であることに変わりはない。

トムは家にお金をかけるタイプではないし、高級車にも乗らない。自分を厳しく律し、絶えず動き回っている（トムは歩くのも速いし頭の回転も速い。並んで歩くときも、自由な発想を理解するときもついて行くのがやっとだ）。人とのつながりを大切にしており、仕事に向かう彼の姿勢は若い世代の医師にとっても刺激になっている。

トムは尋ねられれば（尋ねられなくても）誰にでも携帯電話の番号を教えるし、来る者は拒まない方針だ。当然、私とのミーティングも、トムの知恵を求める医師によって絶えず中断される。彼のそばにいると目まぐるしくて頭が混乱する。電話やメール、ドアをノックする音にじゃまされずに考えをまとめるなんてことは、とてもできそうにない。彼の机の上には督促状、領収書、旅程表の類が山積みになっている。その横には小さなメモが貼られており、医師として、軍人としての彼の心構えが書かれている。「無防備な人々を守る」――それが彼の指針だった。彼は多種多様なプロジェクトと数々の責任を抱えながら、そのすべてにおいてこの指針を守っている。このメモを見ると、私はゲルハルト・ドーマクが大戦後に導き出した原則――「何であれ生命を守るものは善であり、生命を奪うものは悪である」――を思い出す。トムと働くようになってから、私も何かモットーを掲げようと思って探してみたが、なかなかよいものが見つからなかった。研究室の先輩から「Walk the Dog（犬の散歩に行け）」と書かれたピンバッジをもらったこともあった。仕事に追われているときも、ひと息ついて患者の診療にまったく関係のないことをする時間を作ることが大切だという意味だ。しかし、これもピンとこなかったし、そもそも私は犬が好きではない。

トムはプレッシャーのもとでも冷静でいられるし、私とは違って長期的な観点で考えることができ、広い視野に立ってネガティブな評価や批判も率直に伝えてくれる。私にはできないような方法で問題を取り除いていくことができるのだ。私の心根は今も野球少年のままで、感動や興奮に溺れやすく、その場の勝ち負けで物事を考えてしまうところがあり、見知らぬ人とトラブルになることもある。保留の通知に対処するには不向きな性格なのだ。私は物事に白黒つけたがる性格だが、トムは物事をグレーのままで受け止めることができる。与えられた使命のためなら、自分の利益や関心を脇に置くことができる。つまりトムは、ＩＲＢからの保留通知を私が受け入れられるように手を貸すことのできる理想的な人物だった。

トムはポットにコーヒーを淹れて戻ってくると、私の肩に腕を回して言った。「彼らの懸念は妥当だ。指摘の多くは正しい」

「え、そうですか？」そう言って、私は手紙を拾い読みしはじめた。

8　ＦＤＡによる監視

医学の世界では「薬剤耐性には適応コストが伴う」と言われている。細菌に抗菌薬が効かなくなるとき、つまり細菌がスーパー耐性菌に変異するときには、その細菌は生命維持に関わる何かを犠牲にすることになる、という意味だ。細菌がスーパー耐性菌になると、抗菌薬の作用を回避するために資源を使い果たすので、そのぶん感染力が弱くなる。感染病の治療にあたる専門医はこの現象に助けられてきた。ところが実は、このパラダイムが変化しつつある。[1]最近ではスーパー耐性菌も環境により適応し、かつ毒性を強めている。より賢く、より強くなっていると言ってもいい。

この事実は、私が手がけるダルバ治験にとって重要な意味をもつ。治験参加に伴うリスクを大きく左右する話だからだ。ＩＲＢのそっけない回答からも明らかだが、私はダルバによって患者にもたらされうる危険を低く見積もりすぎていた。感染症患者を治療して入院期間を短縮できる可能性があると主張したことで、安全に対する認識の甘さを露呈してしまっていたのだ。実際には、感染症を治療して入院期間を短縮できるかどうかはまったく保証されていないのに。私は排出ポンプ[2]――細菌が抗菌薬を吐き出すために用いる微細な掃除ポンプ――について触れていなかった。ダルバの効果を中和するために用いられる可能性のあるその他の化学的修飾についても記載していなかった。細菌の攻撃性が高まりつつあることも、ダルバが役に立たない可能性があることも書いていなかった。プロトコールを大幅に書き直す必要がありそうだ。

少しでも見通しを立てるために、私は何人かの専門家に接触し、彼らが臨床試験や抗菌薬研究にどのように臨んだのかを理解しようとした。まずは、ロサンゼルス郡南カリフォルニア大学を拠点として設立された世界最高レベルの医療研究施設を誇るLAC/USC医療センターの医務局長ブラッド・スペルバーグに話を聞いた。スペルバーグは思慮深く献身的な医師であり科学者であるが、ときに挑発的な行動に出ることもある。サンディエゴで開催された大規模な学会で、彼は演壇に立ち、実施されるべきでありながら製薬会社が尻込みしている臨床試験の試験名を列挙した。私はそれを胸のすくような思いで聞いていた（彼は満席の会場に向かって、アラガン社には自社製品を用いて血流感染研究を実施するだけの「肝っ玉」がないと言い放った）。

スペルバーグらは、まだ発見されていないものも含めたすべての抗菌薬について、すでに耐性菌が存在しているものと考えている。なぜそんなことがありえるのかを理解するには、「無限の猿定理」を知る必要がある。猿にパソコンのキーボードをランダムに無限に打ち込ませれば、いずれは意味のある文字列が打ち出され、いつの日かウィリアム・シェイクスピアの作品が完成することもありうるという定理である。これを微生物に当てはめると、微生物は絶えず変異し続けているため、いずれは新たな組み合わせのなかに意味のある配列が生まれ、その配列から抗菌薬を回避したり破壊したりできる酵素やポンプが生み出される事態も起こりうることになる。スペルバーグの研究チームは、薬剤耐性が「四〇〇〇万年間も地上の世界から地質学的に隔絶されていた地下の洞窟で発見された細菌」からも見つかっている事実に注目している。[3] 考えるだけでも恐ろしい話だが、この事実は、私の治験の根底を揺るがす問題を孕んでいる。私がスペルバーグに連絡を取ったのは、彼の懐疑的な考え方を高く評価していたからだ。きっと誰よりも批判的な目を私に向けてくれるだろうと考えた。

朝の回診前の時間帯に話を聞いたところ、「私たちがまだ考案してもいない薬剤に対する耐性メカニズムも自然界にはすでに存在し、広く拡散しています」と言われた。「新しい抗菌薬に対する耐性は、その抗菌薬が使用され始めたあとに新たに生じた変異によって獲得されると思われがちですが、実は違います。もとから存在するのです。しかし、この事実よりも遥かに問題なのは、そのような耐性メカニズムはすでに存在しているけれど少なすぎて検知できない点です。新しい抗菌薬が環境に導入されると選択圧がかかり、耐性菌が増殖するのです」。そして最終的に、私たちは新薬を生むための標的となる開発ターゲットを使い果たすことになる。「細菌は抗生物質を賢く利用しています。それなのに、人類は抗菌薬を使いこなせていないのです。私たちはもっと賢くならなければいけません」

この問題を解決するには長期的な視野に立たなければならない、とスペルバーグは語った。「新しい抗菌薬を次々に開発すればよいわけではありません。ゆっくりと着実に、一つ一つ投入していく必要があります」。いくつもの抗菌薬を市場に同時期に出すのは問題だと彼は言う。なぜなら、立て続けに耐性が生じることになるからだ。抗菌薬はどうしようもなく不足しているが、有望な候補薬をすべて同時に試験するのは誤りだ。

私はその後も何人かの専門家に話を聞いた。[4] 大手製薬会社との関係を理由に、匿名での回答を希望した人もいた。そのうえで、私はダルバのプロトコールを見直し、リスクに関する記述が控えめすぎたことを認めて改訂し、再提出した。「うまくいきますように」と私はトムに言った。トムはこれまでも、解決できそうにない問題を解決することによって次々にキャリアを広げてきた。彼と協力すれば、承認と規制の網をくぐり抜けて研究を前に進めていけるはずだ。「きっと、うまくいきますよね」と私はもう一度トムに言った。

「返事を待つのみだ」とトムは応えた。

私は患者の診察に戻り、トムは助成金の申請書作成に戻った。その後の数週間、ＩＲＢからの返事を待つあいだも、経口抗菌薬が効かないせいで入院する患者の数は増え続けた。肺炎や尿路感染症など、ありふれた感染症ばかりだ。ほんの数年前までは錠剤を服用すれば家庭で治療できた。しかし、その治療法では十分に抑え込めなくなっている。間違いなく、細菌はより賢く、より強くなっている。プロトコールを見直した次の週に、入院患者のジャクソンは救急治療室への入室と退室を二度繰り返した。この感染症のせいでジャクソンは娘のダンスの発表会も息子のバスケットボールの試合も観に行けなかったそうだ。「どの薬も、ちっとも効いている気がしない」と彼は言ったが、実際にそのとおりだった。彼は慢性的な感染症と闘いながら、この感染が他の人に広まらないことを願っていた。

感染症の治療法が経口投与から静脈内投与へと移行したことも病院の危機的状況の急増に寄与していた。混雑のせいで、患者は救急治療室のベッドに空きが出るまで三〇時間も待たされる。救急車の受け入れを拒否しなければならない日もある。新しい患者を受け入れるスペースがないのだ。患者は他の病院を探すように指示される。私はスーパー耐性菌の感染症患者を何百人も診察してきた。ジャクソンはそのうちの一人にすぎない。死亡した患者も多いが、ひどく衰弱した状態で生存している患者のほうが多い。スタテン島出身で受付係をしていた五九歳の女性患者は、再発性の脊椎感染症を長く患っており、命に別状がないのはわかっているがいっそ死にたい、と語った。今では自分の家で過ごす時間よりも救急治療室で過ごす時間のほうがずっと長くなっていた。「もう、うんざりですよ」

次に誰が感染症にかかるのか、そして誰が命を落とすことになるのかを予測する方法はなかった。細菌は人を選ぶことなく誰にでも襲いかかる——老いも若きも、その中間にあたる人々も、誰もが等しく危険に晒されている。奴らはこちらの裏をかいてくる。おかげで私たちは、抗生物質が登場する前の時代に逆戻りしたような気分になっていた。人類が一世紀かけて積み上げてきた科学的進歩が消えてなくなったかのようだ。ＩＲＢからの返事を待つあいだ、私は自分に問い続けた——なぜ新しい抗菌薬を開発するのはこんなにも難しいのか？

抗菌薬の開発者が直面する問題を正しく認識するには、米国で医療が監視されるようになった経緯を少しかじっておいたほうがいいだろう。歴史的な背景を知れば、ＦＤＡがこれほどの規制力をもつようになった理由も、抗菌薬の承認にこんなにも時間がかかる理由も見えてくる。そして何より、立ちはだかる問題を乗り越えるために何をすべきかが明らかになる。

私たちが知る現在のＦＤＡは、年間予算五〇億ドルにまで肥大した官僚組織だが、かつての姿はまったく違っていた。一九世紀に農務省化学局の科学者数名によって新設され、食品および医薬品の品質について試験し、報告書を発行していた。しかし、二〇世紀に入ると自由貿易が盛んになり、ＦＤＡの役割も変化した。

規制のない商取引、不衛生な労働環境、公衆衛生のあいだに関連があることが明らかになると、食品供給の保護を求める市民の声が議会を動かした。一九〇六年、米国の小説家アプトン・シンクレアが『ジャングル』を出版して米国の精肉産業の実態を暴くと、そのわずか数カ月後、セオドア・ルーズベルト大統領は、不純物混入や不正表示のある食品および医薬品の州間運輸を禁止する純正食品医薬品法に署名した。[5] 大統領がペンを走らせたその瞬間から、連邦政府の小さな科学者集団に異例の権力が与えられた。自社の利益拡大のために商品表示を偽装する企業が後を絶たないなか、ＦＤＡの化学者たちはそうした不正な商業活動の規制を一手に任されるようになった。卸売業者による食品の偽造（硫酸銅を用いると腐った野菜も熟れた野菜のように見せることができる）[6] も薬剤への着色や香料添加も日常的に横行していた。牛乳には腐敗を防ぐために防腐剤が添加されていた。[7] 一九〇六年以前にはこうした商習慣はまったく規制されておらず、誰も責任を負わない状況のなかで何千人もの命が失われていった。

この法律が通過して数年のうちに、製薬会社は生産方法を洗練させ、マーケティング技術と大量流通販売の能力を高めるとともに、刺激薬、強力な鎮痛薬、がん治療薬などの新製品を次々に市場に送り込んだ。こうした進展に呼応して政府の監視体制も進化し、規制当局の正式名称も一九二七年に米国食品医薬品局（FDA）に改められたが、一つ問題があった。患者に投与する前に薬の安全性を確認させる強制力が与えられていなかったのだ。[8]

一九三七年の秋、ゲルハルト・ドーマクが開発した貴重な抗菌薬スルファニルアミドは、第三二代大統領の息子であるフランクリン・D・ルーズベルト・ジュニアの副鼻腔炎の治療に用いられて間もなく、米国で市販されるようになった。[9] テネシー州ブリストルのS・E・マッセンギル社の販売員から南部の州では連鎖球菌咽頭炎の治療薬としてスルファニルアミドの液剤の需要があるという報告を受けた同社の主任化学者は、スルファニルアミドがジエチレングリコールという甘い液体に容易に溶けることを発見した。[10] そして社内で味や香りについて予備試験を行ったうえで、この飲み薬をテネシー州へ出荷した。[11] ルーズベルト家の息子に効いたなら、他の人々にも同じように効くだろうと推定してのことだった。

だが、この薬の毒性については試験されていなかった。そのような要請がなかったからだ。医師も患者も、まさかこの素晴らしい抗菌薬に凍結防止剤が混入されているとは考えもしなかった。[12]ようやく事態を嗅ぎつけた政府が動き出したときにはもう手遅れで、介入しても役に立たなかった。一〇七名が死亡し、その多くは子どもだった。マッセンギル社は、ＦＤＡによって科された罰金額としては過去最高額の一万六八〇〇ドルを支払うことになった。[13]

このスルファニルアミド事件は、ＦＤＡがいかに無力であるかを露呈した。翌一九三八年、フランクリン・デラノ・ルーズベルト大統領は連邦食品・医薬品・化粧品法に署名し、市場導入前の安全性試験を義務づけることによって薬品に対する連邦政府の権力を強めた。[14]この法律制定によって、ＦＤＡはラベルの不正表示を禁じ、不良品を回収させ、医師の管理下でのみ安全に使用できる製品として特定の薬物を指定する権限を与えられたのだ。何が安全であり、何が安全でないのかはＦＤＡによって定義されるようになり、現在もＦＤＡはこの権力を保持している。すべては、憤慨した市民が変化を要求したからこそ起きたことだった。

ＦＤＡは、膨大な数の安全かつ有効な新製品の承認を監視しながら、一方では大量の疑わしい製品を市場から排除しはじめた。一九五〇年代前半になると、患者に出された処方薬の九〇パーセントは一九三八年には存在すらしていなかった薬で占められていた。[15]人類史上かつてないほど短い期間でより有効な治療法が次々に開発され、規制当局はその勢いについていくのに必死だった。ＦＤＡの職員は急速に増員された。[16]抗菌薬開発の黄金時代を支えるために公共機関からも民間企業からも一流の科学者がかき集められ、その予算も膨らんだ。そうやって新たに雇われた審査官の一人が、薬理学の博士号をもつフランシス・オルダム・ケルシー医師だった。一九六〇年、彼女はFDAに申請された精神安定薬サリドマイドの審査を依頼された[17]。この薬は妊婦のつわりの治療に有効な薬として欧州で高い評価を得はじめていた。オハイオ州シンシナティの製薬会社がこの新薬を米国内で販売したがっており、ケルシー博士はその規定文書の審査を依頼されたわけだ[18]。サリドマイドはたしかに妊婦の症状を軽くした。だが、この薬には胎盤を通過できる化学的性質があり、そのことに医師も患者も気づいていなかったせいで、やがて世界中の多くの新生児に、四肢の長骨に欠損や短縮がみられるアザラシ肢症[19]などの先天性奇形症をもたらすことになる。

ケルシー博士は製薬業者から公然と非難されながらも約二年間、米国でのサリドマイドの承認を拒否し続けた[20]（彼女がそのような侮辱に耐え抜いたのはこれが最初ではなかった。かつてシカゴ大学の博士課程にすんなり入り込めたのは、名前が中性的だったことに加え、短い髪をきっちり後ろに撫でつけていたため、しばらく男性だと勘違いされていたからだ）。他国ではサリドマイドの使用が広まっていたが、この薬には何か問題があると感じていたケルシーは、患者に投与できるようにする前に、さらなる試験が必要だと主張した。彼女の注意深い仕事ぶりと公共の圧力に屈しない姿勢のおかげで、米国ではサリドマイドの薬害を回避することができたのだ[21]。ジョン・F・ケネディは彼女に敬意を表し、顕著な功績を挙げた市民に与えられる大統領勲章を授与した[22]。彼女はその後もFDAに残り、九〇歳になるまで消費者の保護に努めた[23]。

新薬の承認が遅々として進まないことに不満を覚えることもあるが、そんなとき、私はいつもフランシス・オルダム・ケルシーのことを思い出すようにしている。

現在、ＦＤＡは政府の監視機構として一〇万社を超える企業が開発する製品を監視し、毎年、数百種類もの有害な薬物と欠陥のある医療機器を市場から排除している。また、医学的議論にも加わっており、たとえば最近では、普通の石鹸と水を用いた手洗いと市販の抗菌石鹸を使用した手洗いを比べた場合に、抗菌石鹸を推奨するにはエビデンスが不十分であると公表している。この知見はちょっとした驚きだったが、ＦＤＡの見解はうちの病院にも影響を与え、医師も看護師も推奨に従って手指の衛生法を変更した。ＦＤＡが発言すれば、われわれは聞く耳をもつ。

このような功績の影響範囲はとんでもなく広い。[24] ＦＤＡによって救われた人命の数は、ペニシリンによって救われた数に匹敵するかもしれない。市場に出回る商品のうち、ＦＤＡの規制を受ける商品は年間で一兆ドルを超える規模に及び、そのうちの二七五〇億ドルは医薬品である。ＦＤＡからの保留または却下の通知が株価の急落を引き起こすこともある。

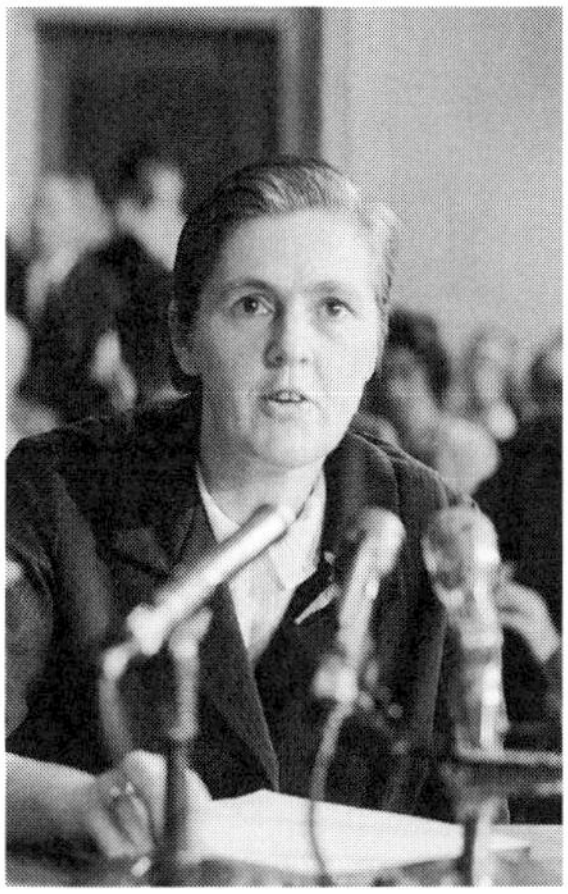

上院政府運営小委員会で話すフランシス・オルダム・ケルシー博士
©Getty Images

だが、ＦＤＡも絶えず前進してきたわけではなかった。一九九四年、議会はハーブ療法とサプリメントの規制に関してＦＤＡの権限を制限した。そのせいで過剰摂取や死亡例が数多く発生している。私自身の診療経験でも、ハーブ療法に傾倒して西洋医学を離れる患者を数多く見てきたが、みな最終的には治療の失敗やひどい副作用に苛まれたすえに病院に戻ってきた。たとえば、ある女性患者は、化学療法を受けた知人が全員死亡したからという理由で、初期乳がんの治療を拒んだそうだ。そして一度はハーブ療法を選択したが、結局、がんが進行したあとで私のいる病院に戻ってきた。彼女の夫と私は、本来なら治療できたはずのがんで彼女が死にゆくのを見守るしかなかった。彼女のベッド脇のテーブルの上には、サプリメントの空箱が転がっていた。ちょうど同じ週に私が診療した別の男性患者は、インスリン治療をやめてネットで購入した栄養補助食品を摂取していた。二週間後、意識不明の状態で救急治療室に運び込まれた彼は糖尿病性昏睡を来しており、血糖値は測定不能なほど高くなっていた。なぜこんなことになったのか、と彼の妻から尋ねられたとき、私は言葉が見つからなかった。

ＦＤＡにできることはたくさんあるが、薬価の規制はできない。二〇一五年、抗寄生虫薬ピリメタミンの独占販売権を獲得した製薬会社チューリング・ファーマシューティカルズは、販売価格を五〇倍に値上げした。このように ある企業が値上げを仕掛けたときに、ＦＤＡにはそれを阻止する力がない。[25] 他社もこの作戦に追随し、なかには予想外の理屈をこねて値上げに踏み切る会社もあった。二〇一八年、ノストラム社のニーマル・ムリー社長は、倫理上の義務として抗菌薬ニトロフラントインの価格を四倍に値上げするとフィナンシャル・タイムズ紙に語った。[26] ニトロフラントインは下部尿路感染症の治療薬として最も一般的に処方されており、世界保健機関（ＷＨＯ）の必須医薬品リストにも掲載されている。その価格が一夜にして一瓶あたり四七四・七五ドルから二三〇〇ドル以上にまで跳ね上がった。「私は自分の良心を満たすために、稼げるときに稼ぐのです」とムリーは言った。

かつてはその発展力と市民を保護する能力を称賛されたＦＤＡも、今はスピードについていくだけで精一杯の状況にある。動きが遅く、死にゆく患者のニーズに疎いと非難されており、医師のあいだでも承認プロセスが日々の現場経験とずれていると言われることが多い。現に私の同僚たちは、ＦＤＡによる承認済みであったにもかかわらず、ダルバを使用したがらなかった。ＦＤＡの試験で安全が確認されたとしても、その事実は、スーパー耐性菌の治療について不安を抱いてしまっている医師にとってほとんど意味をなさなかった。

ＦＤＡの承認プロセスを加速し、改善するために、ＦＤＡは非常に優れた治験薬を「画期的な治療法[27]」として指定する制度を生み出した。この指定を受けた治療法は、承認に必要なエビデンスを導き出すために、ＦＤＡと緊密に連携を取りながら、最も効率のよい方法を模索することになる。画期的な新薬とは、重篤または生命を脅かす疾患を治療する薬であり、予備臨床のエビデンスは、既存の治療法に比べて「大幅な改善」を実証するものでなければならない。この条件を満たす抗菌薬はめったにない。

ダルバはこの条件を満たす数少ない薬の一つだった。しかし、基準を満たす抗菌薬を新たに発見するのは至難の業だ。既存薬の備蓄は減りつつあるが、新しい抗菌薬が既存薬よりも優れていることを示すのはきわめて難しい。細菌たちは、私たちが投じる薬を不活化する方法を絶えず見出し続ける。

FDAによる使用認可を得られたとしても、患者がその抗菌薬を使用できるようになるとは限らない。私の病院でも、重要な治療薬の不足に直面することがある。真菌性肺炎に罹ったAIDS患者に適切な薬物治療をできないときもある。不安な面持ちの患者と見習いの医学生たちの前で、私は思わず「別の薬が必要だ。他に何か——何か他の選択肢はないのか」とつぶやいた。世界トップクラスの病院にいながら第一選択薬を使用できず、第二選択薬で治療せざるを得ないことに最初はショックを受けたが、やがてその衝撃も薄れた。いつの日か人の命を救える薬が手に入らなくなる日が来るということは私にもわかっていた。

二〇一三年一月一八日、FDAはライム病などのダニに媒介される多くの病気や蜂巣炎［訳注／皮膚と皮下脂肪に細菌が感染して炎症を起こす病気］、細菌性感染症MRSA（メチシリン耐性黄色ブドウ球菌）の治療に使用される抗菌薬ドキシサイクリンが不足していると報告した。この問題の原因は需要の増加と製造上の問題にあり、大勢の命が危険に晒されていることになる。[28] 見捨てられた患者もいただろうが、誰の責任なのか私には何とも言えなかった。ドキシサイクリンの価格は間もなく一錠あたり六セントから三・三六ドルにまで急騰した。[29] 五〇倍以上に跳ね上がったのだ。この事態は私に二〇〇八年の金融危機を思い出させた。責任追及の声は数多く聞かれたが、個人として責めを負った人は一人もいなかった。

ドキシサイクリンの不足[30]が報告されてから二年後、私がちょうどチャイナタウンの南にあるニューヨーク・プレスビテリアン病院のサテライト施設で働いていたころ、今度はピペラシリン・タゾバクタム合剤が不足しているという通知を受け取った。私自身、千人とは言わないまでも何百人もの肺炎患者、尿路感染症患者、大腸炎患者の治療に使用してきた複合抗菌薬だ。これまでに使用してきたなかでもとくに信頼のおける薬だったが、その薬が突然消え去ろうとしていた。なぜそんなことになったのか理由は知らされず、私はただその事実を受け入れて前に進むしかなかった。だが、この問題はしだいに無視できなくなっていった。二〇〇一年から二〇一三年までの間に一四八種類の抗菌薬が不足し、全米の医師が第二選択薬による治療に頼っていた。ほとんどの患者はそのような事態が起きていることすら知らずにいた。こうした先の見えない不確かさのせいで、新薬への投資も不安定になった。倫理的に正しいとは言い切れない指令を出して利益を最大化しようとするCEOたちに体のいい口実を与える結果となったのだ。

ペニシリンが最初に市場に売り出されてから二世代後、二億人の命が救われてきたあとで、世界規模の抗菌薬不足に見舞われるとは、にわかには信じがたい。しかし、これが今の現実だ。米国でペニシリンGベンザチンを製造する唯一の製薬会社であるファイザー社は、この問題の原因を製造の遅れのせいにしているが、本当の原因はもっと繊細だ。ペニシリンの有効成分を生産している会社は四社しかなく、ペニシリンから得られる利益があまりに少ないため、中国とオーストリアに拠点のある製薬会社が生産量を低く抑えているのだ。

他の企業がペニシリンの生産に乗り出さないのは、治療薬としてペニシリンを使用する疾患の患者の大半が貧しい国の人々だからだ。米国の医師がリウマチ性心疾患を診察する機会は今ではあまり多くないが、インドの医師は頻繁に出くわしている。需要が供給を上回っているわけだ。単純に需要が供給を上回っているわけだ。「ペニシリン市場では市場の原理がうまく機能していません。[31] 需要はありますが、必要としているのは貧しい人々です」とニューデリーの心臓専門医ガネサン・カルティケヤン博士は衛星テレビ局アルジャジーラに語った。ある製薬会社の役員に聞いた話では、ペニシリン製造工場の維持費は年間で約二〇〇〇万ドルである。新薬に投資するよりも、すでにある薬を確実に入手できるようにすべきだと彼は言っていた。

フレミングが発見した薬を最も必要としているのは、購買力に限りがあるうえに、そもそも薬の供給確保さえままならない国々である。私たちは税制上の優遇措置や特許期間の延長やオプション取引市場を通じて抗菌薬開発を推進するよう強く提案し続けているが、有効性が実証されている安価な薬を適正量で製造し続けることの難しさを無視してしまっている。FDAのプロセスは遅いように思えるかもしれないが、抗菌薬が承認されたなら、その薬を最も必要としている人々が入手できる状態を維持できるようにしなければならない。未治療の連鎖球菌咽頭炎が原因の心疾患は完全に予防できる[32]――ペニシリンや他の安価な抗菌薬の短期間投与で治療できる――にもかかわらず、毎年、世界中で三〇万人以上の死者が出ているのだから。

9 停滞

修正済みのプロトコールを再提出してから数週間が経ち、再審査の結果が届いた。「まだご不満のようです。修正を求められました」私はトムに告げた。ＩＲＢは新たな疑問をぶつけてきた。ダルバの支払い方法はどうするのか？　アラガン社が薬を供給するのか？　治験に参加する患者の人数は？

「彼らはいったい何者ですか？」私は尋ねた。「患者の面倒を見たことはあるんでしょうかね？　薬がないせいで目の前で誰かが死ぬのを――」

「落ち着きなさい。深呼吸して」トムは言った。「疑問に答えて再提出すればいいだけだ」それを聞いて私は信じられない思いで首を振った。

「向こうに合わせるんだ」トムは言う。「すぐに行動し、状況に適応しながら、克服する」これは米国海軍のモットーであり、トムの行動規範の一つでもある。これまでにも、彼が自分の子どもたちや他の医師に言っているのを耳にしたことはあったが、腑に落ちてはいなかった。私はいつも、すぐに結果が欲しかった。いろんな意味で、臨床試験の進行の遅さに対処する術を持ち合わせていなかったのだ。私はトムのアドバイスに従い、ＩＲＢの質問に回答し――はい、薬はアラガン社が供給し、約一〇〇人の参加者を募集するつもりです――患者を診察しに戻った。

一〇〇人――そう書きながら、私は自分が手がける治験の規模を再認識した。バイオテクノロジー企業のアラガン社は、過去に実施したスーパー耐性菌の臨床研究でわずか一四人の参加者を集めるのに六五九人と面談して評価しなければならなかった。ということは、今回の治験で十分な人数を集めようと思ったら、私は数千人の患者を吟味しなければならない計算になる。[1]私は鏡の前で、ネクタイの歪みを正しながら面談の予行練習をした。未試験の抗菌薬にはオムニフロックスのときのような危険が伴う可能性もあることを説明したうえで、どのような恩恵が期待できるのかを語る。「効果があると信じるに足る十分な根拠があるんです」と私は鏡の中の自分に語りかけた。「きっとうまくいきます。私はそう信じています」

それからまた数週間が辛かった。私は治験に責任をもちたかったし、ダルバで実際に人々を救えるのかどうかを知りたかったが、救えない可能性もあるのだ。治験の許可が下りたとしても、最後まで完了できるとは限らない。治験の途中――あるいはもっと早い段階――で薬に有効性がない、もしくは危険であるとわかって中断されることもあるのだ。ＦＤＡは薬を承認したあとも監視を続ける。いつ危険に見舞われてもおかしくないことを知っているからだ。データ収集中も第三者集団がモニタリングし、治験を中断すべきときは即座に治験責任医師に連絡できるようになっている。つまり、私の治験が無益であった場合、その事実を私よりも先に他人に知られてしまうということだ。そう考えると気持ちのいいものではなかったが、中断の電話を受けたときにどう対処すべきかについて、私は何度も想像した。私を信頼してくれている同僚や患者に、いったい何と言えばいいのか？

私が保留通知を受け取ったちょうどそのころ、薬剤耐性菌に関する最初の国連総会が米国で開催された。国連総会で医療問題が取り上げられるのは、これでようやく四回目だった（過去三回はＨＩＶ、エボラ出血熱、非感染性疾患に関する総会）。私はスーパー耐性菌問題について他国の代表者がどんな発言をするのか注視していた。いま何が起きているのかを世界の権力者たちが本当に理解しているのかどうかを知りたかった。

総会の目的が警告を発することであるのは最初から明らかだった。「薬剤耐性菌の問題に早急かつ包括的に取り組まなければ、世界中の人々に質の高い医療を提供するのは、不可能ではないにせよ、ますます難しくなるでしょう」と国連事務総長のパン・ギムン（潘基文）は総会で発言した。気候変動問題に取り組んだときと同様の道筋でスーパー耐性菌に対しても世界的に取り組もうという提案に対し、国連加盟国の一九三カ国すべてが賛同した。法的拘束力をもたない合意を結んだうえで、規制を強化し、革新的な薬の開発を推奨し、抗菌薬の使用状況を監視する報告システムを改善していくというものだ。方向としては間違っていないと思うが、病院で患者を前にして何もできずにいる現場の実情とは感覚がかけ離れている。法的拘束力のない合意で実質的な変化を生むことができるものかどうかは、誰でも察しがつく。

国連総会のあと、WHOはとくに危険なスーパー耐性菌をリストアップし、有病率、治療への抵抗性、死亡率に基づいて細菌を中危険群、高危険群、超高危険群に分類して発表した。そのリストには黄色ブドウ球菌、肺炎連鎖球菌、フェシウム菌など、標準治療に耐性をもつようになった馴染みの病原菌のほか、カルバペネム耐性アシネトバクター・バウマニのようにあまり知られていない細菌も含まれていた（私の患者のジャクソンは、このリストにある細菌の約半数を保菌していた）。新聞に出た関連記事では、小難しい細菌名が少しでも読者に受け入れられやすくなるようにと、MRSA（メチシリン耐性黄色ブドウ球菌）、VRE（バンコマイシン耐性腸球菌）、VRSA（バンコマイシン耐性黄色ブドウ球菌）、CRE（カルバペネム耐性腸内細菌）などの頭字語での表記が使用された。

なかでも私がとくに興味をもっているのが、おそらく最も有名なスーパー耐性菌であるMRSAだ。以前は、MRSAはごく限られた特定の場所——体育館、医療施設、ロッカールーム——に存在したため、この菌と接触する人も特定の人々に限られていた。長らく、MRSA患者の大半は運動選手か年配者だった。ところが、一九九〇年代後半になるとMRSAは地域社会に入り込みはじめ、[2]誰もがリスクに晒されるようになった。

医師らがこうした変化の重大さに気づくまでには数年かかった。二〇〇〇年代前半には、医師がMRSA患者を見落とすことも多かった。単純に、MRSAを想定せずに診察していたからだ。そのせいで感染者は適切な治療を受けられず、薬剤耐性菌を一層勢いづかせることになった。現在では、MRSAは乳牛を宿主として好み、そこからさまざまな種へと伝染していくことが知られている。ダルバはMRSAに対して有効であり、院内感染も市中感染も抑制できた。だが、IRBの承認がなければ、MRSA治療にも他の感染症治療にも使用できない。薬を必要としている患者から遠く離れた場所で、棚の上に置かれたままほこりをかぶっていたのだ。

その後の五カ月間に、私はIRBからの保留通知をさらに三回受け取った。いくら書き直しても無駄だった。改善どころか改悪されている可能性すらあった。五回目の保留通知が届いた段階で、アラガン社の担当者から電話があった。試験の取りやめを検討しているというのだ。「承認を得られない理由は何ですか？」と彼女は言った。私にとって記念すべき「発見の年」になるはずが、一瞬にして「ひどい年」に変わった。

月日ばかりが流れ、私は不満を募らせていた。こうしている間にも、最適医療を受けられずに苦しんでいる患者がいるのだ。細菌は進化し、感染症状は重症化しているのに、私は一向に前に進めずにいる。最初は脚の小さな発疹にすぎなかったものが、心臓や骨、脳へと広がり、入院を長引かせ、何カ月ものリハビリを要し、場合によっては脚の切断を余儀なくされることすらあるのだ。私は手持ちの選択肢のなかで最善の薬を処方していたが、もうそれではしのげなくなっていた。

抗菌薬が効かないせいで脚が壊疽して切除手術を受ける患者の数は、増える一方だった。若い男性の肉体が皮膚感染症に蝕まれ、臓器の機能が次々に損なわれていくのを、私は為す術もなく見ていた。その隣りのベッドでは、海兵隊士官が肉食性バクテリアと闘っていた。脚の付け根あたりにできた腫れ物が悪化し、壊死性筋膜炎を発症したのだ。彼は二度と歩けないかもしれない。この事実を彼の娘に告げるとき、私は叫びたい衝動を必死でこらえた。こんなことがあっていいのか。

私が医学の道に惹かれたのは、カレッジ時代に、病院での仕事はチーム戦だと耳にしたからだった。ピッチャーのマウンドから朝の回診へと身を移すことに、私は何の抵抗も覚えなかった。野球チームから医療チームへと移籍するような感覚だったのだ。実際、最初のうちはそのとおりだった。イエール大学の医学部進学課程に比べたら、医科大学進学後の生活はストレスが少なく、楽しめた。だが、研修医としての階級が上がり、より専門的なトレーニングを積むにつれ、チームは小さくなっていった。臨床現場における私の興味関心や専門知識を共有できる仲間の数は少なくなっていき、私は孤独を感じるようになった。病室に患者と私しかいない状況で、ろくな選択肢のないなか、今後の治療について話し合わなければならないことも多かった。重りのついた野球ボールを投げるような心境だった。ストライクを取れる気がしなかった。

ミーティング中も集中できなかった。静かに悪化していく患者たちのことが頭から離れなかった。私はこれまで何度もＩＲＢに研究の承認申請をしてきたが、その多くはすぐに承認された。今回は何が引っ掛かっているのか？　ダルバの何が問題なのか？　保留通知のことを思い返すたびに、怒りが込み上げてきた。ひょっとして、アラガン社との提携が問題視されているのか？　同社は抗菌薬に積極的に投資する会社として定評があるが、企業として「策略」と紙一重の奇策を打ったことでも知られている。ジェネリック製薬会社による特許無効の申し立てを回避するために、ドライアイ治療の画期的新薬となった同社の「レスタシス」の特許権をニューヨーク州北部セント・レジスに居留するモホーク族に譲渡し、部族が享有する主権免除［訳注／現在、米国では先住部族の主権が認められており、外部の法律に基づく訴訟から免除されている］を利用しようとしたのだ。[4]同社のこのやり方に、私は心を引き裂かれる思いだった——すでに搾取され尽くしてきた部族の人々を不当に利用し、より安価なジェネリック薬を利用できる機会を人々から奪おうとしているように思えたのだ。しかしこれは、部族への収益の流れを作りつつ、同社が抗菌薬開発に投資できる資金を増やそうとしたものだった（その後の裁判でこの譲渡は否認された）。

「諦めるな。意識を集中して、踏んばれ」とトムは毎日声をかけてくれた。私が自力で突破できるように、あえて口を出さないでくれているのだ。そんなとき、私たちの会話は、まるで映画『ベスト・キッド』のワンシーンのようだった。主人公の少年が私だとしたら、少年に空手を教える老人がトムだ。優しくうなずき、いくつもの質問を投げかけながら、大切なことを伝えようとしてくれている。簡単には学ばせてくれない。

私は彼の助言を思い返しながら、来る日も来る日もプロトコールを編集し続けた。トムから贈られた絵本『ちびっこきかんしゃだいじょうぶ』も心の支えになっていた。六カ月後、修正に修正を重ねた私のプロトコールは、最初に提出したものとはまったく別物になっていた。同僚たちは私に同情し、自分も保留通知を受けたことがあるからと経験談を語ってくれたが、今回はまったく様子が違っていた。治験のゴーサインが出るまでにかかる時間は通常一三〇日ほどだが、今回はその二倍はかかっている。

この治験を始める前に終わらせてしまうようなヘマをしていやしないかと、私は手がかりを探し求めて保留通知を何度も読み返した。治験の同意書の文言も練り直した。そしてようやく、プロトコールを再提出するためにトムのオフィスまで歩いていった。「もう頭がおかしくなりそうです」と言って、私は額入りの原稿や教科書の山に囲まれた場所に分け入り、希望と絶望の入り混じった心境のまま椅子に座った。トムはこの研究分野の頂点にいる。そのキャリアは革新的だが、ときには（私が招いた）挫折も味わっている。それでも、彼はけっして楽観的な姿勢を崩さない。

私が送信ボタンを押してから間もなく、トムに電話がかかってきた。私が部屋を出ていこうとすると、トムが手招きで引き留めた。電話の相手が話すあいだ、トムは目を閉じ、眉をひそめていたが、次の瞬間、通話をスピーカーフォンに切り替えた。電話の相手はコロラド州デンバーの小児感染症専門医だった。「うちの病院にいる一五歳の少女が死にかけているんです」

彼の声には恐怖の色がにじんでいた。トムは会議テーブルの上で両手を合わせて握ると、尋ねた。

「どうすれば助けられますか？」

「彼女はスコプラリオプシスというカビの一種に感染しています」

トムが私を見てうなずく。「詳しく聞かせてください」明るい黄緑色のネクタイを親指と人差し指でなぞりながら、トムは説明を聞いた。

「できることはすべて試しました。もう、あなたに電話する以外、他に手がなくて」

トムは、スコプラリオプシスの治療法に精通した世界有数の人物であり、おそらく北米では唯一の人物だった。白衣のポケットからペンを取り出すと、ノートにメモを取り始めた。それから二〇分間、私たちはデンバーの医師が伝える病状の詳細に耳を傾けた。彼は数分おきに説明を中断しては、とにかく助けを求めている状態なのだと繰り返した。スーパー耐性菌といえば、とかく細菌に注目が集まりがちだが、真菌類の場合も命に関わる。真菌感染症は細菌感染症に比べるとまれであるため、抗真菌薬の利益幅は薄い。そのため、たいていの製薬会社はその分野への投資を避けてきた。デンバーの治療チームが使用できる薬剤の選択肢がほとんどないのも、こうした背景によるものだった。

「今すべきことは」トムが口を開いた。「まず、ポサコナゾール〔抗真菌薬〕の投与量を二倍に増やしてください。用量を今よりだいぶ増やしても彼女は耐えられるでしょう」それから、彼女の容態の進展をモニタリングするために行うべき診断テストの数々を、目を閉じた状態ですらすらと話しはじめた。

「わかりました。本当にありがとうございます。テルビナフィン〔抗真菌薬〕についてはどう思われますか？」

トムは首を横に振りながら「絶対に使わないでください。それから、彼女には顆粒球輸血も有効かもしれません。試したことはありますか？」と尋ね、彼女の免疫システムを強化する最後の手段として、白血球輸血を提案した。反応を待ったが、返事はない。トムは腕時計を見てから、デスク上の二台のモニターの間に吊るしてあるカレンダーに目をやり、私を見た。彼の意図を察した私は、すぐにiPhoneでデンバー行きの直行便を検索しはじめた。

トムの生活はもとから公私の境界があいまいではあったが、数年前からはその境界すら消えてなくなった。今や起きている時間のすべては、弱き患者を助け、薬を開発し、一日に達成できる仕事の限界量を押し上げるために捧げられているように見える。専門家としての仕事にも個人的な立場で深く関わる。彼には「仕事」という意識すらない。しいて言うなら「天職」だ。

「きわめて重要なことですが」とトムは続けた。「彼女は汎血球減少症を起こしています。何をしても彼女の体は反応しない可能性があります。私がお伝えしたことも、すべて無駄かもしれません」少女の骨髄は正常に機能していなかった。赤血球も血小板も、感染症を回避するために働く白血球も、もはや産生できなくなっている。汎血球減少症になると、患者の身は思いもよらぬ病原体(例えば地下室のカビなど)にも無防備に晒されることになる。

スピーカーの向こうから大きなため息が聞こえた。「その場合はどうすれば?」

「緊急の幹細胞移植を」とトムは言った。白血球へと分化できる新鮮な細胞——幹細胞——を患者の骨髄に補充し、免疫システムを回復させるのだ。

一瞬の沈黙のあと、「本当ですか?」と返ってきた。

トムはノートを閉じると、私を見てうなずいた。二〇分後には、彼はジョン・F・ケネディ空港に向かうタクシーの中にいた。

菌類の研究は時代遅れのような印象をもたれがちである。学界でも産業界でも細菌にばかり注目が集まる昨今、菌類の専門家である菌学者は世界でも少数派となり、その人数は年々減っている。酵母菌感染症の専門家になることには何の魅力も感じられないが、ひとたび災害に見舞われれば、私たちはトム・ウォルシュのような人物に電話で縋(すが)ることになる。

最初の抗菌薬をもたらしたフレミングの偶然の発見は、子どもたちの想像力を十分に刺激し、科学への興味を芽生えさせるに足るものだったが、その点では、最初の抗真菌薬の発見も引けを取らない。だが、二人の聡明な女性による発見の物語が教科書に掲載されることはほとんどなかったため、現在、若い医師のあいだではあまり知られていない。

二〇世紀に入るころ、エリザベス・ヘイゼンは三歳で両親を亡くした。[5] 最初のうちは祖母と暮らし、その後はおじに引き取られるなど、幼少期の大半はミシシッピ州の田舎を転々としながら過ごした。[6] 高校を卒業後、現在ではミシシッピ女子大学として知られる大学へ入学し、その後、コロンビア大学で細菌学を研究するためにニューヨークに移った。[7] 彼女の研究は第一次世界大戦によって中断され、戦時中は陸軍の仕事に従事したが、[8] 最終的には博士号を取得し、一九三一年にニューヨーク市の研究部門に移った。

その一二年後、第二次世界大戦中に、医師らはペニシリンを用いれば戦場の兵士を細菌感染症から保護できることに気づいた。だがその一方で、多くの兵士が真菌性疾患にかかった。治療法はなかった。フレミングが発見した薬のせいで真菌性の感染症にはむしろかかりやすくなるのではないか、と疑う者もいた。そんななかで、ヘイゼンは真菌感染症の治療法の探索を任された。[9] 彼女は実験室に籠ると、土壌サンプル中の微生物を単離しては、ヒトに感染することが知られているカンジダ・アルビカンスとクリプトコッカス・ネオフォルマンスという二種類の真菌類に対して抗真菌試験を行うプロジェクトに骨身を惜しまず取り組んだ。見込みのありそうな微生物を探し当てると、そのサンプルを広口のガラス瓶に詰め、ニューヨーク州アルバニー在住の化学者レイチェル・ブラウンに郵送した。[10]

ブラウン博士は、受け取ったサンプルを精製し、得られた薬物を動物実験用にヘイゼンに送り返した。彼女たちの研究は猛スピードで進んだ[11]が、それは米国のスピーディーな郵便サービスのおかげでもあったわけだ。こうして、わずか数年のうちに二人は数千種類の分子を精査したが、試験管のなかで真菌類を死滅させた薬物のほぼすべてが、動物実験で高い毒性を示した。それでも、何年も探索を重ねてようやく一つ、有効な薬物が見つかった。[12] その化合物は、動物にもヒトにも毒性を示すことなく真菌を破壊した。あらゆる場所の土壌を探索し尽くしたすえに、ヘイゼンの友人ジェシー・ノース（Nourse）の家の庭の土壌から、抗真菌性の抗生物質を産生する細菌が見つかったのだ。[13] ヘイゼンは友人の名にちなんで、この細菌をストレプトマイセス・ノールセイ（*noursei*）と名付けた。[14]

一九五〇年、ヘイゼンとブラウンが全米科学アカデミーのニューヨーク学会でこの研究成果を発表すると、すぐに大手製薬会社が関心を示し、同社は黄金時代を迎えた。彼女たちはあっという間に裕福になり、つかの間ながらも有名になった。[15] 二人は大金を非営利活動に投資し、さらなる研究資金とした。[16] 彼女たちは、ニューヨーク州（NY State）保険局にちなんで、自分たちが発見した抗真菌薬をニスタチン（nystatin）と名付け、その後も生涯にわたって協同で研究を続け、[17] さらに二つの抗菌薬を一緒に発見した。

ニスタチンはこれまでに数えきれないほど多くの命を救ってきたし、[18] 私も絶えず処方している。ときには、損傷を受けた芸術作品の修復にも使用されている（イタリアのフィレンツェが洪水に見舞われたあと、ボーボリ庭園の邸宅群の管理人たちはカビから守る目的で二〇〇点以上の絵画にニスタチンを噴霧した）。その効果は絶大だ。ニスタチンはＷＨＯの必須医薬品リストにも掲載されており、現在、市場に出回っている製品のなかでもとくに安くて効果の高いものとして際立っている。ところが、このニスタチンの物語は、駆け出しの科学者にも、医学生にも、研修生にも教えられていない。この歴史の一ページがこのまま忘れ去られたとしたら、それは教育者の失態に他ならない。アレクサンダー・フレミングの名は誰もが知っているのに、エリザベス・ヘイゼンとレイチェル・ブラウンの名は誰にも知られていないのだ。

日々は刻々と過ぎ、私は相変わらずＩＲＢとの格闘を続けていた。その間に主要な医学雑誌ではコラムニストらが、薬の開発費を軽減させるプッシュ型インセンティブと成功報酬を増やすプル型インセンティブを設けて金銭的魅力を劇的に高めれば、製薬会社の変革を促せるはずだと主張していた。抗菌薬の価格はがん治療薬や抗リウマチ薬など他分野の薬に比べて安く抑えられており、治療効果の大きさはコストに織り込まれていないことが多い。たとえば、ペニシリンは二億人の命を救ってきたが、そのコストはほんの数ドルだ。一方で、化学療法薬のなかにはわずか数週間の延命効果しかないにもかかわらず数万ドルの値段がつけられているものもある。こうした矛盾に対処するための提案は数多く出され、審議されている。

選択肢の一つが、診断に基づく二重価格制である。[19] 経験的治療に用いる（たとえば、胸部X線検査による診断確定はできていないものの、医師の経験と患者の症状から肺炎が疑われる）場合には抗菌薬を安価で提供し、診断確定後は高めの価格で提供するというものだ。もちろん、この制度が採用されれば、診断の確定を避ける方向にインセンティブが働くことになる。薬の価格を安く抑えるために医師はあえて診断を確定せずに推定診断にとどめる可能性があるのだ。

他の選択肢には、製造販売承認取得報奨制度もある。事前に規定された公衆衛生上の優先度が高い病原体に対抗する薬を開発して製造販売の承認を取得した企業には、数億ドルの報奨金を支払うというものだ。スーパー耐性菌を死滅させられる薬の価値は、処方頻度に関係なく、数十億ドルに値する。

提案されているなかで最も刺激的なのが、オプション市場のアイデアだ。[20] 規定量の未承認抗菌薬を固定価格で購入できる権利を投資家たちに与えるものだ。新薬の大半は失敗に終わるので、開発の初期段階でオプションを購入する場合には、リスクの高さを勘案した低いコストで購入でき、承認プロセスが進むにつれてコストは高くなっていく。オプションを購入した所有者は、その後、利潤を求めてそのオプションを政府、病院、患者に販売できる。自由市場の支持者はこの方法を強く推すが、この制度を実施するには、容易には叶えられない条件がつく。その条件とは、薬の開発者とオプションの購入者の間で科学的な情報をオープンにやり取りできることである。また、この制度は低所得国の患者には不利に働くことになる。オプションの価格が高騰した場合、オプションのホルダーによって価格がさらに吊り上げられる可能性があるのだ。

ＦＤＡが明らかにしたところによれば、事前登録に基づく定額プランも検討されている。病院は一律のアクセス料金を支払うことで規定量の新しい抗菌薬を利用できるようになる。つまり、私たちがＮｅｔｆｌｉｘなどのオンラインサービスで音楽や映画を自由に楽しんでいるのと同じような要領で、医療センターは薬を入手できるというわけだ。

こうしたアイデアはいずれも単独ではうまくいきそうにないが、いくつかを組み合わせれば、もしかしたらうまくいくかもしれない。しかし、抗菌薬はとにかく儲からない、と私は繰り返し耳にしてきた――ある経済学者からは、三〇〇〇万ドルを無駄遣いしたければ抗菌薬に投資するのが一番だ、と聞かされた。その事実はいくらインセンティブを積まれても変わらない。しかも、規制の枠組みと承認経路はあまりに煩雑になりすぎていて、どんな抗菌薬試験もそう簡単にはスタートを切れない。私は前向きであろうと努力したが、病院で日々の仕事に追われていると、なかなかそうもいかなかった。

私は早くトムに会いたかった。彼は知恵の源泉であり、障壁の多い分野に身を置きながら、どこまでも楽観主義者だった。一方、私の楽観主義は今にも消え入りそうだ。彼の尽きせぬ情熱に触れて自分を鼓舞する必要があった。彼がマンハッタンに戻るやいなや、私は尿路感染症の新しい治療法に関する新規プロジェクトについて議論するために彼のオフィスを訪れた。デンバーの少女は命を取り留め、幹細胞移植の必要もなさそうだと聞かされた。そんな話をしている最中に、IRBから私のもとにショートメールが届いた。

あなたのプロトコールおよび関連書類は承認されました。

何年もかけて立案し、何カ月も待たされたすえに、ようやくダルバの試験を開始する準備が整った――しかも、これ以上ないほどに最高のタイミングだ。ちょうど七月の半ばだった。皮膚感染症には季節性があり、どこの病院でも夏場に症例数が一気に増える。その理由は定かではなかったが、私の病院にもすでに皮膚感染症の患者が押し寄せていた。気温が上昇すると、ある種の細菌が繁殖しやすくなり、人々が屋外で過ごす時間も増え、サンダルで歩き回るようになり、あらゆる種類の病原体に晒されるからかもしれない。

トムが私の背中を叩いて言った。「さあ、ここからが本番だ」

パート3

ボランティア参加者たち——治験前期

10　ルース――ホロコーストの生存者

ルースは、家の前に男たちが集まっているのを見て、これから何が起きるのかを悟った。自分がすべきことはわかっていた。数週間前、一九四四年四月七日に、ハンガリーのユダヤ人をゲットー（ユダヤ人隔離地域）に収容する命令が下されていた。自分に残された時間はわずかだと判断した彼女は、一六歳の誕生日にサプライズで父親から贈られたばかりのルビー色の靴をひっつかんで階段を駆け上がり、屋根裏部屋の古いマットレスの下にその靴を隠すと、目を閉じて隠し場所を記憶に刻んだ。それから急いで階下のリビングに向かった。そこに家族が集まっていた。弟が彼女の肩に腕をまわしてそっと抱きついてきた。二人が母親の顔を見上げると、母親は小さな声で何かを自分に言い聞かせていた。次の瞬間、ドアをノックする音が響いた。

反ユダヤ主義の法律がハンガリーで最初に発効したのはこの六年前、一九三八年五月二八日のことだ。[1]金融業、貿易業、その他の業界で従業員数一〇名を超える企業において、ユダヤ人従業員の割合を最大二〇パーセントに制限する法律だった。ルースの父親は小さな銀行に勤務していた。欧州全土で反ユダヤ主義が台頭していたが、業務はほぼ通常どおりに進められていた。ところが翌年、ハンガリーの極右勢力が権力基盤を固めると、ユダヤ人従業員の割合の上限を六パーセントにまで引き下げる法案が新たに可決され、ルースの父親は職を失った。父親が解雇されたとき、ルースは一一歳で、これから何が起きるのかわかっていなかった。いや、ほとんど誰にもわからなかったのだ。

ルースは以前と変わらず学校に行き、友達と遊んだ。ほとんど何も変わらなかった、と彼女は私に語ったが、もしかしたら、わずかに違っていたのかもしれない。最初のうちは、父親と家ですごせる時間が増えたことをルースは喜び、水面下で家族のストレスが高まっていることに気づかなかった。その後、一九四一年六月に、父親は戦争のために召集された。とはいえ銃の携帯は許されず、道路の修復や貯蔵庫への物資の搬入に明け暮れた。わずかな給料を節約し、何カ月もかけて貯めたお金で、彼は娘の誕生日プレゼントに靴を買った。そのころには、ハンガリーはナチスと不穏な同盟関係を結んでいて、[2]行き場を失った欧州のユダヤ人にとって、もはや身を隠せる場所ではなくなっていた。一九四四年の春、ヒトラーは、枢軸国側の独立国だったハンガリーが同盟関係を解消しようとしていると断じて同国を急襲した。ナチス軍はあっという間に東へ進行し、ハンガリーを占領した。そして、ユダヤ人狩りが始まったのだ。

ルースは幼馴染みのエディスから、一家丸ごとどこかに連れ去られた家が何軒かあると聞いていたが、どこに連れて行かれたのかも、いつ帰されるのかもわからなかった。ルースとエディスは、自分の大切な物——靴、本、洋服——をそれぞれの家の屋根裏に隠し、互いの持ち物に気を配り合う約束をしていた。憲兵が家の前に集まっているのを見たルースは、自分たちの番が来たのだと悟った。ノックのあと、ドアを叩く音が激しくなり、そのまま勢いよくドアが開いた。間もなく、ルースの家族はポーランドのアウシュビッツ強制収容所へ向かう列車に乗せられた。

列車に乗せられたあとの出来事について、ルースは滅多に話さなかったし、話すときも詳細は決して語らなかった。アウシュビッツで殺されたユダヤ人の約半数はハンガリー人だった。一九四四年の夏の一〇週間以内に毒ガスで殺されたのだ。ルースの両親も、幼馴染みのエディスも殺された。四カ月も経たないうちに、ハンガリーからユダヤ人がいなくなった。

一九四五年の春にアウシュビッツから解放されると、ルースはハンガリーに戻り、ミシュコルツのゲットーの近くにある、かつて家族と一緒に暮らした小さな家に向かった。それより他に、何をすべきかわからなかったのだ。あの靴はもうないだろうとわかっていたが、屋根裏部屋を確認せずにはいられない気持ちだった。もちろん、家には誰もいなかった。家財道具はすべて奪われるか壊されるかしていた。父親からもらった最後の贈り物も見つからなかった。

数年後、ルースはパリに移り、それからポルトガルのリスボンに移住した。ロマンス語の大学教授と結婚し、娘も授かった。それから五年のうちに、さらに三人の子どもに恵まれた。彼女は戦後しばらく裁縫の仕事をしたあと、学校教師になった。自分を甘やかすことはほとんどなかった、と彼女は言うが、靴にはお金を使った。靴を買うのを楽しんだし、四人の子どもたちにもいつもお洒落な靴を履かせた。一九六〇年代後半に入ると、夫にニューヨークの大学から声がかかり、家族そろってブルックリンに引っ越した。以来、彼女はそこで暮らしている。

私がルースに出会う一週間前のこと。彼女は娘のアンネと一緒に寝室用のスリッパを買いに出かけた。そして、外出中にこの母娘は二人とも蚊の群れに襲われた。翌日、ルースは左足首の刺されたあたりが赤く腫れているのに気づいた。その翌朝には、変色の範囲はうねるように足先のほうにも脛のほうにも広がっていた。彼女のかかりつけの医師は細菌感染症を疑い、バクトリムという抗菌薬を処方した。スルファニルアミドの遠縁にあたるサルファ剤の一種で、彼女の足を這う蛇のような皮膚感染症もこれで治るものと思われた。

ところが数日経っても痛みと腫れは悪化する一方で、最初は病院を怖がっていたルースだったが、ついにニューヨーク・プレスビテリアン病院の救急治療室を訪れた。バイタルサインの確認後、ルースは担架に乗せられ、医学生と研修医と看護師の集団による健康診断を受けた。そのあとで担当の医師が現れ、彼女は蜂巣炎という薬剤耐性の皮膚感染症と診断された。その担当医はＭＲＳＡ感染症を疑い、抗菌薬の静脈内投与を行うために彼女を入院させた。そして、ルースは待たされることになった。

それから二三時間、ルースは担架に寝かされたまま、騒がしい救急治療室の廊下で入院用の部屋が空くのを待った。翌朝の四時一五分にようやく五階の部屋に運ばれた。同じ部屋には、メタ肺炎ウイルスに感染して薬の静脈内投与を受けている二七歳の患者がいて、医療用マスクをしたまま咳をしていた。私がルースの病室を訪れたのは、その数時間後だった。「医師のマッカーシーです。

私は今、臨床試験を行っています」と私は挨拶した。彼女のベッドはイースト川側の大きな窓に面していて、薄暗い明りが灯る部屋の窓越しに太陽光が差しはじめていた。ルースは家族に囲まれていた。娘のアンネと、アンネの夫のマイケルと、マイケルの姉妹と、他にも孫や親戚が何人も集まっていた。ベッドの上には、ビロードの枕が複数個、手作りのキルト布が一枚、動物のぬいぐるみが六体。ルースは片手にペンを持ち、もう片方の手に朝食のメニューを持っていた。私は救急治療室の患者リストで彼女の名前を目にし、感染症患者だと知り、私の治験の最初の登録患者として適格なのではないかと期待した。彼女についてほとんど何も知らなかったが、どうせすぐに多くを知ることになる。「出直しましょうか？　お邪魔したくないので」

ルースのカルテには、ホロコーストの生存者だと書かれていたが、詳細は書かれていなかった。その点が気になって私は彼女を治験対象から外すことも検討した——あまりにも大きな経験をしてきた人にあれこれ尋ねるのは気が引けた——が、承認されたプロトコールに、そのような理由で患者を除外できるような規定はなかった。私は、継続的に受診している「継続患者」を厳格な治験組入れ基準に照らして順に評価していたが、彼女は条件を満たしていた。治験に組み入れる患者を私が取捨選択するわけにはいかなかった。全員に打診しなければならないのだ。これは、研究の完全性を確保するうえできわめて重要なことだ。治療できる可能性が非常に高い症例だけを選んでいたのでは、データの信頼性を落とすことになる。

ルースは首を横に振りながら「いえいえ、どうぞいらっしゃい」と言った。治験同意書の束を手にした私が近づいていくと、子どもたちは道を空けてくれた。治験の第一段階では、MRSAなどの薬剤耐性感染症に対して医師が行う通常の治療方法を理解するために、患者を観察する。この観察情報を治験のベースライン（開始点）とし、その改善方法を考案することになる。私は、感染症患者の入院期間が必要以上に長くなる原因の一つに、「医療の不確実性」の問題があるのではないかと疑っていた。つまり、医師は患者を時期尚早に退院させることを恐れ、少しでも長く患者を観察下に置こうとするのだ。そうした不確実性が遅延の原因になり、遅延が合併症を引き起こしていた。私はそのような合併症についてもっと知ることにより、その予防方法を解明したいと考えた。

私は治験の詳細を説明し、これに参加したいと思うかルースに尋ねた。私は感染症が解消されたことを確認するために、今から二日後、二週間後、六週間後に彼女を診察することになる。ルースは娘を見たあと、私に頷いて見せ、「いいわよ」と囁くように言うと、満面の笑みを浮かべた。何本か歯が抜けていたが、それでも輝くような笑顔だった。彼女がメニューを下に置くのを待って、私は治験同意書を手渡し、「いま診察してもよろしいですか?」と尋ねた。

「母はものをうまく飲み込めなくなってきているのですが、治療できますか?」と娘のアンネが言った。彼女は青と黄の花柄プリントのワンピース姿で、膝の上に小さな筒形の縁なし帽を置いていた。「少量を一口ずつ飲むのさえ難しいみたいで」

「本当ですか?」口を突いて出たその言葉は、妙にぎこちなく響いた。私はルースがポーランドで経験した出来事について考えないように努めたが、ダメだった。繊細な芸術品を扱うような心境だった。そのような見方は彼女を物扱いしているようでもあるが、すぐに考えがそこに行ってしまうのだ。ルースの人生の歴史的重要性を無視することなどできなかった。彼女のしょぼしょぼとした灰色の目を覗き込み、診察を開始しようとしたが、感情が込み上げてきて、私はそれ以上話せなくなってしまった。それでも、どうにか声を絞り出した。「大丈夫……ですか？」それは自分への問いかけでもあった。

ルースは頷いた。経口抗菌薬であるバクトリムがこれまでなかなか効かなかった理由は、嚥下障害にあるのかもしれない。おそらく、適切に吸収できていなかったのだろう。私は聴診器を彼女の小さな胸部に当て、心音を聞いた。収縮期と拡張期。心臓が収縮すると、酸素を多く含む新鮮な血液が全身を巡る循環器系へと押し出される。次に心筋が緩むと、心臓は拡張して血液で再び満たされる。この繰り返しだ。「今度は深呼吸をしてください」肺に意識を移しながら私は言った。両脇の下に汗が溜まるのを感じながら、「大きく吸って、吐いて」と私は自分にも言い聞かせた。

「栄養チューブが必要だと思われますか？」とアンネが尋ねた。その声には緊張が感じられた。おそらく以前にもこの質問をして、満足のいく回答を得られなかったのだろう。何とかしてあげたかったが、ルースの診療における私の立場は特殊だった。介護者ではなく治験責任医師なので、治療に口出ししたり処置を手配したりできる立場ではなかった。私がこの病室を訪れたのは、感染症について話すためだ。

「確かなことは言えませんが、お母様の診療を担当している医師に話しておきましょう」と私は答えた。昔は、かかりつけの医師が入院患者の面倒も見ていたが、一九九〇年代になると医療のスピードが変化し、ほとんどの医師は診療所の運営と入院患者の世話を両立できなくなった。そこで、入院患者のケアに特化した病棟医を抱えた病院医療という専門分野が誕生した。以来、医療の歴史のなかでも最速で専門分野の細分化が進んだ。ルースの嚥下障害の問題に対処するのは、私ではなくその病棟医の担当だった。

「ラビ［訳注／ユダヤ教の宗教的指導者］は、栄養チューブをつけたほうがいいとおっしゃっています。外で少しお話しできますか？」とアンネは続けた。私がルースを見ると、同意の表情を示していた。アンネは私の腕に手を添え、病室の外へ連れ出した。ナースステーションの近くの少し開けた場所まで来ると、アンネは小さなため息をついた。彼女の髪は金髪で、額には深い皺が刻まれていた。左手には縁なし帽を持っている。「母は良くなるのでしょうか？」と彼女は尋ねた。看護師や医師が忙しなく往来する脇で、私は彼女の表情を観察した。彼女は一晩中、母親のベッドの横に付き添っていた。「母は、この状況で生き延びられますか？」

「もちろんです」私は少し大げさに肯定してみせた。「彼女はきっと乗り越えますよ。栄養チューブの件も私が確認してみましょう」

「ありがとうございます」

「救急治療室で長く待たされて、さぞ恐ろしい思いをされたことでしょう。お察しします」と私は言った。

ホロコースト生存者の子どもの多くは、親が経験した恐ろしい過去の記憶を受け継いでいるかのように、追跡され、迫害され、拷問を受ける夢を繰り返し見ると報告されている。収容所での経験によって生存者のDNAが変化し、トラウマとなった心の傷が世代を超えて受け継がれるとする仮説が唱えられ、議論を呼んでいる（著名な科学者の多くは、そんなことはあり得ないと言っている）。

「先生は母のカルテを見ていましたね」とアンネは言った。

「見ました」

「母については、カルテには書かれていないことがたくさん……本当にたくさんあるのです」

私はうなずいた。「そのようですね。そのことについてお尋ねしてよいものかわからず――」

「彼らは母で実験したのです」と言って、彼女は一瞬、目を逸らした。言うべきでないことを言ったかのように。「彼女は決して語ろうとしませんが、先生にはお知らせしておくべきだと思いましたので」ルースは人体実験の被験者だったのだ。私の臨床実験プロトコールの除外基準として記載はしていなかったが、基準に入れておくべきだったかもしれない。

「この治験がお母様のためになるかどうか、確信はもてません」と私は言った。

するとアンネは、首を振って笑った。「それは大丈夫です。母は参加すると思いますよ。ただ栄養チューブのことだけ、確認をお願いします」

「もちろんです」

私が病室に戻ると、ルースは私を手招きした。私は同意書を引き取ると、ベッドの脇の赤い椅子に座った。おしゃべりをしながら、私は彼女の数奇な人生の概略をつかんでいった。ポーランドからブルックリンに移り住んだことや、その間にどんなことがあったのかについて、彼女は何もかも話してくれた。彼女の脚にできたルビーのような赤色の発疹のことを私が話題にしたところで、彼女はかつて父親にもらった赤い靴のことを思い出したようだ。家族と一緒に連れ去られた日に、連れ去られたあとで何が起きたのかを話してくれた。しかし、そこで話は終わった。ルースが、話題を変えましょうと静かに言ったのだ。私はひととおりの診察を終えた。見た目には恐怖の色は感じられなかった。すべて、心のうちに秘められているのだ。

治験同意書が何の問題もなく順調に得られることは滅多にない。同意書を得る前には、体力的に消耗して心も傷つきやすくなっている患者と繊細な会話を交わしたうえで、（理想としては）さらに踏み込んだ質疑応答を重ねることになる。その治療は安全なのか、治験の費用は誰が負担するのか、なぜそのような治験が行われるのか、といった質問に答えていく。だが患者のなかには、治験への参加を断ったり、あまりに多くの質問をしすぎたりすると、標準未満の診療しか受けられなくなるのではないかと不安に思う人もいる。沈黙は危険信号だ。一方で、あまりにも積極的な患者に対しては、リスクと利益について後日あらためて詳しく話し合うことを提案している。ルースはというと、穏やかにいくつか質問をしたあと、娘による神のご加護の祈りを受けながら、治験への参加に同意した。参加者にはお礼の粗品（二〇〇ドルのデビットカード）が贈られることを私が伝えると、ルースの義理の息子が、新しいスリッパが買えますね、と言った。

ところが翌朝、再びルースの病室を訪れると、問題が起きていた。真夜中に彼女は混乱を起こし、ベッドから這い出ようとしたのだ（せん妄は入院初期の患者によくみられる）。トイレに行く途中で彼女はつまずき、変な転び方をして肩を打った。深夜三時のX線検査で骨折はないことが確認されたが、肺に小結節が見つかった。今後どうすべきかを家族も一緒に話し合うために、医師らが病室に集まっていた。栄養チューブについての進展はなかった。

これも、私が恐れていた厄介な事態の一つだった。病院は、とくに高齢者にとっては危険の多い場所である。思いがけない事故は起こるし、診断検査を受ければ、役に立つにせよ無駄に終わるにせよ、さらなる検査が必要になる。私が今回の臨床検査を実施したい理由の一つもここにある。薬剤耐性感染症の患者が入院したときに何が起きるのかを理解するためだ。そのベースラインを確認したうえで、ダルバの投与を開始する予定だ。ルースの場合、標準医療では、救急治療室での滞在が延々と引き延ばされ、そうこうするうちに転倒事故を起こし、予想外の検査を受けることになった。答えよりも速いペースで問題が増えていった。

私にはわかっていた。このような状況は改善できるはずなのだ。

11　ジョージ――ジャングルの兵士

一九四四年、ルースの家族が激しくドアをノックする音を聞いた日の数週間前のこと、ミズーリ州出身の若者がニューギニア島へ向かう軍用機に乗り込んだ。ジョージ・ハーマンはほんの思いつきで入隊した。軍隊に入れば、見える景色が変わるのではないかと期待し、いわゆる「自分よりも大きな何か」の一部になれると考えたのだ。小さな町の少年だった彼は、自分の存在の小ささを痛感しながら、太平洋を西へ飛び、巨大な島――世界でも最も孤立した島の一つ――へと向かった。溶岩に覆われたその島へ降下しながら、彼は小さな村々が爆弾によって破壊され、炎に焼かれるのを見た。数分後、彼は地上に降り立ち、戦闘態勢に入った。かつてのミズーリ州オザークでの平穏な生活と引き換えにして得たものは、鋼鉄製ヘルメットと空爆とトムソン式小型機関銃だった。早春に家を出るときには何のためらいも緊張感もなく、改まった別れの挨拶もしてこなかった。「やるべき仕事があるってことを、誰もが知っていた」と彼は私に語った。

ジョージは深いジャングルと、マラリアが蔓延する沼地と、山々の眺望に囲まれた、赤道に程近い場所に駐留することになった。到着後に空を見上げると、飛行機が甲高い音を響かせ、ひしめき合っていた。[1] P－40戦闘機、羽布張りの複葉機、日本の急降下爆撃機。一八カ月の任務期間中、彼は毎日、プロペラ機「パイパー・カブ」でパイロットの後ろに座り、空中観測員として標的を探した。標的を確認したときには、無線通信で地上に報告し、攻撃目標の位置を伝える。攻撃が外れた場合は、ずれの程度を伝え、座標を補正する。

日本軍はジャングルでの戦術に長けており、地上では戦術的に優位に立っていたが、[2] 空中戦では米軍が圧倒的に優勢だった。しかし、こうした戦いの前線には「共通の敵」[3] がいた――熱帯感染症である。黄熱病や蚊媒介性脳炎などの疾患が両軍のキャンプ地で拡大し、失われた兵力は実戦で失われる兵力の五倍に及んでいた。米国の衛生兵は下痢性疾患、真菌感染症、高熱の続く熱病に苦しむ兵士の数に圧倒されていた。ジョージはこのような光景を見たことがなかった。そして、健康でいるためにできる限りのことをした。だが、治療薬も簡単には手に入らない状況だ。彼は赤痢や潰瘍性皮膚感染症が兵舎に拡がっていくのを不安な面持ちで観察し、土砂降りのなかで自分を守る方法を学んだ。彼は「潔癖症」になったのだと言う。意識して極端な清潔好きになり、ヒトからヒトへ病原菌がうつるのを避けたのだ。しかし、潔癖症であり続けるのは、戦後さらに難しくなった。もっと不潔な場所、ニューギニア島の兵舎よりも密集して人々が暮らす場所――ニューヨークに移ったからだ。

ジョージは驚いた。あれから七五年近く経って、ニューヨーク州南東部ロングアイランドでかかりつけの医師から皮膚感染症の診断を受けることになるとは、思いもしなかった。しかも原因はメチシリン耐性黄色ブドウ球菌（ＭＲＳＡ）だと告げられた。「どうやって感染したのか、誰にうつされたのか、ちっともわからん」と彼は語った。彼は右上腕のＭＲＳＡ蜂巣炎の治療のために、一〇日分の経口抗菌薬クリンダマイシンを処方された。ところが、治療を開始してから数日が過ぎたころ、彼はひどい下痢を発症した。一時間おきに痛むお腹を抱えて排便し、食べることも飲むこともできなかった。熱っぽさが感じられ、便には血が混じり、心拍も速くなった。そしてある日の夕方、トイレで立ち上がった瞬間に意識を失いかけた。

彼は医師に電話して助言を求めた。話を聞いた医師は、下痢の原因として、クロストリジウム・ディフィシルという細菌の重複感染を疑い、皮膚感染がまだ広がっていたにもかかわらず、抗菌薬の服用をやめるように彼に告げた。クリンダマイシンは非常によく効く――五〇年間も市場で販売され続けており、ＷＨＯの必須医薬品リストにも掲載されている――が、不幸にも副作用を引き起こすことがあり、その一例がクロストリジウム・ディフィシル下痢症だ。クリンダマイシンはジョージの皮膚に感染した細菌を破壊する一方で、腸内に棲む善玉菌まで一掃してしまったのだ。そのせいでクロストリジウム・ディフィシルの急速な増殖を妨げる存在がいなくなり、重度の下痢を引き起こす毒素が産生された。ヒトの身体とマイクロバイオームとして知られる腸内細菌との複雑な相互作用が崩壊され、ジョージはもう少しで死ぬところだった。

ジョージから相談を受けた医師は、賢明にも、ただちに最寄りの救急治療室に行って積極的な再水和療法を受けるよう彼に指示した。ジョージはすぐにタクシーに乗り、ニューヨーク・プレスビテリアン病院で降ろしてほしいと運転手に告げた。彼が病院に到着すると、三〇分以内にバンコマイシンという抗菌薬の静脈内投与が開始された。ルースに投与されたのと同じものだ。この他に、メトロニダゾールという経口薬もクロストリジウム・ディフィシルを治療するために投与された。そしてこの後、この九六歳の患者もずいぶん待たされることになる。

一九時間後にようやく、ジョージはベッドに空きができたことを知らされ、救急治療室から五階の病室へと運ばれた。ちょうどルースの病室の向かい側の部屋だった。彼が到着して間もなく、私は彼に自己紹介し、治験への参加を希望するかどうか尋ねた。彼の皮膚は変色してぼろぼろになり、粘膜は乾き、上腕にはMRSA感染による大きな紅斑ができていた。その発疹の下あたりに点滴の針が刺され、袋から滴下される生理食塩水が彼の右腕の静脈へと送り込まれていた。

私が病室に足を踏み入れ、同意書を取り出すと、「C・ディフィシルに関して、あんたに何ができるんだ?」と彼は尋ねた。「プロバイオティクスか?」彼は頭がはげていて、頭皮に黒いシミがあり、鮮やかな青い目をしていて、左の頬には戦時中にできた大きな傷痕があった。「あれは役に立つのか?」プロバイオティクスは、腸内を健康に保ち、消化、うつ病、心臓の健康に役立つ可能性のある「善玉菌」として市販されている。

ジョージのような患者――どの善玉菌が不足しているのかを解明するのが難しい患者――に対するプロバイオティクスの恩恵は最小限であることがほとんどの臨床試験で示されているが、プロバイオティクスを深く信頼している患者もいる。「どうでしょうね」と私は答えた。「まだ、C・ディフィシル検査の結果を待っているところです。私がここに来たのは、あなたがある治験の参加条件を満たしている可能性があるからです」と言って私は椅子に座り、治験についてルースにしたのと同様の説明をしたあと、「気が進まなければ遠慮なく断ってください」と言い添えた。

彼は治験同意書を読み、それから私の表情を観察した。「参加しないやつなんているのか？　何で参加しないんだ？」彼の声は、まるで声帯を硬い指でつま弾いたかのようにしゃがれていた。

「治験だろ？　参加しないやつは、なぜ参加しないんだ」

トム・ウォルシュが治験の運営について私に最初に教えてくれたことの一つが、半数の法則である。すなわち、治験の組入れ基準を満たす患者の半数は、除外基準にも当てはまる。対象から外れるようなアレルギーや既往症が見つかるのだ。そして、組入れ基準を満たす残りの患者のうちの半数は、参加を辞退する。そのため、組入れ基準を満たす適格患者のうち、治験に実際に登録されるのは四人に一人くらいだ。「面倒なことに巻き込まれたくないという人もいます」と私は答えた。

「あるいは、実験台になりたくないのでしょう」

この実験台という言葉が、彼の第二次世界大戦とニューギニアの記憶を呼び覚ました。そこから私たちは、急降下爆撃機やトムソン式小型機関銃について、火がついたように話しはじめた。ルースが「ルビーのような赤色」と聞いた途端に語りはじめたのと、同じ反応だった。ジョージの話に、私は何とかついていこうとした。戦時中の出来事やニューヨークで過ごした人生について、できる限りメモを取った。彼はヤンキースのシーズンチケットを所有するほどの野球ファンだ。ゴルフも、かつてはハンディキャップなしで回れるほどの腕前で、今もタイガー・ウッズのファンだ。それから、フリックとフラックという二羽のインコを飼っている。おそらく、私の目の前に座っている男に関して最も印象的な点は、その強靱な健康体である。ジョージは九六歳にして、内科的疾患は高血圧と心房細動の二つだけで、服用中の薬も三種類しかなかった。「もしご興味があれば、あなたは治験に参加できます」と私は告げた。

彼は書類を眺めると、うなずいた。「もちろん、参加するよ」

ジョージは、軍に入隊して間もないころに出会った医師との最初の意味深い交流について語ってくれた。それ以来、彼は医師を信用するようになった。入隊者全員が受ける標準的な身体検査の際に、彼は心雑音があると言われた。「最初はちょっと怖くなったが、その軍医が実に親切で、何もしなくても大丈夫だと言ってくれた。実際、彼は正しかった。これまで一度も問題を起こしたことはない」その医師が彼の手を握り、彼の目をまっすぐに見つめ、安心させてくれたその瞬間から、彼は医療に信頼を寄せるようになったのだと言う。

だが、ジョージがこのような経験をしていたのとちょうど同じころ、アラバマでは、ある軍医が黒人を募り、梅毒患者である彼らの目をまっすぐに見つめながら、「何もしなくていい」と告げていた。あるいは、何も告げずに黙っていた可能性もある。「ほら、書いたよ」と言ってジョージは署名済みの同意書を私に返した。「先生、協力できて嬉しいよ」

ジョージとルースは、互いに敵対する国で戦争を迎え、まったく異なる経験をしてきたが、今は、廊下を挟んで向かい合った病室で、同じ皮膚感染症に立ち向かっている。そして二人とも、私の治験に参加することになった。

12 アーウィン――「ミシシッピの泥」

ルースもジョージも、バンコマイシンという六〇年以上前から使用されている安価な抗菌薬を投与されていた。うちの病院で最も頻繁に使用されている薬の一つだ。私たちは患者が流行中の感染症にかかると、どういうわけかこの薬を処方する。ところが近年、この薬の効果が薄れてきている。細菌がバンコマイシンを無力化したり分解したりする遺伝子を探し当てれば、この特効薬もかつてのようには効かなくなる。そこに、アラガン社が登場する。われわれには新しい何かが必要だ。ダルバがバンコマイシンに取って代わることができたなら、米国立アレルギー感染症研究所のアンソニー・フォーシ所長の言う「治験に失敗した他のすべての薬に伴った損失を埋め合わせるような」大ヒット商品になる。

かつてはバンコマイシンがそのような栄誉ある地位にあった。一九四〇年代にペニシリンが発売されてから数年が経ったころ、医師らは、細菌がペニシリンを回避する方法を編み出したらしいことに気づいた。ペニシリンは、細菌の細胞壁中の化学物質に結合して全体構造を歪ませる――ジェンガというパズルの木組みの隙間に小さな手榴弾を挿し込むようなイメージだ。そうやって感染の拡散を防ぐ。ところが、ほんの短時間でもペニシリンに曝露された細菌は、その後、わずかに形を変化させることができ、ペニシリンはもはや効かなくなる。木製だったジェンガのパズルがレンガ造りに進化し、手榴弾を挿し込めなくなるイメージだ。

ペニシリンが市場に出てからわずか数年で医師たちは、感染症を治療するにはいずれ別の何かが必要になるだろうと感じるようになった。だが、それはどこを探せば見つかるのか？　新たなアレクサンダー・フレミングの登場や研究中の偶然の発見を待っている余裕はなかった。そこで製薬会社は研究者チームを世界中に派遣し、ペニシリン耐性を獲得した細菌感染症を治療できる何かを――どこにあるかもわからない何かを――探し回らせた。

一九五二年、ボルネオの宣教師がイーライリリー社で有機化学の研究員をしている友人Ｅ・Ｃ・コーンフィールドに土壌サンプルを送った。そのサンプルに含まれていたのが、ペニシリン耐性菌を死滅させられる物質を生成するストレプトマイセス・オリエンタリスという生物だった。この抗生物質は、のちに化合物０５８６５と呼ばれるようになった。[1]土壌から化合物０５８６５を抽出する際には、クロマトグラフィーという技法が用いられた。分子の大きさ、酸性度、電荷に基づいて化合物を溶解し分離する技法である。精製工程後に得られた新薬は見た目が褐色だったことから、イーライリリー社の化学者のあいだで「ミシシッピの泥」[2]と呼ばれた。この新薬は、試験管内実験で評価されたあと、短期の動物実験でも検証され、ヒトで実験すべきかどうかが決定された。ちょっとした化学的操作によって濁りの原因になる不純物を除去すると、新薬は半透明に生まれ変わり、薬品名もバンコマイシン（「征服する」という意味のvanquishに由来）と改められた。ボルネオの土壌が届いてからFDAの承認を受けるまで、わずか六年だった。

バンコマイシンは、最初のうちは重度のペニシリン耐性感染症患者のための備えとして用いられたが、間もなく、日常的に処方されるようになった。単純に、競合する薬よりも優れていたからだ。他よりも劣る方法で自分の患者を治療したがる医師はいない。しかし、この薬にも副作用があった。バンコマイシンは腎障害や難聴の原因になる可能性があるほか、レッドマン症候群として知られるアレルギー反応を引き起こすことがある。投与して数分後に顔、首、胸部に発疹が出ることがあるのだ。現在も医師らはバンコマイシンを投与した患者については注意深くモニタリングし、投与量が多すぎたり少なすぎたりしないように頻繁に血液を採取して確認している。

血液検査は煩わしいものだ。とくに抗菌薬治療の場合は何カ月も続くことがあるため、患者の負担になる。だからこそ、ダルバはバンコマイシンの市場シェアの一部を奪えるはずだとアラガン社は確信していた。血を抜かれることも、繰り返し針を刺されることもない。一度の点滴だけで帰ることができる。理論上は革新的だった。ただし、お金の問題に目を向けると話は違ってくる。バンコマイシンはジェネリック医薬品なので、卸売価格で約四〇ドルだ。ダルバは一回の投与で数千ドルの費用がかかり、資金不足の医療保険制度でどこまで賄えるのかは不明である。アラガン社がこの新薬の対価として高額を請求したところで、誰も驚かないだろう。そもそも、いくらまでなら妥当だと言えるのか？

ルースとジョージを私の治験に登録してから間もなく、私はアーウィン・デイビスという名の若い患者に会いに、救急治療室へ降りて行った。彼はネブラスカ州出身の医学部四年生で、マンハッタン近隣の病院で研修医としてトレーニングを積むための選考審査を受けに来ていた。皮膚科、眼科、放射線腫瘍科など、より細分化された専門分野を学ぶための進路としては一般的だったし、アーウィンが専攻していた脳神経外科の分野では必要なステップだった。彼は鮮やかな緑色の目をしていて、マッシュルームカットの髪型だった。私が彼の担架に近づいていったとき、彼は隣りにいるアイラインの濃い女性と打ち解けた様子でいた。「医師のマッカーシーです。臨床試験を行う予定なのですが」と私は声をかけた。

アーウィンはぱっと顔を輝かせ、「いいですね」と言った。隣りにいた女性はその場を離れ、携帯電話を取り出した。私は治験同意書を取り出し、言葉を選びながら、「蜂巣炎の試験なのですが、きみは皮膚感染症だね？」と言って彼の目を覗き込んだ。彼と同じ年齢のころ、ちょうど医学校を出て医師になろうとしていたころの自分の気持ちを思い出していた。医学部を卒業する日が近づくにつれ、不安と期待が交錯した。間もなく多くの人の命をこの手に預かるようになるのだと思うと、自然と手が汗ばんだものだが、その緊張感は今も変わらなかった。「きみは医学部の学生だと聞いたんだけど」

若者がシャツをめくり上げると、そばにいる女性は気まずそうな表情を見せた。メイクは濃いが、かなり若そうに見える。もしかすると一〇代かもしれない。「ここです。かなりひどいんです」と言って彼は右の乳首を指差した。腫れあがって赤く炎症を起こし、通常サイズの二倍ほどの大きさに見えた。私はカーテンを引き、彼の胸部をじっと観察した。「痛そうだね。どうしてこうなったのかな？」

するとアーウィンは笑って、そばにいる彼女を見た。彼女は携帯電話を見つめたまま再び気まずそうな表情になった。「昨日の夜、テキーラを何杯も飲んで、僕たちちょっと羽目を外しすぎて」「もうやだ、言わないでよっ」彼女が言うと、二人は声を出して笑った。

こういう酔っ払いの詳細を聞いておくことも、治験のためにはきわめて重要なことだった。「皮膚感染症で入院が必要になった患者さんの情報を集めているところですが、除外基準もたくさんあります」

「たとえば？」

「嚙み傷は対象外です。人に嚙まれた場合も、動物の場合も」口腔内には多種多様な細菌がいて、バンコマイシンやダルバなどの抗菌薬に反応しない可能性がある（ちなみに、犬よりも猫のほうが歯は鋭く、傷が骨にまで達する可能性があるため、犬よりも猫による嚙み傷のほうが恐ろしいと言う医師もいる）。アーウィンは眉を上げた。「嚙みつかれたかって？　そりゃ、たくさん舐められましたが、でも――」

ここで彼のパートナーは携帯電話を閉じ、ため息をついて言った。「先生、私、嚙んでいません」

私は頷くと、アーウィンに治験同意書を手渡した。だが、しばらくすると彼は署名せずに書類を返してきた。「先生、演習をしましょうよ。僕が患者役です」

「きみが患者役だね？」と私は念を押した。

「演習って大好き」と彼女が優しく言った。

私も医学生だったころにはこんな行動をしていたのだろうか？　私は、一年後のアーウィンの姿を想像した。何百時間もの勤務を経た一年後の姿は、今とはさぞ違っていることだろう。上司から辛口のフィードバックを受けては傷つき、眠れない夜が何日も続くのだ。インターンの一年で私は生まれ変わった。アーウィンもきっと変わるだろう。

「均衡は達成されていますか？」とアーウィンは尋ねた。すっかりお遊び気分だ。学生が教授に質問する――いつもと逆の立場を演じられることになって喜んでいるのだろう。きっとこの言葉を使ってみたかったに違いない。「これはきわめて重要なことですよ」と取ってつけたような真面目な声色で言う。彼は、臨床試験に用いられる各種治療によって得られる相対的利益の不確実性がどういう状態にあるのかについて、言及しているのだ。無作為化試験の参加者の誰にも故意に標準よりも劣る治療を受けさせることがない状態を、均衡が取れていると言う。「均衡は必ず達成されていなければなりません」と彼は繰り返した。

「きみは研究倫理に精通しているようだね」と私は言った。

彼は彼女のほうを見てから私に向き直り、「少しはね」と言った。そんなおしゃべりをする間にも、彼の静脈内には「ミシシッピの泥」がゆっくりと滴下されていた。「均衡が達成されていないなら」とアーウィンは続けた。「この治験は行うべきではありません。患者に対して不公平になるからです」彼は彼女の前でかっこいいところを見せたいらしいが、彼女には響いていないようだ。

私は、アーウィンが患者用の病衣を脱いで医師用の白衣を着たところを想像してみた。回診中に医学的事実を次々に述べる快活な医師の姿が見えた。「実はね、私は医学部の一年生に倫理を教えているんだよ」

「そうなんですか？」

「均衡の問題点をきみは知っているかな？」と私が尋ねると、アーウィンは首を振った。「別の言い方をしよう。均衡の限界について、知っているかな？」

「知りません」

「そうか」と言いながら私は即席の臨時講義に割ける時間を見積もった。「均衡を定義するのは誰かな？　専門家グループ？　だとしたら、誰が専門家を選ぶの？　不確実性についてはどう定義する？」

「うむ」

「はっきりしていいそうに思えるが、そうでもないいんだ。何人の専門家が異を唱えれば、同意されなかったことになる？」

「二人ですか？」

「これは言葉の表現上の問題だ」と言って私は治験同意書に話を戻した。「この治験に不確実性は存在する。だが、均衡が達成されているかどうかは断言できない」

「わかりました」

問題はもう一つあるが、それについてはアーウィンと議論しないことにした。その問題とは、均衡を重視すれば治験の早期終了が促進されることだ。治験の途中でも、治療Aのほうが治療Bよりも優れているとデータ監視委員会が判断すれば、治験を中断することができる。そうなれば治験結果は損なわれる。かつては私も均衡に魅了されていたが、今はその明らかな欠点を知っている。

「もう一度、同意書を確認させてください。薬剤の治験ですか?」と彼は言った。

彼からその言葉を引き出したちょうどそのとき、私は廊下の向こうにいるジャクソンに気づいた。今は車椅子に乗っていて、女性と二人の小さな子どもに付き添われていた。看護師が彼のバイタルサインを確認しようとしている。私はアーウィンに同意書を手渡しながらジャクソンを見ていた。彼は生地の厚い黒のジャケットを脱ぎ、脇に置かれた金属製の小さな酸素ボンベのチューブを外した。コリスチンのおかげで彼の最初の感染症の勢いは抑えられたが、完治には至らなかった。彼は私が最後に見たときから一〇歳ぐらい老け込んで見えた。私と同じくらい疲れた目をしていたが、私と目が合うとウインクをして見せた。私は手を振り、口の動きで「一分待って」と伝えた。

アーウィンと私は、最後のページまで一行ずつ一緒に同意書に目を通した。「参加した場合、治験の最終日に二〇〇ドルのデビットカードを進呈します」

「なんですって?」

「お礼です」

彼の緑色の目が煌めいた。「喜んで参加します!」

研究がなかなか進まないことに幾度となく苦しみ、予測不可能なタイミングで断続的に進んできたが、ここにきてようやく本当に前に進み出したのを感じていた。続けて三人の患者が参加に同意してくれたのだ。アーウィンは同意書に署名して私に返すと、横にいる彼女とお金の使い方を相談し始めた。「すごいな」という彼に彼女が同調するのを聞きながら、私はその場を立ち去った。

アーウィンの同意書を白衣のポケットに押し込み、途中に置かれていた保護服と使い捨ての手袋をつかみ取って、私はジャクソンのほうに歩いていった。

13　ソーレン——鎮痛薬依存症

アーウィンの熱意は感じたものの、私は彼とのやり取りの何かに苛立ちを覚えていた。治験に同意するまでの彼の態度に真剣みが欠けていたからだろうか。あるいは、彼が謝礼金に釣られて参加を決めたからかもしれない。手順どおりにダルバの歴史と今回の治験に期待できることを説明したとき、彼の顔には本音が露骨に表れていた。授業に退屈した学生の顔だったのだ。残念な現実ではある——謝礼金に釣られて治験に参加する患者もいる——が、それでも私は十分に説明して同意を得たうえで署名をもらわなければならない。お金はそこをあやふやにする。

金銭的なインセンティブの是非については、かつては意見が分かれていた——私の医学部時代のクラスメイトたちも激しく議論していた——が、今は参加者を募るときのお約束になっている。製薬会社と交渉するときも、謝礼金をいくらにするかは主な論点の一つになる。研究対象となった人全体の半数以上は有償で参加しており、私の経験から言えば、特例ではなく標準として支払われている。そのような金銭のやり取りは「ボランティア」参加者という言葉を名ばかりにすると批判する声もあるが、だとすれば、治験参加に同意する人々を何と呼べばよいのか？

質問票に記入し、追跡調査のためにわざわざ受診するのは面倒なものだ。病院の近くで駐車場を探すだけで一時間かかることだってある。彼らの時間を奪うのだから、それ相応に報いるべきだ。しかし、お金が絡むと強制力が生まれかねない。患者が社会的に取り残された集団の出身だった場合はなおさらだ。米国の研究者は、程よい額の謝礼金を支払うことで、不当もしくは不法な誘因を生むことなく参加者の募集効率を改善できる事実を一貫して示してきた。大筋において、私も同感だ。

アーウィンを治験に登録した翌日、私はソーレン・ギリクソンに出会った。三年前、三一歳のコンピュータプログラマーだった彼は、ロウアーイーストサイドの五丁目から七丁目のあたりで事故に遭い、大腿骨を骨折した。近くの病院の救急治療室に運び込まれ、整形外科医チームが左脚の修復にあたることになった。血栓が大静脈に詰まり、有痛性青股腫（ＰＣＤ）という症状を起こしていた。下肢が腫れあがり青く変色していたのだ。このままでは片脚を失うことになるのではと医師らは心配した。最終的には血管外科医の応援も借りつつ、六時間の手術は成功し、ソーレンは速やかに回復するものと医師らは見込んでいた。ところが、手術室を出てすぐに合併症が始まった。

ソーレンは切開部の激しい痛みを看護師に訴えた。看護師から事態を知らされた臨時の代理医師——ソーレンの病状について最低限の知識しか持ち合わせていない二年目の医師——は、一般的な鎮痛薬であるオキシコンチンを一回分処方した。痛みは弱まり、ソーレンはそのまま朝まで眠った。ところが翌朝になると再び痛み出し、鎮痛薬の再投与を求め（そして投与され）た。その翌日、彼にリハビリトレーニングを受けさせるために理学療法士が到着した。彼女が到着したときには、ソーレンは痛みを感じていなかったが、担当外科医は痛みが出るものと見越して、理学療法を始める前にもう一度、オキシコンチンを投与した。

鎮痛薬は効いた。ソーレンは痛みを感じることなく病院を一周することができた。その翌日には、二倍量のオキシコンチンとより強力な鎮痛薬であるジラウジッドの一回量を投与されてはいたが、階段を上ることができた。いよいよ退院となったとき、ソーレンは三〇日分の処方薬と一緒に送り出された。一カ月後、薬を飲み切って再診に訪れたソーレンは、薬の補充を望まなかった。彼の脚は順調に治癒していて、処方を延長する理由がなかったからだ。ところが実は、そのころにはソーレンは生理学的にオキシコンチンに依存するようになっていた。薬が切れると、心拍が高まり、難治性の下痢を発症した。ソーレンは鎮痛薬の服用を二種類とも中断していたが、冷や汗が出て麻痺が起こり、何も食べられなくなったため、家を出て通りに向かった。

一時間もしないうちに、彼は自分が何を探し求めているのかに気づいた。彼の身に次々と起きたこれらの事象は、実は米国中で展開されていた。二〇〇〇年以降、二〇万人もの米国人がオキシコンチンなどの処方鎮痛薬に関連する過剰摂取で亡くなっており、[1]ヘロインを試した人の四分の三以上は、最終的にはソーレンと同じく、処方鎮痛薬を服用するようになった。ソーレンの場合は病院がきっかけで依存症の道に足を踏み入れてしまったのだ。

私のいる病院の救急治療室にたどり着いたときには、ソーレンはすっかり中毒患者になっていた。

私はまず、彼が太くて色の濃い髪を右手で掻きあげたときに、その手が震えていることに気づいた。彼の左前腕は皮膚感染症に覆われ、淡い黄色の目はほとんど開かなかった。顔はやつれ、薄くて青白い皮膚の下には網目状に走るワイン色の血管が透けて見えた。まるで日に焼かれた吸血鬼(バンパイア)のようだった。

すぐに、私は彼の肘下に大きく広がる発疹を診察した。発疹の大きさを測定していると、彼は「猛烈に痛いんです」と言った。ソーレンには、他の患者のようにバンコマイシンは投与されず、かわりにアンピシリン・スルバクタム合剤（商品名ユナシン）という複合抗菌薬が投与されていた。アンピシリンは、一九六〇年代前半に開発されたペニシリン系抗菌薬だ。のちに細菌性酵素阻害薬のスルバクタムと組み合わされたことで、その効果は強化された。

「痛い。すごく痛いです」とソーレンは言ったが、彼のしゃがれた声は、救急治療室の喧騒のなかでは聞き取りにくかった。膿を絞り出すために感染部を私が押さえると、彼は目を細め、「痛たたた……押さないで」と言った。

「すみません」私は手を引っ込め、「この感染症はいつからですか?」と尋ねた。

「二日ほど前かな。一週間前かもしれません」

ユナシンは優れた薬だが、MRSAのように侵襲性の高いスーパー耐性菌には効かないこともある。倫理上の責任としてその事実を彼に告げるべきか、そもそものような介入をすべきなのか、私は思いを巡らせた。私は彼の担当医ではなく、治験医師だ。患者の診療と実験との間には厚い壁が存在する。私は患者に起きたことを——良いことも悪いことも——記録する立場にあったが、彼が感じている痛みや急速に拡大して前腕を覆い尽くそうとしている発疹を、見て見ぬふりはしたくなかった。「私は治験を行う予定で、あなたはその参加条件を満たしている可能性があります。あなたの担当医とも話す必要がありますが」と私は言った。

「参加しますよ。とにかく、腕を押すのをやめてください」と言うと、ソーレンは足元に置かれた黒いバックパックに手を伸ばしてペンを取り出した。「どこに署名すればいいんですか?」彼があまりに積極的なので、私は尻込みした。アーウィンのときと同様、ちょっと前向きすぎるのだ。彼はこの治験について何も知らなかった。彼が治験に同意しようとしているのは、ただただ私に早くこの場を立ち去ってもらいたいからだろう。「署名の前にいくつか確認すべきことがあります。今でも後日でも構いません」

私は時間を変えて出直すことを提案したが、彼はその提案を手で払い除けた。「勝手にしてください」

彼の手はずっと震えていた。声は落ち着いていたが、薬の離脱症状に苦しんでいた。このような状況で彼から同意を得ても、それがインフォームド・コンセントだと言えるのかどうか、私は確信がもてなかった。「気分は大丈夫ですか?」と私は尋ねた。

「少しは良くなりました」と言ってソーレンは深呼吸し、目を開けようとした。「何か痛みを和らげるものをもらえませんか?」彼の手指には土がこびりつき、彼のズボンは股下の縫い目のあたりが大きく裂けていた。彼の息には微かにアンモニア臭が混じっており、腎機能不全の徴候である可能性があった。私と言葉を交わすあいだ、彼は大きく開いた瞳孔で私の眉間のあたりを見つめていた。彼を診察するうちに、私は同情と落胆と後悔の入り混じった複雑な気持ちになったが、それ以上に悲しかった。ソーレンはすっかりやつれ、疲れきって、依存性のある薬物の世話になっている。

「一緒にこの状況を乗り切りましょう。痛み止めと抗菌薬について、私から担当医に話しておきます」

「ありがとうございます、先生」

「治験のことですが、参加する場合はご面倒ですが追跡調査のために、今から二週間後と六週間後に受診していただく必要があります」

「問題ありません」

「普段は何をされていますか？　学生ですか？　お仕事は？」

「以前はそうでした」

私は、今とは違うソーレンの姿を想像しようとした。十分に休養が取れていて、幸せで、デスクに向かってコンピュータを操作している姿だ。「今は？　何をされているんですか？」と私はぎこちなく質問した。

「何も」

「同意書に署名をいただく前に、いくつか確認のために質問をさせてください」と言って私は書類を指し示した。

「わかりました」

「タバコは吸いますか？」

「いいえ」

「お酒は？」

「いいえ」

「アレルギーは？」するとソーレンはやせ細った腕を持ち上げ、病院が発行したリストバンドを私に見せた。そこには「サルファ」と書かれていた。

「サルファ剤を投与されるとどうなりますか？」

「皮膚が剝がれたり、剝がれそうになったりします」と彼は答えた。

　サルファ剤は、場合によってはスティーブンス・ジョンソン症候群という、皮膚に発疹や水膨れが生じて表皮が崩壊する深刻な副作用を引き起こす。この薬物にこのような副作用があることは、マッセンギル社も最後までなかなか気づかなかった。最初ははっきりとしないインフルエンザ様の症状［訳注／突然の高熱や急性呼吸器症状など、インフルエンザウイルス感染症が疑われる症状］で始まり、最後は熱傷治療室に運び込まれることになる。「あなたにはサルファ剤は使用しません」と私は告げた。「あと少し質問させてください。もうすぐ終わります」

「急がなくて大丈夫です」

「あの、薬物を使用していますか？」

「はい」

「違法薬物ですか？」

「違法かどうかは……？」

「では、静脈に注射する薬物は使用していますか？」

彼は笑みを浮かべた。「使用できるときには」

「最近？」

彼は自分の腕時計を見た。「今日は何曜日でしたっけ？」

「水曜日」

「じゃあ、最近ですね」

「ちょっと待ってください」私は彼の担架から離れ、彼のカルテを取り出した。ソーレンが救急治療室に運び込まれたときに、トリアージを担当した看護師がバイタルデータを記録していた。それを見ると、彼の体温は摂氏三八・七度だった。静注薬物を使用している状況での発熱は、命を脅かす血流感染症または心臓感染症の徴候である可能性があり、私が治験対象とする種類の皮膚感染症とは異なる治療を要する。ひと息置いてから、私は言った。「申し訳ありませんが、あなたは除外基準の一つに当てはまるようです」

「そうですか」

「つまり、あなたは治験に参加できません」

彼は首を振った。「それは残念」

彼の感染症は私が思っていた以上に重篤だった。私としては、彼が再び医療制度に裏切られるようなことがないようにしたかった。ソーレンは自分の肘を見つめたあとで、私の顔を見上げて尋ねた。「擦ってもいいですか？　すごく痛くなってきました」

「ああ」私は小さくため息をついた。ソーレンの左肩に手を置き、円を描くように手のひらを動かしながら、中毒症を発症する前の、忙しいオフィスで幸せにタイピングしていたときの彼はどんな姿だったのかと再び考えずにはいられなかった。「担当医を探してきましょう。何か他の方法を試す必要があります」二時間後、外科医チームはソーレンを手術室に戻し、鎮痛薬で落ち着かせた状態で、肘の感染部を注意深く洗い流した。

14 ドニー――9・11の救助隊員

「一機目が突っ込んですぐに、これは事故じゃないって思ったね。あんな晴れた日に、事故のはずがないだろう?」と、救急治療室の担架の上に仰向けに寝て盛んに右上腕を掻きながら、ドニー・アレクサキスは言った。年齢は五〇代後半、毛細血管拡張症を発症して顔全体に細かな赤い網目模様が浮かんでいた。ソーレンとの面会のすぐ後に出会った彼は、ニューヨーク・ジャイアンツのグレーのTシャツと白いスウェットパンツを着ていた。「私はすぐに声をあげて泣き出した」九・一一の悪夢が彼を襲ったときの様子を話し続けながら体を起こし、背筋を伸ばして座りなおし、私のほうに身を乗り出した。「それから荷物をひっつかみ、ブーツをひっつかみ、手あたりしだい何もかもひっつかんで、狂ったように家の周りを走った」そしてその翌日、彼は出勤した。

ドニーは二二年間、消防士としてニューヨークで働いてきた。あの九月の火曜日の朝は、引退後数カ月のころで、ケンタッキー州の山小屋のテラスに座って隠居生活を楽しんでいた。「全員に連絡が来て、消防署に出勤するように言われた」まだくすぶっているビルの瓦礫からさほど遠くないビージー通りの指令センターに配属され、代理消防署長付の連絡通信係として働きはじめた。隠居生活から引きずり出されたドニーは、間もなく二四時間シフトで働くようになり、ニューヨークの消防と警察の連携を調整し続けた。「そこで勤務するあいだに、私は有毒物質を大量に吸い込んだ。その時はわからなかったが、あとで聞いた話では、ベンゼンを吸っていたらしい」

それ以来、私たちはドニーが吸った空気について多くを学んだ。あの火災と瓦礫から発生した煙には、約七〇種類の発がん性物質が含まれ、あれから一五年以上経った今、初動にあたった第一対応者たちが脳腫瘍、膀胱がん、乳がんなど、あらゆる種類の悪性腫瘍を発症しはじめている[1]。あの噴煙には、鉛や水銀などの重金属のほか、アスベスト繊維や、実験室でＤＮＡを変異させるための化学溶媒として私も使用していたベンゼンのような揮発性物質が含まれていた。ドニーの体は実験室の試験管のような状態だったのだ。「何が起きているのか、私にはまったくわからなかった。誰一人わかっていなかったんだ」そう言いながら、彼は腕を掻きむしり続けた。

九・一一後の数週間に、五万人を超える救助隊員が有害化学物質に曝露した可能性があり、ドニーもそのうちの一人だった。がんの他にも、多くの人が慢性的で進行性のしつこい身体的症候群および精神的症候群を発症しており、そのほとんどが治療不可能だ。ともに第一対応者として救助にあたった父親と息子が、グラウンドゼロ関連のがんで一年以内に相次いで亡くなった事例もある。

二〇一〇年、テロ攻撃後の有害化学物質が原因で死亡した最初の警察官ジェイムズ・ザドロガの名にちなんだ「ザドロガ法」が施行され、第一対応にあたった生存者のモニタリングと治療を目的とした「世界貿易センター健康プログラム」が設立された。ドニーの身に起きている異変も、このプログラムを通じて発見された。「突然の電話で、私の世界はがらりと変わった。詳細は覚えていないが、要は、私の体には悪い血が流れているらしかった」と彼は語った。この「悪い血」という言葉を聞いて、一瞬、この救急治療室からもロウアーマンハッタンでくすぶり続ける瓦礫の山からも遠く離れたアラバマ州の小さな町で起きた忌まわしい出来事が、頭のなかをよぎった。「彼らは私を呼び寄せ、ありとあらゆる検査を受けさせた。そして、白血球数がとんでもなく上昇していると言われた」骨髄生検によって診断が確定された――白血病だった。

「今思えば、軍隊を呼ぶべきだったのだ。防護服を着た男たちを送り込むべきだった。でもそうしていたら、国中がパニックに陥っていただろう。暴動も起きたに違いない。だから軍隊を呼べなかった。それでも……」と彼は言葉を詰まらせた。「私の体はあまりに弱い。紙でちょっと指を切っただけで、病院行きだ」と言うと、腕を掻きむしるのをやめ、赤くなってズキズキとうずく人差し指を私に見せた。他の指の二倍ほどの大きさに腫れていた。はち切れんばかりのソーセージのようだった。私はそっとその指を握った。ソーレンにしたのと同じように、膿を絞り出そうとした。ほんの些細なこと――紙で指を切っただけ――でも、白血病患者にとっては大惨事になりかねない。化学療法によって彼の免疫系は抑え込まれており、わずかな切り傷も細菌の侵入口になりかねなかった。「昔はギリシャ神のように逞しかったのに、今はか弱い女神様だ」と、ふてぶてしい笑みを浮かべながら彼は言った。

私は聴診器を引っ張り出し、本心のときもそうでないときも患者に繰り返し言ってきたフレーズを口にした。「一緒に乗り越えましょう」そして、すぐそばに来てうるさく付き纏う看護師と職員に「ちょっと待って。あと一分ください」と告げた。

「ペルオキシドで洗って消毒したが、感染症は悪化する一方で」とドニーは言った。かつてフレミングが問題のある治療法だと明らかにしたのと同じ治療法を、彼はやっていたのだ。あの当時、消毒薬は役に立たなかったし、今も役に立たない。「あまりにも痛すぎて、病院に来たんだ」

「来てくれてよかったですよ」

「紙で指を切っただけなのに！　信じられるか？」

「もちろんです。もう一度見せてください」それから私は、ベンゼンを吸ったときのことを、さらに詳しく尋ねた。彼はあらゆる種類の有害化学物質に晒されていたのに、彼の担当医は原因物質がベンゼンだとどうやって突きとめたのか？　ドニー自身は、骨髄を顕微鏡で観察したときの見た目と何か関連があるのだろうと考えていたが、確かではなかった。白血病と診断されたあと、担当医からは、まずは化学療法を行い、最終的には幹細胞移植を受けるように勧められた。「担当の女医さんからは、地中海地域の臓器移植ネットワークを利用すると言われたが、何のことかさっぱりわからなかったよ」

「あなたはそこに申請できるのですか？」

「私はギリシャ人なんだ。それで、妹に頼んで、口の中の粘膜を採取させてもらった。するとどうだ！　完全に一致したんだよ」

「それはすごい」私は彼の指を見つめたまま言った。「それで、移植は成功したんですか？」

「それが、血の相性はいいが、皮膚の相性が悪くて」と言うと、ドニーは再び腕を掻きはじめた。

「移植片と宿主がどうとかいう話だ。まるで妹が私に仕返しをしているみたいに」幹細胞移植は成功していた――彼の妹の骨髄は問題なく移植された――が、新しい骨髄が宿主を攻撃していた。皮膚の下で外来細胞が旧来の細胞と闘っていて、我慢できないほどの痒みを生じさせる分子を大量に放出している。「容赦なく強烈なんだ」と彼は言う。移植片対宿主病は死を招くこともある――現に私の患者も何人か命を落としている――が、私はそのことに言及しなかった。私はただ、何も心配はいらないと彼に念を押した。

「ここで素晴らしいことが起きようとしている！」と、ドニーがうちの病院のモットーを軽く茶化して言った。

幹細胞、ベンゼン、ザドロガ法の話や、テレビ番組『ザ・デイリー・ショー』の長年の司会者で、当時、ザドロガ法案を積極的に支持したジョン・スチュワートについて話したあとで、ようやく私はドニーに治験同意書を手渡した。「ここに署名していただけますか？」彼が気軽にノーと言えるように言葉を選びながら、私は言った。

彼は微笑んで書類を受け取った。「薬も飲むし、書類に署名もする。先生が望むなら何でもしますよ」

この第一フェーズの治験では、ただ情報を集めるだけで、治験薬はまだ投与しないのだと私は説明した。「ただ観察するだけです。あなたの身に何が起きるのかを見たいんです」

「私もだ」

「いえ、私が言いたいのは——」

彼は手を振って私の言葉を遮り、笑った。「わかっていますよ、先生」ドニーは同意書に署名して私に戻した。「私はこの、bで始まる名前の化学療法薬を飲んでいるんだ」彼が言っているのはボルテゾミブのことだった。「月に三〇〇〇ドルもかかるが、その費用を国が払ってくれている。信じられるかい？」

「当然、国が払うべきですよ」

「私たちはハエのように落ちていく」と言って、彼は自分のうっ血した指を見つめた。「消防、警察、州警察。私が一つだけ後悔しているのは、そこに妻を巻き込んでしまったことだ」彼が話すのを聞きながら、私は自分の家族のことを——妻と幼い二人の子どものことを——考えた。ドニーは大きな犠牲を払ってきた。私にそれほどの犠牲が払えるだろうか？　テロ攻撃の後、隠居生活中の家をかきまわしてまで白衣と聴診器を探し出したりするだろうか？

私の知る人物で、あの日、危険のなかに身を投じた人物は、ドニーだけではなかった。九月一一日、トム・ウォルシュは午前三時一五分にＤＣを出発する列車に乗った。八一丁目五番街にあるスタンホープホテルで開催される朝の創薬カンファレンスに出席するためだ。九時少し前に、誰かがカンファレンス会場にテレビを運び込み、講演者の話を遮って言った。「全員、これを見てください」

その一時間半後、二つ目のタワーが崩壊するのを目撃したトムは、立ち上がって言った。「人々が助けを求めている。誰か、私と一緒に行く人はいますか?」彼は三人の同僚と一緒に外に走り出ると、バスの運転手を説得してダウンタウンまで乗せてもらった。三〇分後には、ニューヨーク大学医療センター近くの仮設の救急治療室で指揮をとり、煙の吸入、目の擦過傷、骨折の患者の治療にあたっていた。トムとドニーは、九・一一の直後にわずか数マイルしか離れていない場所で、混乱のなかに秩序をもたらそうと奮闘していたのだ。

ドニーが腕を掻きむしるのを止めた瞬間に、私は彼の手をとって握った。「あなたのおかげです。人々の救助にあたってくださって、本当にありがとうございました」

部屋を出ようとする私の背中に向かって、ドニーは言った。「そうは言っても、ブーツをひっつかんで山を下りていなかったら、あの山小屋にそのまま滞在していたら……私は良心の呵責に苛まれていただろう。恥ずかしくて死んでいたかもしれない」

15　レミ――遠い国の少女

ドニーの部屋を出てすぐに、私はポケットに振動を感じた。トム・ウォルシュからのテキストメッセージだった。「至急、私のところに来てくれ」何が起きたのか想像しようと、考えを巡らせた。彼の患者に何かあったのか？　それとも彼の家族？　彼自身が体調を崩したのでは？　彼は無理をしすぎて、時おり体調を崩した。以前には入院したこともあった――一緒に働きはじめて間もないころに、肺炎で死ぬのではないかと案じたこともあった。私は短く祈りながら救急治療室を駆け抜け、階段を四階まで駆け上がった。トムのオフィスへ向かいながら、私は入院中のトムがベッドのなかで言っていた冗談を思い出した。何が原因で死ぬにしても、感染性疾患でだけは死にたくない、と言っていた。私はドアをノックすると、返事を待たずに勢いよく開けた。彼はデスクの前に座り、両手で口を覆っていた。「何があったんですか？」と私は尋ねた。

コンピュータ画面を見ていたトムが視線だけこちらに向けて言った。「メールを確認してくれ」

重要な情報を知らせるとき、彼はいつもテキストメッセージで呼び出し、顔を合わせてからメールに誘導するという回りくどい手順を踏む。私が手元の携帯電話に目をやると、ちょうど彼からの転送メールが届いた。メールには「至急」というタイトルが付けられていた。

そのメールは、あるドイツ人家族が真菌感染症で苦しむ娘のレミを助けるためにトムに連絡してきたものだった。その娘は、ドニーと同じく急性白血病の診断を受けていて、ちょうど五ラウンド目の化学療法を終えたところだった。治療は効いていて、がん細胞は蹴散らされた。だが同時に彼女の免疫系を破壊していたため、彼女は感染症にかかりやすくなっていた。これは薬物療法の副作用として予期されていたもので、死に至る可能性がある。彼女も、紙で指を切っただけで重症に陥る可能性があるのだ。両親のメールによれば、娘のレミは背中に鋭い痛みがあり、排尿できなかった。ＭＲＩ（磁気共鳴画像法）検査で大きな腫瘤が見つかり、脊椎生検で酵母に似た糸状菌サプロカエテ・クラバータ（*Saprochaete clavata*）が検出された。この真菌が体内で広がりつつあるが、担当医はこれをどう封じ込めればよいのかわからずにいた。メールの最後には、「ウォルシュ博士、私たちを助けることに同意してくださってありがとうございます。娘を救うためなら、私たちは何でもします」と書かれていた。

脊椎の真菌感染症は、ひょんなことからトムと私の専門領域になった。だから、この家族がトムに助けを求めてきたのも自然なことだった。だが、この真菌は得体が知れなかった。聞いたこともない真菌だったし、トムは聞いたことがあるのかどうかも私にはわからなかった。医療研修中に言及されたこともなかったし、治療が可能なのかどうかもわからなかった。メールを読み終えて視線をあげると、トムと目が合った。「変わった症例ですね」と私は言った。

トムは顔を曇らせた。少女の病状を知ってトムが心を痛めているのは確かだ。彼は、たとえ世界の反対側にいる患者であっても、患者と一緒に苦しみ、患者の親と一緒に悲しむ。こんなにも感受性の高い臨床医はそうそういない。私がメールを読み直していたら、トムがこの感染症に関する入門的な知識を授けてくれた。そう、彼は当然、この真菌のこともよく知っているのだ。彼の説明によれば、サプロカエテ・クラバータは、かつてはヒトの病気の原因となることはめったになかったが、最近になって、とくに免疫機能障害のある患者のあいだで密やかな脅威として浮上してきた。しかし当然ながら、どこの製薬会社もこれを標的とした治療法の開発に興味を示さなかった。おそらく最も憂慮すべきは、この感染症に伝染性がある点だ。二〇一一年の秋から二〇一二年の秋にかけて、フランスで三〇件の症例が発生した。

「普通ではないですね」と言いながら、私はすべてを結びつけるようなリスク因子はないかと考えた。「私が思うに……」

「ほぼ全員が白血病患者だった」とトムが言った。

「アウトブレイクですか?」

トムも私も、この言葉が何を意味するかわかっていた。真菌感染症のアウトブレイク［訳注／一定期間内に特定の地域や集団で感染症が突発的に急増すること］は珍しかったが、発生したとなれば、うちのチームはただちに行動を起こし、実験に必要なリソースをかき集める。私たちは短期間のうちに複数の新薬を試験管、ウサギ、ヒトで試すことができる。だが、これには高額な費用がかかる。

その費用を誰かに支払ってもらう必要があった。

私たちが最初に協力したのは、全米で発生した脳および脊椎の真菌感染症のアウトブレイクに関連するプロジェクトだった。元凶はエクセロヒルム・ロストラツム（*Exserohilum rostratum*）というカビで、治療法が確立されておらず、私は有効な薬を見つけ出す任務を割り当てられた。二〇一二年の秋、私は実験室で身を粉にして働いた。そうこうするうちに、慢性的な腰痛を緩和させるために投与されたステロイド注射薬が汚染されていて、何千人もの患者がその注射を受けていたことが明らかになった。二〇州で数百人が髄膜炎を発症し、六四人が死亡した。やがて、マサチューセッツ州のフラミンガムの配合薬局に勤める薬剤師の過失が原因であるとされ、ステロイドへの異物混入と殺人企図の容疑をかけられた（その後、彼は無罪判決を受けた）。「アウトブレイクのようですし」と私はもう一度言った。「調べる必要がありますね」

トムと私は以前、エクセロヒルム属による被害について論文を書き、『ニューイングランド・ジャーナル・オブ・メディシン』誌に掲載されたが[1]、その論文でも私たちはより良い治療選択肢の必要性を強調した。抗真菌薬には大きく三つの薬物クラスしかなく、もう何年も新たな薬物クラスは承認されていなかった。珍しい病気の治療薬を発見してもほとんど利益を生まないからだ。今回のレミの症例も同じことだ。彼女は治療法の確立されていない真菌感染症にかかっていた。「この家族に電話しよう。レミと話がしたい」とトムは言った。

「ここに医師の連絡先もあります」と言って、私はメールに記載されている電話番号を読み上げた。

「準備ができたらかけてくれ」

間もなく私たちは、レミが細菌感染症予防のために抗菌薬シプロフロキサシンの予防的投与を受けていたことを知った。ドニーに処方されていたのと同じ薬である。特定の種類の細菌感染については防げたが、すべての細菌感染を阻止できるわけではなかった。その化学構造は、死者を出して市場から回収されたオムニフロックスとほぼ同じであるにもかかわらず、きわめて頻繁に使用される抗菌薬の一つで、旅行中の下痢を予防するために長期休暇中に服用する人も多い。シプロフロキサシンはどこにでもある。世界中の医師が頼りにしている信頼の置ける薬だ。よく効くから使用されるのだが、それが問題だ。

シプロフロキサシンは、とくに農場の動物に対して行き過ぎた使い方がされている。家畜や家禽をより大きく育て、その肉質を「より健康的」だと言われている状態に近づける目的で使用されるのだ。動物に対する抗菌薬の見境のない使用が、スーパー耐性菌の発生を助長する大きな要因になっている。動物の体内に生息する細菌は、ヒトにとってきわめて有用な薬に晒されたことで、その回避方法を編み出す。一八州で一〇〇人を超える感染者を出した細菌のアウトブレイクも、突き詰めていくと予想外の発端に行き着いた。子犬が発生源だったのだ。[2] ほぼすべての感染犬がペットショップで販売されていて、抗菌薬を一回以上投与されていた。そして、致死性のスーパー耐性菌を新しい飼い主に移したのだ。

電話の向こうでレミの担当医が話すのを聞きながら、私はメモ帳に「シプロフロキサシンの使用を止めさせますか?」と書いてトムに示した。するとトムは指を一本立てて上を指した。少女の症例についてもう少し話を聞きたいという合図だ。レミがどのような経路で感染したのかは不明だったが、間もなく、彼女がシプロフロキサシンを四カ月にわたって使用していることがわかった。期待どおり、細菌感染症は予防できていたが、ウイルスと真菌には感染しやすいままだった。それから四五分間、ドイツの医師たちとトムと私は、真菌の感染がみられる現状でシプロフロキサシンを続けるかどうか議論した。会話が途切れた隙に、私はニューヨーク発ミュンヘン行きの飛行機を調べた。トムはスケジュール表を開いている。治療法のアイデアについてあれこれ話し合うあいだ、レミを心配する医師らは、何度も同じ疑問に立ち戻った——なぜこんなことが起きたのだろうか?

16 静かな革命——免疫療法、CRISPR、NDM-1

その答えには、白血病やその他の種類のがんの治療法が根本的に変化したことが関係している。過去の数世代にわたって、医師らは外科手術、放射線療法、化学療法を併用してきた。命を救うために、こうした介入はどんどん積極的になっていった。私が日常的に診療している患者たちも、前年の標準治療よりも踏み込んだ治療を受けている。細菌と同じく、がん細胞も薬剤耐性を獲得することができる。突然変異によって、私たちが第一選択として使用するがん治療薬を無効化したり不活性化したりする。一方で、化学療法に伴う毒性のせいで治療を継続できないほど状態が悪化する患者もいる。うちの病院でも、嘔吐したがん患者に緊急の水分補給が必要になり、夜勤の医師が呼び出されることがよくある。私たち医師は、治るかもしれないというわずかな望みを患者に与え、かつては考えられなかったほどの積極的な治療を患者に強要している。

レミの骨髄は厳しい化学療法に良い反応を示したが、一六歳の若い身体は未知の領域に追い込まれた。がん治療のせいで、感染症との攻防で最後の防衛線となる白血球が一掃され、その隙をついて環境中の微生物が彼女の肉体をエネルギー源として利用しはじめた。しかも、この諸刃の剣の治療法も間もなく効力を失うかもしれない。その危険性を示す徴候がみられることを、私たちは電話会議を通じて知った。彼女の担当医らは、彼女を救うために他の選択肢を探し回っていた。

そんな選択肢の一つが、患者自身の免疫系を活用してがん細胞を破壊する「免疫療法」である。白血球は、がん性の異常なタンパク質や炭水化物を「異物」として認識する。そうやって「悪性」の細胞を検出して攻撃する能力をうまく利用する方法を、科学者はすでに解明している。[1]この手法は、瀕死の患者をも救えるかもしれないと期待させるほどの大きな変革をもたらし、その実用化の先駆者となった科学者は二〇一八年にノーベル賞を受賞した。免疫療法のおかげで、人々はより長く生きられるようになった——二〇一五年に進行性の悪性黒色腫（メラノーマ）と診断されたことを公表したジミー・カーター元大統領の寿命も数年は延びた——が、この新たな治療法は、免疫系を乱す原因にもなる。感染に対する人体の応答はきわめて複雑に組織化されており、そこに何らかの乱れが生じれば——がん治療のために綿密にデザインされた介入であったとしても——本来の防御力を弱めることになりかねない。スーパー耐性菌を発生させる余地も生じることになる。

レミは、積極的な治療を受けたことで感染症にかかりやすくなっていた。彼女の免疫系にこれ以上の介入を加えれば、死に至る可能性もある。免疫療法は、彼女を救えるかもしれないが、彼女を殺すことになるかもしれない。世界中の臨床医と家族が、新しい治療法に踏み出すために苦渋の決断を迫られている。そんなわけで、ひょんなことからがんと感染性疾患の両方の専門家になったトム・ウォルシュのもとには、不安に駆られた人々からの電話が殺到し、後を絶たない。以前は病気の原因となることが知られていなかった細菌、真菌、寄生虫が、突然、病原体として目の前に現れ、医師らは何をどうすべきか確信がもてず、トムを頼ってくる。

トムがレミの担当医らに指示を出す傍らで、私はメモを取った。トムが電話を切ったとき、私は首を振り、メモ書きした*Saprochaete clavata*という単語を指差しながら「また読書課題が増えました」と言った。私はその日から翌週までを費やして、図書館でレミの感染症に関することが書かれた過去の論文すべてを探し集めた。集めてみると、読むべきものはそんなになかった。レミの担当医らもこれらの論文を詳細に読み込み、解決策を見つけられず、専門家の指示を仰ぐ必要があると理解したのだった。私が文献から得た否定しがたい結論は、レミは間もなく感染症で死亡する、というものだった。

臨床現場の雰囲気はカオスだ。目に見える危険と目に見えない危険がそこら中に渦巻いている。私たちはもぐらたたきゲームのように場当たり的に問題に対処していた。馴染みのない細菌にリソースをつぎ込み、その間に他の細菌は放置されたまま、密やかに強度と敏捷性を増していく。時々、間違った方向を見ているような気持ちになった。内部から生まれる脅威を無視しているのではないか――土壌の下に潜む破傷風の芽胞による危険に晒されているときに、榴弾砲と戦車で対処する方法にばかり目を奪われていやしないか。

トムと私はすべてを理解しようと長い夜を幾晩も費やし、助成金の申請書を書き、迫り来る嵐への備えとなる講義を準備した。トムはアイデアを思いついて興奮したときや厄介な問題に行き当た

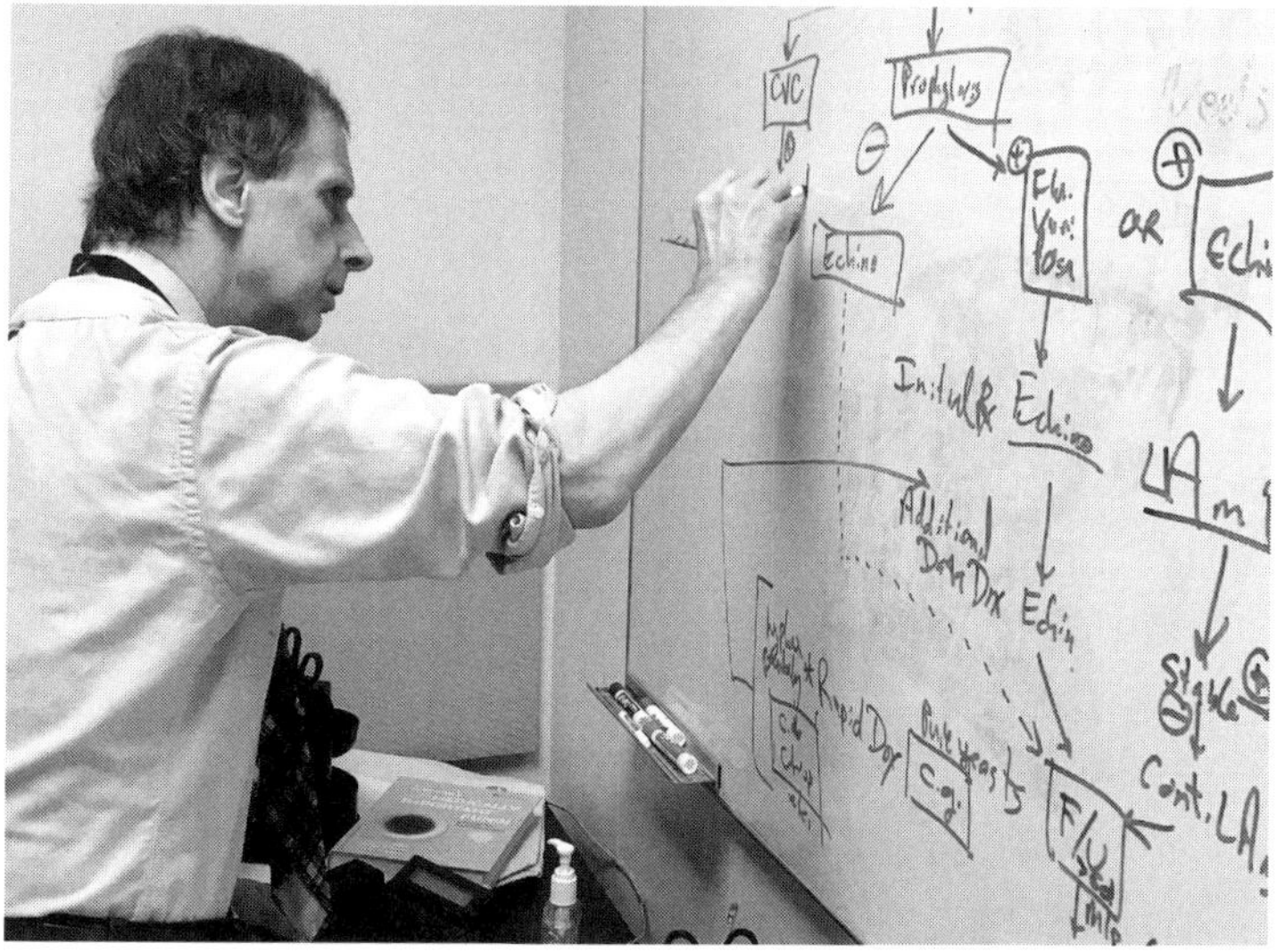

トム・ウォルシュ

る可能性が浮上して動揺したときには、ベートーベンの曲をかけ、オフィス内を早足で歩き回りながら、考えを次々にまくし立てる。私は彼の思考についていこうと必死にそれを書き留める。そんな彼の独白を実用的な形にするまでには数日、ときには数週間かかることもあったが、そうしたアイデアが基盤となって、私たちはわずかながらもスーパー耐性菌との闘いに貢献することができた。私たちは前に進んでいるのだろうか？　この問いに明確に答えられる日はほとんどなかった。

朝の時間は医薬業界の大きな流れをつかむために費やされた。医学誌に掲載された論文と、ＦＤＡや製薬会社から出されたプレスリリースに根気強く目を通す。たとえばスーパー耐性菌への対抗策として従来とは異なる手法の開発にＮＩＨが出資することを公表したとえのように、歴史的とも言える重要なニュースに出くわす日もあるが、たいていの日は些細な変化しかない。それでも時折、リウマチ学、腫瘍学、血液疾患を扱う血液学など、医学の他領域からの余波が届いた。たとえば白血病の治療法に変化があれば、その影響は感染症の予防や治療にも波及する可能性がある。

がん免疫療法は、リスクは伴うものの有効であることが多い。だが、これは重要なことだが、免疫療法は可逆的な治療法だ。レミに効いたものが、ドニーに効くとは限らないし、私自身も、単薬治療を受けていて合併症を発症した患者を何人か治療した経験がある。免疫療法の柔軟性は有利にも働く――明らかに効いていない場合にブレーキを踏むことができる――が、同時に落とし穴もある。腫瘍学者のなかには、より永続的ながん治療として、CRISPR（クリスパー）を用いて遺伝子コードそのものを変化させる治療法を後押しする動きもある。私がドイツ人の少女レミのためにより良い治療法を探していたときも、このCRISPRに幾度となく出くわした。

CRISPRとは、clustered regularly interspaced short palindromic repeats（規則的な間隔で繰り返される短い回文配列のクラスター）の頭字語である。DNAの永続的な改変を可能にすることから、今世紀の最も重要な科学的発見と言われている。たとえば、発がん遺伝子を消失させるなど、問題のある遺伝物質を永久に除去することができるのだ。目覚ましい進歩ではあるが、技術的および倫理的な障壁もある。遺伝子コードを永続的に変化させるということは、ヒトとは何かという意味まで変化させかねない。それでも、ある人物にウサギのDNAを挿入するのはさほど難しいことではないし、誰かの同意を得なくてもそれぐらいのことはできてしまう。一方で、スーパー耐性菌と闘う目的でCRISPRの研究を進めている科学者もいる。耐性遺伝子を切除し、もはや脅威とはならないレベルまで病原体を弱めることができるようにするのだ。そうなれば、レミの担当医らもトム・ウォルシュに電話しなくて済むようになる。サプロカエテ・クラバータを自滅させるようなCRISPRメッセージを考案するだけでいい。だが、こうした解決策が実用化されるのは、何十年とは言わないまでも、何年も先のことだ。

もう少し近い将来には、CRISPRはいくぶん違った使われ方をする可能性がある。レミの病状について知ったあとで、私はマサチューセッツ工科大学（MIT）の合成生物学者ティモシー・ルーの研究に行き当たった。彼はスーパー耐性菌を検出するための診断ツールとして、またスーパー耐性菌を的確に死滅させる治療ツールとして、CRISPRを使用していた。「このアイデアは、CRISPRを分子メスとして使おうというものです」と彼は私に語ってくれた。「CRISPRを使って薬剤耐性大腸菌を迅速に見つけ出し、DNAジャイレース［訳注／細菌のDNA複製時にDNA二本鎖の両鎖を切断することによって鎖を回転させてねじれをとる働きをする酵素］などの主要な酵素の単一変異に狙いを定めることで、効く可能性のある抗菌薬を知ることができるんです」これがプレシジョン医療［訳注／患者の細胞を遺伝子レベルで分析し、その患者に最適な治療法を選択することを目指す個別化医療］の未来なのだと彼は言う。きわめて危険な病原体と無害なものを分子検査で識別すれば、医師は最良の治療を選択できる。レミの感染症を無毒化する方法

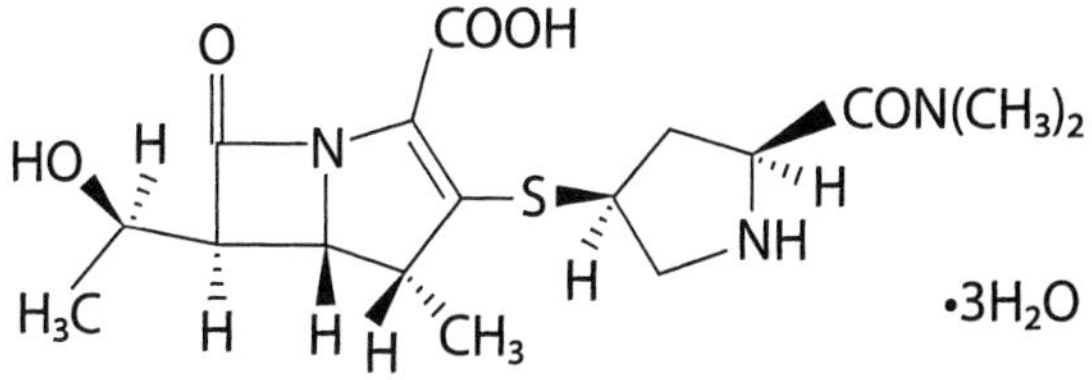

メロペネムの化学構造式

にもなりえる。

レミのための治療選択肢について議論するなかで、私は彼女の症例の複雑さについてより詳しく知ることになった。発熱後にメロペネムという抗菌薬を投与されたが、白血球数の上昇、血圧の低下、その他の不穏な感染症の徴候を止めることはできなかった。ここでメロペネムを投与したのは正しい選択とは言えないからね」と言ってトムは首を振った。「そりゃそうだろう。メロペネムは、他の大半の抗菌薬とは異なり、酵素分解に高い抵抗性を示すことから、重度の感染症の治療にかなり頻繁に使用される。人類が優れた薬を編み出しても、細菌は巧みにその裏をかいてきた。だが、メロペネムの場合は違った。深夜、具合の悪くなった患者のために最適な治療法を探しながらも診断がはっきりとしないとき、私はメロペネムに頼ることが多い。安全で、有効で、それほど高価でもないため、抗菌薬の番人——抗菌薬を調剤し、抗菌薬の不必要な使用を防ぐ医師や薬剤師——を説得して薬を出してもらいやすい。他の抗菌薬の場合は、細菌はすぐにその抗菌薬を嚙み砕くための酵素を産生することを覚えたが、メロペネムの場合は、長年なかなか細菌につけ入る隙を与えず、信頼できる「頼みの綱」であり続けた――だがそれも最近までの話だ。

問題が起き始めたのは二〇〇七年一一月、五九歳のスウェーデン人男性がインドに旅行したときのことだった。到着してすぐに彼は骨盤付近の膿瘍で入院し、その後、手術のためにニューデリーの病院に転院した。この感染症には糖尿病が寄与している――血糖値の上昇によって免疫系が損なわれている――と考えられた。数週間後、この患者は尿路感染症を発症した。ここまでの経過はすべてごくありふれたものだった。何かいつもと違うことが進行しているのではないかと医師らが疑いをもつべき理由はまったく見当たらず、結局、その患者はスウェーデンに帰された。ところが、彼の尿から単離された細菌は、医師らがこれまでに遭遇したことのないものだった。[2] その細菌は、メロペネムを破壊できる酵素を有していたのだ。この進展は破滅を呼ぶものだ。患者の体内での勢力争いに再び細菌が勝利したことを示す合図だ。この知らせを受けた研究者たちは慌てて最初から研究をやり直した。トムも例外ではなかった。細菌がメロペネムに対する耐性を完全に獲得すれば、毎年数万人規模の死者が出ることになる。

　この死を招く酵素は、ニューデリー・メタロ－β－ラクタマーゼ１（ＮＤＭ－１）と呼ばれた。ＮＤＭ－１がどのように現れ、どこに拡散している可能性があるのか、本当のところは誰にもわからなかった。[3] ＮＤＭ－１は、細菌から細菌へ簡単に受け渡される「プラスミド」と呼ばれる小さなＤＮＡ断片の上にコードされていた。この酵素は移動できるが、その行く先は私たちにはわからなかった。NDM-1に関する最初の論文の著者らは、「抗菌薬の処方にほとんど規制のない国では、このようなプラスミドの急速な蔓延に警戒すべきである」と結論づけていた。[4] その三年後に、NDM-1は米国に到達した。

レミの症例について話し合うために、トムと私は再び招集された。そして私は、彼女の脊椎にできた膿瘍が肥大し続けていることと、レミが歩行困難な状態であることを知った。間もなく麻痺を起こすだろう。担当医らは神経質になっていたし、私も同じだった。「私に考えがある」とトムが言った。彼が述べた戦略の概要は、三種類の抗真菌薬をこれまでにほとんど例がないほどの高用量で投与するというものだった。遠い国にいる少女を救うために、最後の賭けに出るわけだ。「それぞれの薬が互いに拮抗する可能性があります」と私は言った。抗真菌薬のなかには他の抗真菌薬の効果を弱めるものがあることを気にかけてのことだった。

トムは首を横に振った。「いや、大丈夫だ」トム・ウォルシュは自分の時間や専門知識を無償で提供した。すべては使命の一部なのだ。「この方法で彼女を救う」と彼は言った。私にはとても真似できないほどの自信に満ちた声だった。トムは小児科医がよく身に着けるようなアニメのキャラクター柄のネクタイをしていた。そのネクタイの柄をしばらくじっと見つめたあとで、トムは私を見て「心から信じているんだ」と言った。それから目を閉じ、険しい表情を見せた。またしても彼は患者の痛みを自分の痛みとして感じているのだ。それにしても、レミはどうやって白血病になったのだろうか。ランダムな突然変異か、それともベンゼンのような有害化学物質に曝露したのか？

おそらく私が答えを知る日は来ないだろう。トムは白衣をひっつかむと、私の背中を叩いて言った。

「さあ、仕事に取りかかろう」

　私のキャリアは、トムが世界を見るのと同じ見方で世界を見ようと努力するところから始まった。トムといると時間の流れは速くなったり遅くなったりした。彼が彼にしか理解できない方程式を書き連ねるのを横でただ眺めながら待つ時間は、恐ろしく長くて苦痛だったが、そのあとで彼が不可能なアイデアを可能にしていく時間や、私が諦めた問題を彼が解決していく時間は、一瞬のように感じられた。「時間が惜しい」と彼はいつも言っていたが、彼の世界では、それは抽象概念にすぎなかった。どうしようもなく散らかって見える物事にも焦点を見出すことはできるが、それには相応の努力が必要だった。研究室の実験台の前や黒板の前、誰もいない病院の廊下で延々と過ごした時間があってこその結果だった。

　こんなにも集中力が高く決意の固い人物と連携して働くのは、なかなかしんどいものだ。研究室を早退したり議論のためのミーティングを欠席したりすれば、ミッションは危うくなり、仕事に遅れが出る。トムは膨大な責任を抱えていた――レミの他にも面倒をみている患者が遠隔地に大勢いた。そばにいるだけで私にもその重圧は感じられた。レミの担当医らに電話しては、治療の進め方を指導する。「数時間後にまた話しましょう。絶えず最新の情報を知らせてください」トムが話すのを聞きながら、私はあることに気づいた。彼が考えつく治療計画はわずかずつ変化していた。少女のために絶えず計画を練り直しているのだ。私はトムのデスクに貼られたメモ書きに目をやった

——「無防備な人々を守る」。彼の指針であるその言葉は、私に希望を与えてくれた。私たちの仕事を崇高なものへと高めてくれた。

私がこの職業を選んだのは、感染性疾患の専門医であるハーバード大学教授・医師ポール・ファーマーに感銘を受けたからだった。ピューリッツァー賞受賞作家のトレーシー・キダーは、ポールのことを「世界を癒す」人物だと言ったが、その表現はそのまま、私の横にいる男にも当てはまる。

17 トランスレーショナルリサーチ

ダルバの受渡日が近づくにつれ、新薬が届くらしいという噂が病院内に広まった。ニューヨーク・プレスビテリアン病院は全米で最強とも言える薬剤部を抱えていたが、他に治験薬は扱っていなかった。会議中も、エレベータの中でも、カフェテリアを歩いているときでさえも私は好奇心旺盛な臨床医に呼び止められ、最新の情報を尋ねられた。ダルバはいつ到着するのか？　ダルバを使うと何がどう変わるのか？　なぜそんなに時間がかかったのか？

大手病院に治験薬を導入するのはかなりの大仕事だ。安価な血圧の薬から高価な抗菌薬まで、どんな治験薬の場合も、治験薬の管理を任される病院の薬剤部宛てに出荷される。薬剤部は被験者の登録、医師からのオーダーの受入れと検証、薬の調合や分包も担当する。薬が到着するとスタッフはその薬の保管と投与に関するトレーニングを受ける。治験薬の使用を希望する医師は、認可医療提供者名簿にあらかじめ名前を追加しておく必要があり、そのうえで、治験薬の投与を受ける予定の患者ごとに署名済みの治験同意書と関連登録書類を添えて薬剤部に依頼書を提出する。ダルバは厳重に管理されることになる。ダルバの処方をオーダーするのは、機密情報取扱許可を申請するようなものだ。

患者が治験薬の投与に同意すると、薬剤部は治験薬を調剤して患者の担当看護師に渡す。治験薬の投与後、患者は痒み、蕁麻疹、スティーブンス・ジョンソン症候群などさまざまな有害反応の徴候がみられないか注意深く観察される。単調でつまらないが、必要な過程であり、このやり方はうまく機能する。

ダルバのような新薬が在庫に加わると、新たな門番が加わる。抗菌薬の処方を希望する医師は、抗菌薬の管理者から承認を得る必要があり、管理者はその症例について審査し、不適切とみなせば申請を却下する。これはただでさえ複雑な手続きをさらに複雑にすることになり、医師と患者の関係をかき乱すおそれがある。患者は担当医から、尿路感染症の治療のためにシプロフロキサシンを処方したが、薬剤部の管理者から代わりにアモキシシリンを推奨されたと告げられるかもしれないのだ。

このような抗菌薬適正使用支援プログラムは数十年前から導入されているが、患者の診療にここまで深く関与するようになったのは、ここ数年のことだ。管理者は感染性疾患の専門家や薬剤師であることが多く、抗菌薬の適正使用を促進することによってスーパー耐性菌の拡大を抑える役割を担う。あなたも、病院で抗菌薬を処方してもらいたければ、管理者から承認をもらう必要があるわけだ。

私は研修医時代に夜間アルバイトで抗菌薬の管理者を務めたことがある。夜間や週末に、安易に抗菌薬を使用したがる医師らに利用を制限するようアドバイスしていた。誰にも感謝されない仕事だ——相手が強く望んでいることに対して断念するよう説得するのが仕事の大半だった——が、病院の経費を大幅に削減するためには必要な確認だった。いや、それよりも、患者を不要な薬に曝露させないことのほうが重要である。

抗菌薬を処方すべきかどうかの決定は、簡単に割り切れるものではない。感染症を治療するかどうかは、単純にイエスかノーで答えられる問題ではないのだ。抗菌薬を投与するにしても、処方期間をより短くするよう強く働きかけられる。私が医学生だったころには細菌性肺炎は八日間かけて治療されていたが、研修医時代には七日間になっていた。今はたいてい五日間だが、最近の研究によれば三日間にまで短縮できそうだ。抗菌薬の管理者はこうした変更を実践し、膨大な数の不要な処方が出されるのを防いでいる。

ところが、こうした努力が意図せぬ結果を招いている。抗菌薬管理者の存在が抗菌薬への投資を抑制してしまっているのだ。製薬会社は、高額な新薬を開発しても大半の病院で使用を厳しく制限され、医師による申請（または懇願）が必要になるとわかっている。承認を求める必要のない、誰もが日常的に何年間も使用できる薬を作ったほうが、遥かに儲かる。

ニューヨークにあるメモリアル・スローン・ケタリングがんセンター（ＭＳＫＣＣ）の感染性疾患専門医ケント・セプコヴィッツは、『ニューイングランド・ジャーナル・オブ・メディシン』誌に寄せた記事で、この分野の変わりゆく状況を次のように鋭く表現した。「かつて私たちは抗菌薬の揺るぎない支持者だった。早めに頻繁に抗菌薬を投与するよう同僚医師にも要請していた。ところが、しだいに当局が過剰使用や不正使用を非難するようになり、私たちも今はかつてと反対の姿勢をみせている。節制の鬼のような態度を取るようになった[1]。誰かの目を見て――神経質になっている医師や傷つきやすい患者の目を見て――ノーと言うのは難しいものだが、徐々にそれが私たちの仕事になりつつある。

スーパー耐性菌の問題全体を考えれば、ダルバはそのうちのほんの一ピースにすぎないことを私は知っていた。私たちにはもっと多くの治療選択肢が必要だった。私は自分の治験への患者登録を継続しながらも、臨床試験を必要とする新規分子を抱えている他の企業に誘いをかけていた。それこそが、いわゆる「トランスレーショナルリサーチ（橋渡し研究）」の本質である。アカデミックの世界では、研究室での発見を患者にとって意味のある進展へとトランスレーション（転換）する研究のニーズが高まっていた。私はそんなトランスレーションの担い手となるべく、絶えず文献をあさっていた。

理想の新規分子を選択するのは難しい。論文では良さそうに思えても、実用化するのは危険な場合もある。しかし私はこの探索を楽しんだ。薬について知り、その実験について内容をより深く掘り下げていく作業に、医師であることの喜びを感じていた。新薬を世界でも有数の病院に導入し、どの薬が有効でどの薬が無効なのかを明らかにする権限を私は与えられていたのだ。見知らぬ他人に未承認の製品を投与するのは細心の注意を要する仕事であり、だからこそ私は、学生時代や研修医時代には経験しえなかったほど深く医学と科学にのめり込んだ。「無防備な人々を守る」のは危険の多い仕事だ。私は毎日、病院勤務に入るときに、ちょっとした気の緩みですべてが簡単に台無しになるということを肝に銘じていた。人々の命を救う「次の薬」を見つけたいという思いが、私に夜更かしをさせた。白衣に袖を通せば、気合が入った。

ある日の午後、トムが候補分子を見つけた。まだ名称も決まっていないほど新しい抗真菌薬だった。二一世紀に入るころに大手製薬会社のメルク社で発見されたが、二〇一三年、同社はポートフォリオ審査（投資に関する詳細な財務分析）後に残念ながらこの新薬を放棄し、この化合物のライセンスをニュージャージー州のサイネクシス社に与えた。この化合物が試験管内で有効であること――目の届く範囲ではほぼすべての真菌を死滅させること――は初期の研究で示されていたが、メルク社としては、ヒトでも同様に有効かどうか、市場で高額の価格を維持できるかどうかについて確信がもてなかった。そこで同社は、この新薬がＦＤＡの承認を得た場合にはライセンス使用料を受け取れる形で取引をまとめたが、果たしてそんな日が来るのか、来るとしたらいつになるのかは誰にもわからない。

希少疾病の薬や、よくみられる疾患だが製薬業者の利益が見込めない薬の場合、「オーファンドラッグ（希少疾病用医薬品）」の指定を受ければ七年間は市場での独占販売が許される。メルク社の新薬はこの指定を受けたが、第一相試験で複数の健康なボランティア参加者七人に血栓がみられたことから、サイネクシス社はＦＤＡから、この薬の注射剤の治験を開始しないよう告げられた

（通常、第一相では一〇〇人未満を対象とし、第二相では数百人を対象とする。第三相の対象者数は数千人に及ぶこともある）。これは大きな痛手となったが、サイネクシス社は完全には立ち止まらなかった。この新薬の真の活路は経口薬にあるのではないかと考えたのだ。そのほうが投与期間を延長でき、入院期間は短縮できる。

トムは治験プロトコールを作成し、私はそのレビューを頼まれた。追跡調査に関する要件が多いので、私は参加者への謝礼を厚くすることを提案した。そうやって細部を詰めたあと、私たちはこのプロトコールを院内の臨床試験評価委員会（ＣＳＥＣ）に提出した。ＣＳＥＣも臨床試験を行うための関門の一つであり、あらゆる研究を科学的利点と実現可能性の両面から判定できる臨床研究者と統計学者で構成されている。この第一関門を突破してからでなければ、施設内治験審査委員会（ＩＲＢ）に申請を出せない。この治験は承認されるだろうと私たちは楽観視していた――この抗真菌薬の試験管内での効果は絶大だった――が、血栓のことだけが気がかりだった。

「ＣＳＥＣはどう考えるでしょうね」と、会議に向かいながら私はトムに言った。「闘う準備はできていますけどね」ＩＲＢとは異なり、ＣＳＥＣには私たちも出席して自分たちの提案を弁護できるのだ。ダルバの治験にはすでに数十人の患者を登録済みだったので、私はこの新しいプロジェクトにも意欲を燃やしていた。それに、これは当たりだ、とも感じていた。

議長を務める腫瘍学者が、開会を宣言した。彼はグレーの地味なブレザーを着ていて、コーヒーの横に書類を積み上げていた。会議には、男女十数名が出席していて、マフィンを頬ばり、コーヒーをすすりながら、トムの説明を聞いた。「この試験は、新規分子について検証する第二相試験です」トムは事態がいかに切迫しているかを説明した。真菌感染症の患者にはもはや治療が効かず、彼らの症状は何度でも再発する。そして再発のたびに治療は困難になっていく。「死亡率は八〇パーセントに迫っています。この新薬は彼らに希望を与えることになります」と私はレミを思いながら補足した。この治験では、他に治療法のない患者が男女を問わず対象となる。組み込まれる患者数はわずか六〇人でも、追跡調査のための診察を一〇回以上行い、参加者全員の血液検査を実施するなど、広範囲にわたって評価する予定だった。血栓に関しても慎重にモニタリングを行う。

トムが説明を終えると、議長は咳払いをし、「まずは、概要の説明をありがとうございました。しかし、いくつか問題があります。第一に、評価項目が設定されていません」と言った。私は他の委員がどう思っているのか気になって部屋を見回した。何人かがうなずいていた。

「そこは問題ありません」とトムは言った。

議長は目の前にある書類を調べ、「私の専門である腫瘍分野では、有効性の評価項目を事前に設定します。治療の効果がXパーセントの患者で確認できれば、その薬は有効だが、Xパーセントに満たなければ、その薬は有効ではない、ということになりますが」と言って該当箇所を指さした。

「この治験にはそのような記載がありませんね」

「それはおっしゃる通りです」

「なぜですか？」と議長は尋ねた。

二人は、会議参加者一同が見守るなか、互いをまっすぐ見つめた。「わかりやすく説明しましょう」と言ってトムは部屋をぐるりと見回した。「これは探索的試験です。この試験が難しいのは、患者の状況がそれぞれに異なるからです。彼らはみな、絶望的に追い込まれた状況にあります」「ですが、それだと統計学的な計算ができませんね」と別の男性が言った。「患者を複数のグループに振り分けていないようですし、新規分子と他の治療法の比較も行っていません。なぜですか？」「他に治療選択肢がないからです」と私が答えると、全員がこちらを見た。「比較できる治療法が残されていないんです」

トムもうなずいた。「その通りです」

「他に意見のある方は？」と言って議長が列席の面々を見回し、自由な意見交換を促した。ここからの数分で、私たちの治験の差し当たっての運命が決まる。私たちは委員会と対立したいわけではない。他分野の専門家にしてみれば、私たちの論理には納得しづらいところもあるだろうが、そうした点を議論するのは、客観性を確保するためだ。プロトコールを審査する面々を見つめるうちに、私は静かな怒りが込み上げてくるのを感じ、思わず、「私たちにはもう薬がないんです。真菌感染症の患者には選択肢が残されていないんです」と言っていた。

つかの間、部屋が静まり返った。これが結果にどう影響するのか、私にはわからなかった。次の瞬間、部屋の隅にいた女性が発言した。「私は納得しました。分野によって評価項目の立て方は違います。分野全体の状況も異なります。この試験は承認すべきでしょう」議長は手元の書類に目をやり、それからトムを見て言った。「私も同意します」

トムは立ち上がり、「ありがとうございます」と言って、部屋を出ていった。私はエレベータの前で彼に追いついた。

「やりましたね」と私は言った。

私たちはエレベータを降りると、六九丁目まで歩き、そこでトムは空港に向うタクシーを拾った。

「まだこれからだよ」

18　パイパー——母子の情景

トムはシカゴに発ち、私はオフィスに戻った。ダルバの治験は第一相試験をもうすぐ終えるところだったが、ここにきて患者をもう一人、組み込む必要が出てきた。書類仕事の最終局面を進めながら、私はこれまでに声をかけてきた患者のことを思い返した。ルース、ジョージ、アーウィン、ドニーのような人々だ。みな、バックグラウンドはさまざまに異なるが、内容のよくわからない治験に力を貸してくれようとしていた。この治験は彼らにとって、直接的な恩恵はないかもしれないし、治験が終わるまでに何人かは亡くなってしまうかもしれなかった。

三〇分後、私は新たに一人、治験に適格な患者を見つけた。パイパー・ラーソンという三四歳の女性で、左鎖骨付近にできた痛みを伴う赤いしこりが原因で入院したばかりだった。救急治療室の医師は皮膚感染症を疑い、バンコマイシンの静脈内投与をオーダーしている。私は聴診器をひっつかんで彼女の病室に向かった。超音波検査のスケジュールが入っているようだったので、その前に会っておきたかった。

パイパーはノースカロライナ州で育った。私が生まれたシャーロットの近くだ。今はウエストビレッジで写真家をしているが、ここ数カ月は仕事を離れている。「診断を受けた時点で私は仕事を辞めました。そうするしかありませんでした。自分の健康に集中するためにすべてをやめたんです」私は彼女のカルテを細部まで読めていなかったので、彼女が何のことを言っているのかわからなかった。私が彼女について知っていたのは、皮膚感染症の疑いがあるということだけだった。そこで、彼女から分厚い書類の束――かかりつけの医師による診療記録――を受け取り、彼女の病歴に関する不足情報を埋めた。彼女の話を聞きながら、目を通していった。いったい何の診断を受けたのか？　私がページをめくるあいだ、彼女はグラデーションカラーの髪に手櫛を通していた。

「まだショックから抜け出せなくて」と彼女は言った。そこに、亜麻色の髪の少年が入ってきた。六歳ぐらいだろうか。私の息子が着ているのと同じような、スーパーマンのパジャマを着ていた。おそらく昨夜、ベッドの空きが出るのを待ちながら、長い夜を救急治療室で母親と一緒に過ごしていたのだろう。細いメタルフレームの眼鏡をかけていて、前歯が二本抜けていた。

「ねぇ、ママ」

私はパイパーの胸部に目をやり、しこりを確認すると、書類に視線を戻し、診断名を探した。そこには「胃がん」と書かれていた。少年は母親にもたれかかり、「ねぇ、自動販売機で買い物してもいい？」と尋ねている。

パイパーが最初に来院したのは数年前のことだった。胃が痛くなり、いつまでも痛みが消えなかった。トム・ウォルシュの母親と同じく、彼女もその痛みを我慢しようとしたが、ついに耐え切れなくなり、内視鏡検査を受けた。そして最終的には生体検査で事実が明らかになった。パイパーの予後は辛いものだったが、腫瘍が他の場所に転移していない限りは望みがあった。

「ねぇママ？」

「パパが来るまで、ちょっと待ってね」とパイパーは答えた。

私の妻も同じようなことをよく息子に言っている。「あとちょっとだから。時間はいくらでもあるからね」と彼女は言ったが、おそらく彼女に残された時間はそう長くはない。胃がんの診断は、死の宣告になることもある。私は書類を下に置き、そばにいる母子をただ見つめた。この少年は将来、この日のことをどのように思い出すのだろうか？　悲しい少年時代の思い出の一部として、私の姿も記憶されるのだろうか。

「先生、大丈夫ですか？」とパイパーが私に尋ねた。

私の目には涙が溢れていた。「あ、すみません」私はわれに返り、「ちょっと考え事をしていて」と答えた。

「あの……私は大丈夫なんでしょうか？」と彼女は笑いながら言った。気まずくなりかけた場の空気を和ませようとしているようだ。「万事順調かしら？」私には確かなことは言えなかった。見知らぬ医師が今にも泣き出しそうになっているのを見るなんて、恐ろしく不安になったに違いない。

だが私は、腫れたしこりが転移の徴候なのかどうか、腫瘍が胃からリンパ節や骨に移動したことを示す症状なのではないかと思案しているうちに、この少年は母親なしで育つことになるのだろうかと考えてしまったのだ。

「ちょっと失礼します」と言って私は部屋を出て、彼女のファイルを引っ張り出した。がんは寛解したことになっていたが、首の近くのしこりは最悪の事態の前兆である可能性があった。単なる皮膚感染症ではないかもしれない。左鎖骨上窩リンパ節にがんが転移して起こるウィルヒョー結節の可能性があった。リンパ系は、体中の組織からなる複雑なネットワークで感染を捕捉するための仕組みとして作られているが、リンパ節で腫瘍を捕捉することもある。あるいは何でもなくて、ただの虫刺されか転倒後の打撲傷である可能性もなくはない。とにかく彼女は――リンパ節の状況が明らかになるまでは――私の治験の対象にはならない。あのしこりは蜂巣炎のようには見えなかった。この不確定さは除外基準に該当する。

私は病室に戻り、ロリポップキャンディーを手に持って床に寝そべっているパイパーの息子を踏まないように回り込んでベッドの脇まで進んだ。彼女の輪郭の薄れた顔と腫れたしこりを見てから、彼女の息子を振り返った。この少年がちょうどトム・ウォルシュと同じように母親なしで育つのを想像しつつも、私は平静を保とうとした。トム・ウォルシュは科学に対して鼻が利き、読書が好きで、力強い握手をする、軍人びいきの若者に育った。彼のお気に入りの絵本『ちびっこきかんしゃだいじょうぶ』のタイトルの通りだ。ちびっこくん、だいじょうぶだ、がんばれ。私はできるだけ冷静に、パイパーに伝えた。「あなたのカルテを見て再検討しましたが、あなたは私の治験の対象にはならないようです」パイパーは頷くと、息子に自動販売機用のコインを追加で手渡した。私は部屋を出る前に、言葉を足した。「少なくとも今は、という意味です。お時間をいただきありがとうございました。またお会いしましょう」

私は再び現代医療の現場の喧騒に圧倒されつつ、自分の靴を見つめながら、蛍光灯に照らされた廊下をぶらぶらと歩いていった。医師も看護師も大急ぎで携帯電話を操作し、コンピュータに情報を入力し、その脇を患者とその家族が忙しなく通り過ぎる。奇妙な職場だ。素晴らしい場所でありながら、悲惨な場所にもなりえた。人の命を救い、医師であることの素晴らしさ――病気を治し、人間関係を築き、新薬を発見する――を味わえる一方で、辛く厳しい瞬間も避けては通れない。そんな辛い現実に、私は打ちのめされた。そのような瞬間にどう備えればよいのか、私はいまだにわからずにいる。おそらく、わかる日は来ないのだろう。長い廊下を通り抜けた先で、靴からドアノブに視線を上げた瞬間、誰かに肩を叩かれた。「どうしたんだ？」トムだった。「何があった？」

「飛行機に乗ったんじゃなかったんですか？　私はてっきり――」

「予定変更だ。何があった？」他人の痛みを自分の痛みのように感じ取ることのできるトムは、私の痛みを引き受けようとしてくれていた。心痛と疲労が彼の顔全体に刻まれていた。いつの日か私の顔にも同じように刻み込まれることとだろう。

「辛い一日でした」と答えた私の声は、鋭く響いたが、小刻みに震えていた。「それだけです」

トムは私の背中に腕を回してぐっと力を入れ、「わかるよ」とそっと言った。「何か私にできることはあるかな？」その柔らかな言葉と重い瞼の下に、彼の揺るぎない活力が感じられた。彼の情熱は陰ることがなかった。

「わかりません。少し気を紛らせようと思います。気まぐれにまかせてみようかと」そう言って私は、パイパーがしていたのと同じような笑い方をし、自分の心に耳を澄ませた。

トムはしばらく考えてから言った。「きみはバージニア州沿岸部にあるシンコティーグ島の小さなポニーのことを知っているかな?」

私は目を拭うと、今度は本当に笑った。「実のところ、知らなくて」何年にもわたって私は、ペロポネソス戦争からペレストロイカに至るまで幅広いテーマのミニ講座をトムから聞かされてきたが、これは初耳だった。「小さなポニーですか?」

「少し一緒に歩こう」と彼は言った。

「ありがとうございます」

「そうだ、忘れないうちに。一つ新しい情報がある」

「というと?」

「レミは快方に向かっている」と言って彼は顔を輝かせた。「ずいぶん良くなって、感染症はほぼ完治したよ」

19 西のウォール街

抗真菌薬試験の審査が進む一方で、ニューヨークではカンジダ・アウリスと呼ばれる新たな真菌に感染した患者が急増しており、トムと私は薬の確保を急ぐ手立てが他にないか考えるのに忙しかった。カンジダ・アウリスは二〇〇八年に七八歳の日本人女性の耳のなかで発見され[1]、急速に世界中に広まった。その分布パターンは予測不可能で――英国の救急治療部では、腋の下で計測するタイプの再使用可能な体温計から検出された――それが今度はマンハッタンに出現した。この真菌は抗真菌薬治療に耐性を示すことが多く、死亡者数は急増していた。ニューヨーク・タイムズ紙の記者からトムに電話が入り、何か手立てはあるのかと質問してきたとき、私はトムのオフィスにいた。「マッカーシー博士にも話を聞くべきでしょう」と言って、トムは電話を私に渡した。

私たちはすでに、新たな抗真菌薬が試験管実験でカンジダ・アウリスを死滅させたという報告を目にしていて、その新薬を患者にも使用できるようにしたいと強く願っていた。これはリスクを伴う不確かな一手だった。治験を通して徹底した検証を行うという標準的な手続きを飛ばして先を急ごうというのだから。しかし、時間がなかった。カンジダ・アウリス感染症の患者がどうなるのかを、私はすでに目の当たりにしていた。真菌の感染拡大を防ぐために、特別室での隔離を余儀なくされた患者もいた。私は何とかしてより良い選択肢を見つけ出したいと願っていた。トムは製薬企業サイネクシス社とのミーティングを手配し、話を聞いてもらうためにニュージャージー州の本社に出向いた。

サイネクシス社は、二〇一五年、メルク社から別会社として独立して間もなく——ちょうど、カンジダ・アウリスがニューヨークに達したころ——ノースカロライナ州からニュージャージー州ジャージーシティにあるコンクリート建築のオフィスパーク「エクスチェンジ・プレイス」に移転した。ハドソン川と対岸のマンハッタン南端を一望できるエクスチェンジ・プレイスは、全長約六〇〇メートルほどの平凡なビル街で、安価な事務所スペースと見事な景観を求めて企業が集まり、マンハッタンの金融街とは無関係ながらも「西のウォール街」などと呼ばれていた。

トムと私はハドソン川西岸に小さく開けたコンクリート造りの商業街を歩いていった。ベーカリーカフェ「オー・ボン・パン」の前を通りすぎ、ポインセチアの鉢植えに沿って進んだ。「きみは、あの花の名前の由来を知ってるかな?」と言ってトムがポインセチアを指さした。「米国の初代メキシコ公使ジョエル・ポインセットは、医師であり植物学者でもあった。彼は——」しかし彼の解説が終わる前に、私たちは受付に到着し、三六階の会議室に案内され、そこでトムはまるで政府要人のように丁重な挨拶を受けた。サイネクシス社の社員はみな彼の業績を知っていた。

「私たちはみな、強力な新薬について話すために集まりました」私たちが席に着くと同時に、シルビアという名前の南米出身の医師が話し出した。「あなた方と同じく、私たちも期待に胸を躍らせています」以前、別の新薬開発プロジェクトでトムと数年間、一緒に働いたことがあるシルビアは、ここまで言うとトムにマイクを回した。

「私たちには治験プロトコールが必要です」トムは発言を強調するために立ち上がって言った。「カンジダ・アウリスの症例は予想もしなかった場所で発生し、何人もの患者が亡くなっています」それから彼は私を見て左手をすっと伸ばし、発言のバトンを渡した。

「私は先週、一件の症例に遭遇しました。その前の週にも一件」私の患者の一人は、何としても感染部を切除しようと内視鏡手術を一二回以上受けたが、カンジダ・アウリスは広がり続けた。一四回目の手術後に、この患者は娘に会いたいと懇願したが、私は聞き入れなかった。リスクが高すぎるからだ。結局、この女性患者の治療はトムに引き継がれ、最終的に完治した。

「私たちはもう限界に達しています」と私はサイネクシス社のチームに向けて言った。「何か新しい手立てが必要なんです。そして、その手立てをあなた方はお持ちのはずだと、私たちは信じています」

シルビアがパワーポイントを開いた。「お力になれると思います」と言って、スライド画面を指した。「感染症と闘うためのプロトコールも作成済みです」彼女は力強く冷静な語り口で、治験の詳細を手短に説明してくれた。綿密にデザインされていたが、ＣＳＥＣおよびＩＲＢの承認を得るまでには数カ月かかることを、私は知っていた。

「何かもっと迅速な手段が必要です。コンパッショネート使用制度を適用できないでしょうか？」と私は言った。他に治療法がない場合に、瀕死の患者に未承認薬を例外的措置として使用する制度だ。この考えがどのように受けとめられたのかを確かめようと、私は会議室を見回した。みな、ほぼ無表情だった。「そうすれば、すぐにでも患者に投与できますし、規制当局の面倒な手続きを回避できます」

議長席にいる男性が首を横に振った。「プロトコールは必要です。そのような形で提供するわけにはいきません」

「私も同感です」とトムが言った。「誰に効果があり、誰に効果がないのかを知る必要があります。治験はすべきです」

「それには時間がかかります。私たちには時間がありません」と私は反論した。

「私はトムに賛成です」とシルビアが言った。「私たちは正規の手順を踏む必要があります。多少の時間はかかりますが、私たちはすでにプロトコールを準備し、インドで運用中です」インド亜大陸ではカンジダ・アウリスが大流行していて、インドの規制の枠組みは米国とは根本的に違った。インドで薬を迅速に配給するのは別の意味で難しいことだった。シルビアはトムと私を見ながら言葉を続けた。「あなた方のお力添えがあれば、私たちは米国でも緊急使用の手続きを行うつもりです」

「米国の症例の八〇パーセントは大都市圏で発生していますが、患者がいるのは大きな病院ばかりではありません」と私は言った。会議室を見回すと、何人かが軽くうなずいていた。「小さな病院も、在宅介護も、子ども病院も含めて、すべての患者を把握する必要があります」とトムが続けた。そう、私たちの力で「無防備な人々を守る」のだ。

「そこで、次のスライドをご覧ください」とシルビアが割って入った。電話の写真が映っていた。「ホットラインを設営し、責任を明確にする必要があります」

「私が担当しよう」とトムが言った。この反射的な彼の行動に、私はもはや驚かなかった。ハリケーン被害の救出活動から長期休暇中の病院での当直まで、ボランティア活動の機会があれば彼は決して逃さない。かつて教会でミサの侍者を務め、ボーイスカウトでも最高位の「イーグル・スカウト」の称号を取得していたトムは、NIHからコーネル大学へ移る前も、米国公衆衛生局で部長職まで昇進していながら、ハリケーン「カトリーナ」後の災害復興だろうと九・一一後のマンハッタン南端部だろうと、救援活動に参加できる機会があれば飛びついていた。「一緒にやろう」と言って、トムは私を見た。

「二四時間三六五日、休みなしですか？」と私は尋ねた。トムが学会で留守の間、誰がホットラインの責任者を務めるのかは明白だった。そう、私だ。

「そうです」とシルビアが言った。「電話を受けたときに、すぐに行動に移せる人物が必要です。症例を精査し、その患者がカンジダ・アウリスに感染しているかどうかを判断し、患者に治療薬を投与できる人物です。少しの遅れも許されません」

私は、真夜中に半狂乱でかかってくる電話に応答するところを想像した。ほとんどの医師は、カンジダ・アウリスについて聞いたこともないし、聞き覚えがあったとしても実際に診察したのは一例か二例がいいところだ。感染の封じ込めと治療に関してはまだ不確かなことが多く、人生を変えるほどの決断を即座に下す必要がある。しかも、病院ごとに使用される診断法が異なるので、問題は一層複雑である。遺伝子検査で特徴的なＤＮＡ配列を探して病原体を検知しようとする病院もあれば、生化学的検査を実施する病院もあるが、後者では真菌は誤認されることも多い。うちの病院ではマトリクス支援レーザー脱離イオン化飛行時間型質量分析法（ＭＡＬＤＩ－ＴＯＦ ＭＳ）と呼ばれるテクノロジーを採用していた。大半の医師にとっては馴染みのないプラットフォームだ。電話での問い合わせに答えるのは、簡単な仕事ではない。誰かの命が懸かっているとなれば、会話は必然的に取り乱したものになるが、情報は不十分だ。

「それじゃあ、休暇も取れないんですか？」と薄くあごひげを生やした男性が尋ねた。

「電話は私が取ります」とトムは言うと、コーヒーを一口すすり、テーブル越しに私を見て、「マットと私で対応します」と続けた。私はもう何年も彼が緊急事態――意識不明に陥った患者や、遥か遠方の医師からの取り乱した電話など――に対応するのを見てきたが、私に同じような対応ができるかどうかは疑問だった。冷静かつ慎重に、自信をもって、周囲を安心させる。トムには、めったにないがきわめて重要な資質――そこらへんにいくらでも転がっていそうだが、実際に手にできれば非常に有用な資質――が備わっている。彼は勇敢なのだ。私が自分では決して手を出さないようなことに、彼はボランティアで手を挙げる。そして、やらされなければ試しもしないようなことを、私にやらせる。今回もそうだ。

「私たちで対応しましょう」と私は言った。

私はトムのようになりたかったが、トムのようになれるという確信はなかった。私は、プレッシャーを受けながら良い業績を残せたときのこと、難問に真正面から取り組んで成功したときのことを思い出そうとした。すると、同点で迎えた満塁の場面での投球シーンが思い出された。「私たちがやります」と私は言いなおした。

サイネクシス社とのミーティングでは、薬の開発がなぜこんなにも複雑なのかが晒け出された。同社の新薬の静注製剤は、FDAがヒトを対象とした治験を差し止めるほど危険だったが、経口薬は十分に有効であり、ホットラインを設営すれば、より迅速に供給できる。私たちはその日の午後の残りの時間を物流の問題の解決にあてた。

ジャージーシティの会議室で行われた交渉は、トムにとってはお馴染みのやり取りだった。彼はこれまでに、二八カ国、一〇〇を超える病院の患者を診療し、大勢の患者のために薬の緊急放出を手配してきた。患者の多くは子どもだった。メルク社との仕事では、コスタリカで致死性の真菌感染症に苦しむ重病の乳幼児たちに抗真菌薬カスポファンギンを届けるために動いた（九例のうち八例が生存した）。カンジダ・アウリスに対処する取り組みは「次のプロジェクト」にすぎない。ミッションの一部でしかないのだ。「私の電話はいつでも電源が入っている」とトムは言った。

「本当にそうね」プレゼンテーションの片づけをしていたシルビアは、くすっと笑いながらそう言うと、水を一口飲んだ。「あなたの電話のことなら、よく知っているわ」

20 トロイの木馬

「良いミーティングでしたね」サイネクシス社の本社から夕暮れの日差しのなかに踏み出しながら、私はトムに言った。「できれば、また訪れたいものです」いくつものアイデアが押し寄せてきて、私は頭がクラクラした。同社との治験や共同研究を夢想し、この新しい抗真菌薬をドイツにいるレミに届けられるだろうかと思いを馳せ、しだいに、二四時間体制のホットラインを受け持つのも悪くないと思えるようになってきた。「ようやく前進だ」と私はそっとつぶやいた。

マンハッタンに戻る長い道のりを歩く途中で私は、レファムリンという抗菌薬が肺炎に対する治験で予想を上回る結果を出し、予想よりも遥かに広範囲で使用できることが示唆されたという知らせを受け取った。レファムリンは二〇一四年にＦＤＡによって迅速に承認されたが、私はこの薬が肺炎に効くとは思っていなかった（ダルバと同じく、当初は皮膚感染症の治療を意図していた）。レファムリンは、細菌タンパク質の産生異常を引き起こす。チョコレート工場の製造ラインにルーシー・リカードを送り込むようなものだ〔訳注／米国で人気を博したシチュエーションコメディ番組『アイ・ラブ・ルーシー』の登場人物ルーシー・リカードは、新人従業員として工場に雇われた際に、ベルトコンベアで流れてくるチョコレートを包装する作業を任された。一個でも包装し忘れたらクビにするとマネジャーに言われたルーシーは、包装の間に合わなかったチョコレートをすべて食べてしまった」。しかし、製薬企業各社はレファムリンをヒトに適用するのに最適な剤形をなかなか見つけ出せなかった。そのため何十年も棚上げされてきたが、ダブリンを拠点とする製薬会社ナブリバ・セラピューティクス社がこの薬の潜在的な力を引き出す方法を見つけ出した。[1]「ようやく追い風が吹いてきましたね」私はハドソン川の地下を通るホーランド・トンネルを抜けてマンハッタン側に出るあたりで、トムに言った。

トムは渋滞の車の列を指差して笑った。「もう少しだな」

レファムリンは相次ぐ成功例の一つにすぎなかった。FDAは複雑性尿路感染症の治療薬としてメロペネム・バボルバクタムという新しい配合剤も承認済みで、メロペネム耐性を獲得したスーパー耐性菌の感染症も適応症に含まれる。不思議なことに、バボルバクタムは単独では役に立たなかった――抗菌薬としては使い物にならないと誰もが思っていた――が、他の薬物の効力を強める働きがあった。[2]私はこれをよく、筋肉増強剤に例える。つまり、元はただの強打者だったメロペネムを殿堂入り級の選手へと変えたわけだ。メロペネム・バボルバクタム配合剤（商品名バボメール）の承認は、ボルネオの宣教師が「ミシシッピの泥」を掘り出して以降の抗菌薬の発見のなかでも、とくに胸躍るニュースだった。そして私は、間もなく私たちが実施することになる治験に思いを馳せた。

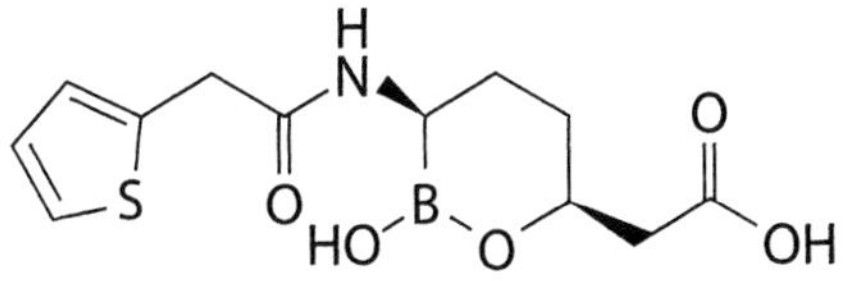

バボルバクタムの化学構造式

セフィデロコルという抗菌薬の開発も私たちの心を躍らせた。「世界で最も危険な細菌」リストに定期的に名を連ねるスーパー耐性菌の一つであるアシネトバクター・バウマニを死滅させることが明らかにされていた。セフィデロコルは感染症治療法の第一選択ではないが、分子レベルの策略を用いた治療法としては筆頭に挙がる選択肢の一つだ。細菌は鉄分を好む――細菌には鉄分を探して取り込む特殊な機構が備わっている――ことが知られており、セフィデロコルの製造元はこれをうまく利用して小回りの利く新薬を作った。鉄分に結合する分子に抗菌薬をくっつけることにより、病原菌を欺いて薬を取り込ませるのだ。この手法は「トロイの木馬」方式[3]と呼ばれており、この手法が有効であることをセフィデロコルは実証したわけだ。

「素晴らしいニュースばかりですね」その週の後半に、セフィデロコルの製造元である製薬会社の販売員と一緒にセフィデロコルのデータを精査しながら私は言った。「非常に素晴らしい」自分のオフィスに戻った私は、窓の外で風に翻る旗を眺めながら「セフィデロコルの価格はいくらですか？」と尋ねた。

「いくらであっても、半額にしてください」私がこのミーティングを受け入れたのは、セフィデロコルの研究に関心があったからだが、それ以上に、セフィデロコルを使えば、あのクイーンズ区出身の機械工ジャクソンの感染症を治療できるかもしれないと考えたからだった。

「価格をどのあたりに設定することになるかはわかりません」と販売員は答えた。セフィデロコルはまだＦＤＡの承認を得ていないため、価格も決定されていないのだ。「ですが、ただいま検討中です」と言って彼は私に大量の図表を手渡した。「ご存じのとおり、市場が負担できる額、というのがお決まりの答えです」そのフレーズなら、私も幾度となく耳にしてきたし、言い古されて何の意味もなさなくなっていた。市場が負担できる額――市場から搾り取れる限りの額、のほうが近いだろう。患者は薬を必要としていたが、市場は薬を持続的に供給できるようにはデザインされていなかった。一錠の薬に一〇〇〇ドルも支払える人がいるだろうか？　あるいはもっと高額かもしれない。少なくとも、ジャクソンには支払えないだろう。

製薬会社は通常――アメリカ先住民のための保留地に特許を移さない限りは――一二～一五年間の市場独占期間後に、ジェネリック医薬品会社と競争することになるが、ジェネリック医薬品会社に邪魔されなければ、実のところ、特許の期限が切れたあとも価格を吊り上げることができる。二〇一三～二〇一六年の間に、抗菌薬の一〇種類に一種類は競合が現れず、九〇パーセントも価格が上昇した。[4] トロイの木馬方式の薬を他の製薬会社が作らなければ、セフィデロコルの価格は急騰する可能性があった。「高すぎるようなら、私たちは使いません」と私は言った。

新薬の研究に従事している人々はたいてい、価格高騰に介入して阻止するように立法者に働きかけるが、実際に立法者が動くことはまれだ。市場に介入したり他国から特許の切れた薬を輸入したりすることに興味を示す人はほとんどいない。つまり、これ以上ないほど革新的な発見であっても警戒しなければならないということだ。それでも私は心強さを感じながらミーティングを後にした。製薬会社の販売員は明らかに研究に熱心で、新たな研究に出資する方法についてもいくつか提案してくれた。ミーティングの後も、自分で担当したものも含めて過去に成功を収めた治験のデータを次々に検討するうちに、さまざまなアイデアが湧いてきた。私はダルバ治験前期の最後の患者をすでに登録し終えており、ダルバを最初の患者に投与する準備は整っていた。

それから数日間、トムのオフィスは小さなシンクタンクと化し、私たちは長時間かけて、ダルバが患者たちにどのように影響するかを予測しようとあれこれ考えた。こうした時間こそがトムと一緒に働く醍醐味だった。彼とならば何でもできそうに思えた。彼は現代のホレイショ・アルジャー[訳注/一九世紀後半に少年たちに夢を与え勇気づけるような冒険小説を数多く書いた米国人作家]だ。私のようなひねくれ者も信奉者に変えてしまえるほどの前向きさで満ち溢れていた。レファムリン、バボルバクタム、セフィデロコルで有望な結果が得られたことは祝福に値する。だが実は、私たちのオフィスからわずか二ブロックしか離れていない場所、六八丁目の通りを挟んだ向かい側にあるロックフェラー大学では、そうした成果も色褪せて見えるほど途方もない発見が静かに進行していた。それはまだ誰も話題にしていない、聞いたこともない発見だったが、スーパー耐性菌に対する私の闘い方をすっかり変えてしまうような発見だった。

パート4

表面下での出来事

21　ロックフェラー家

ウィリアム・ロックフェラー・シニア（一八一〇―一九〇六）は、顧客をうまく口車に乗せるために必要とあれば身体障がい者のふりをしてまで偽物の薬を売りつけるような悪徳行商人だった。医療トレーニングを受けたこともないのにロックフェラー医師と名乗り、がんの専門家だと偽り、万能薬や不老不死の薬を国中の病人に売り歩いた。[1] そのような詐欺師の息子として生まれたジョン・デイヴィソン・ロックフェラー（一八三九―一九三七）は、父親とは対照的な人生を歩む――熱心なバプティスト信者となり、産業界の指導者となる道を選んだ。そして、全米で最も裕福で、ときには最も嫌われる、冷徹な石油王となった。ロックフェラー家の歴史を見ると、彼らは無防備な人々を守るのではなく、無防備な人々の弱みに付け込み、決して裕福ではない人々――家を温かくし、家族を養い、子どもを癒したいと願うすべての人々――の財布から搾り取れるだけ搾り取っていた。

だが、かつては全米で盛んに話題にされてきたロックフェラー家のこうした印象は、時代が進むにつれて挽回されていった。それは、ロックフェラー家の子孫が家名を守ろうと積極的に努めてきた結果でもあるが、勘どころを押さえた見事な慈善寄付の恩恵でもある。バプティスト、なかでも福音派バプティストの信者は水を贖罪の象徴としているが、ロックフェラー家は、より具体的な形で――慈善活動で――贖罪を成し遂げたのだ。

もちろん、世間一般の認識と現実は必ずしも一致しない。世間の人々が抱く「ずる賢い人物」という印象とは裏腹に、ジョン・D・ロックフェラーは朗らかで信心深く、金銭的に余裕のない十代の若者だったころから慈善事業に熱心に寄付していた。[2] 奴隷制度廃止を求める闘いなど、進歩的な理念を支持する完璧主義者であり、医療革新と科学研究にも情熱を注いだ。公共への広報活動には無頓着で、世間から注目を浴びるのを嫌がり、独り静かに揺り椅子に座って過ごすのを好み、[3] 公表を前提としたインタビューを受けることはほとんどなかった。同時代を生きた人々が彼に対して抱いていた考えは、おおむね間違いだった。私たちが抱いている考えも、間違っている可能性がある。

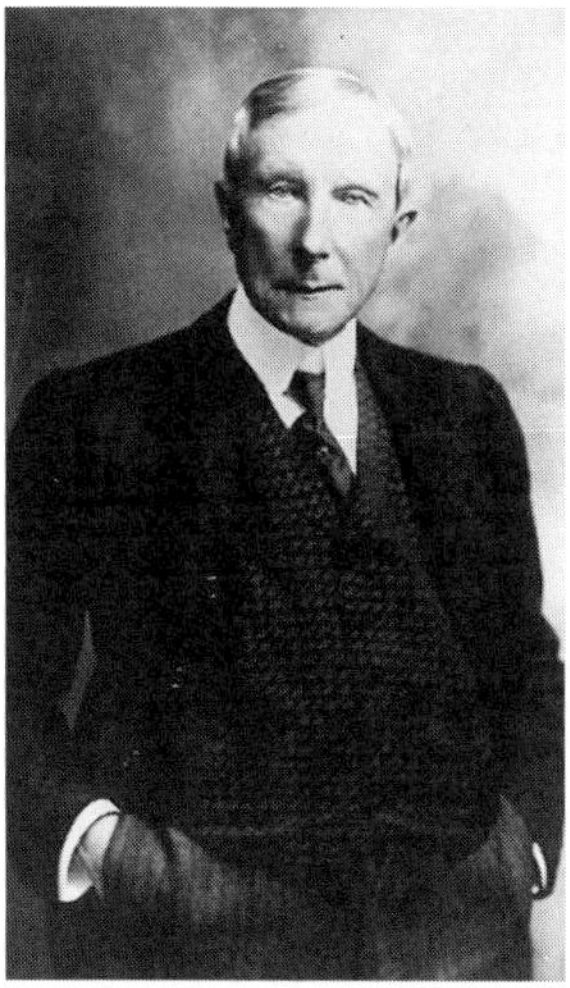

慈善家、実業家のジョン・D・ロックフェラー。1897年ごろの撮影
©Getty Images

ジョン・D・ロックフェラーは、二四歳のときに偽医者だった父親のもとを去り、素人ながら精製業者として石油業界に飛び込んだ。最初のうちは中間業者として、南北戦争の真っただ中で、ペンシルベニア州西部の油田から採掘された貴重な原油を人口増加の著しい都会の住民に届けた[4]（代理

人を雇って彼自身は戦場を避けた）。やがてジョンは、事業パートナーを次々に追い出し、クリーブランド最大の石油精製所の支配権を一手に掌握した。間もなく彼の会社は、全米および欧州全域で大量の石油を輸出し、莫大な利益を得るようになった。急成長していた鉄道産業の有力者たちとの密室の取引に支えられ、ロックフェラーは出荷先を競合他社に比べて遥かに少数に絞ることができた。いかさま師の息子ながら、きちんとした身なりで、髭もすっきり剃り上げた、青い目のこの男は、瞬く間に米国一の大富豪になった。

ジョン・ロックフェラーのスタンダード・オイル社は、二〇世紀が終わるころには市場の九〇パーセントを支配し、競合他社を駆逐して廃業に追い込んだ。近代で初めて世界市場を独占する大企業が誕生したのだ。しかし、ロックフェラーによる敵対的買収にキリスト教徒としての信仰心が深く関わっていたことを知る人はほとんどいなかった。ロックフェラーは、お金を稼ぐように自分は運命づけられていると信じ込んでいた。そしてまた、稼いだお金を手放すのも神に与えられた自分の責務だと思っていた。中年になると、ロックフェラーは次第に日々の会社経営から身を引き、慈善事業に注力するようになった。アレクサンダー・フレミングがブローニュの軍事基地の地下室で懸命に働き、ゲルハルト・ドーマクがウクライナの森をさまよい歩いていたころ、ジョン・D・ロックフェラーは自身の莫大な財産の手放し方をあれこれ考えていたわけだ。

彼は大学の設立を提案された。ロン・チャーナウ著『タイタン――ロックフェラー帝国を創った男』の記述によれば、ロックフェラーの慈善事業のアドバイザーの一人が、当時を代表する偉大な医師ウィリアム・オスラーによって書かれた分厚い専門書『医学の原理と実践（*The Principles and Practice of Medicine*）』〔未邦訳〕を読んで、ある着想を得た。[6] ベルリンのロベルト・コッホ研究所やパリのパスツール研究所に対抗できるような世界最高レベルの研究所を米国にも創立すべきだと考えたのだ。

そのような形での慈善事業への寄付は海外では珍しくなかったが、米国では事実上、存在していなかった。この分野への寄付は、特定の大学や著名な研究者とその研究室を対象とすることがほとんどで、新たな研究施設の創設のために寄付されることはなかった。だが、ロックフェラーは先駆者になることを誇りに思い、一九〇一年の夏、ロックフェラー医学研究所の設立基金を寄付することに同意した。医学の革新を促し、創意工夫を奨励し、生産性を高めるために、一〇年間で二〇万ドルを――大金ではあるが一時的投資として――寄付すると約束したが、このとき、ロックフェラーは独自の要件を一つ提示した。[7] 資産管理を理事でもなく管理人でもなく科学者に任せることを要求したのだ。

こうしてマンハッタンのアッパーイーストサイドのレキシントン街に面した褐色砂岩（ブラウンストーン）張りの建物二棟に研究所が設立され、科学者が集められ、サイエンスファンタジーのような成功劇が繰り広げられることになる。一九〇三年には、イースト川沿いの六四丁目と六八丁目の間にあった約五万二六〇〇平方メートルの農地を買い取って大学の敷地とした（現在もロックフェラー大学はそこにある）。そしてすぐに、ロックフェラー研究所は成果を出した。一九〇四年に髄膜炎がマンハッタンで大流行したとき、ロックフェラー研究所の研究者たちは治療法を発見し、何千万人もの命を救った。[8] この成果に満足したロックフェラーは研究所の財源に数百万ドルを追加した。彼がこんなにも熱心に医療に投資したのは、ひょっとすると、父ウィリアム・ロックフェラーが偽物の薬を売り歩いたことに対する償いの気持ちがあったのかもしれない。小さな大学ではあったが、梅毒の病原体の培養に最初に成功し、ブドウ球菌感染症が突然変異によって変化することを解明して、評判はどんどん高まり、有名になっていった。だがそうなっても、後援者であるジョン・D・ロックフェラーは裏方に徹した。彼の精力的な支援を受けた科学的進展についても、その功績は他人に譲り、功労者として名を連ねることはなかった。ニューヨーク市にある彼の自宅から大学までの距離はわずか数マイルだったが、彼がイースト川沿いのキャンパスを訪れたのは一度だけだった。[9]

22　溶解素

アレックス・チャップマンはちょっと変わった研究をしている。彼は、朝、いつものように子どもたちをマンハッタンのアッパーイーストサイドにある小学校に送り届けると、ロックフェラー大学を通り過ぎ、白衣を着用し、他の人が話題にするのも嫌がる「ある物」の収集に精を出す。若い患者にも高齢の患者にも声をかけ、便を提供してもらえないかと、そっとお願いするのだ。四〇歳になるこの教授は、これをもう何年も続けている。提供に同意してもらえることも多く、その場合は彼か彼の助手が便を採取し、安全に持ち運べる専用容器に入れ、病院の四階にあるトム・ウォルシュの研究室の隣の研究室に設置された大型冷凍庫まで運ぶ。医療センターの奥まった場所にひっそりと、世界で最も貴重な糞便コレクションが保管されている。

チャップマンは、ＮＩＨによる五年間の研究助成を受け、レミやドニーのような白血病患者や幹細胞移植を受けた患者の腸内に棲む細菌を調べる研究の主任研究員を務めている。政府は、彼ならスーパー耐性菌による感染症に罹る人と罹らない人がいる理由を解明できる――それどころか、スーパー耐性菌にどう対処すればいいのかも解明できるに違いない――と信じて彼に賭けているのだ。ドニーの指の切り傷にはどう対処すればよかったのか？　レミはなぜあんな珍しい真菌に感染したのか？　チャップマンは、腸の蠕動運動ほどの前進を日々重ね、地道に答えを探し出そうとしている。

今のところ、この賭けは悪くなさそうだ。チャップマンの研究チームでは、抗菌薬を添加した培養皿を使用して、ヒトの排泄物に含まれる危険な細菌を同定し、それと同じ微生物が血流感染症の原因にもなるかどうかを観察していた。大変な作業だし――便まみれで働くのは、思う以上に地味で地道な作業だ――意味のある結果を生む保証もない。それでも、チャップマンはいいところに目を付けた、という見方が学界で広まりつつある。何か大きな発見につながりそうな予感が広がっているのだ。彼は米国臨床試験協会（ＡＳＣＩ）から優れた若手研究者に贈られる賞の受賞歴があり、米国で最も有望な臨床研究者の一人と目されている。また、ロックフェラー大学の科学者とも緊密に連携して研究している。

遺伝子配列を解読する技術が向上したおかげもあって、チャップマンの研究グループは、体内に生息する多様な微生物のコレクションについて理解を深めている。間もなく医師たちは、各患者の体内に生息する細菌の構成を一覧表にして提示できるようになるだろう――そうなれば、体内微生物の構成に基づき、どんな病気に罹りやすいかを患者に知らせることもできるようになる。ある患者は食事習慣が原因でアルツハイマー病に罹りやすくなっているかもしれない。別の患者は朝の通勤途中に接触する微生物のおかげで糖尿病を予防できているかもしれない。ヒトの体内には通常、約一〇〇兆種類もの細菌が生息しているが、そのうちのどれかがスーパー耐性菌に突然変異する可能性だってある。その先は、どうなる？

ニュージャージー州でホットライン設立についてミーティングした日から数週間が経ったある日の午後、いつもの回診を終えた私は、ニューヨーク・プレスビテリアン病院の廊下でチャップマンにばったり出会った。「ちょうどきみを探していたところだよ」と彼は言った。感染性疾患の専門家であるチャップマン医学博士は、涼やかな目をしていて、手には書類の束を抱えていた。「きみに渡したいものがあって」

「何かな？」彼と私は時々互いに間違われることがあった。二人とも褐色の短髪で、四〇歳前後の白人男性で、スーパー耐性菌の研究をしていた。私は彼に定期的に医学的な助言を仰いでいたし、彼からは以前に一度ご家族の診療を任されたこともあった。彼のおかげで私は医学の世界でも「プロ同士の仲間意識」を感じることができた。彼は私のチームメイトだ。

「新たに治験をやろうと思っていて、きみにも加わってもらいたいんだ」と言って、彼は私に一枚の書類を手渡した。ざっと見てだいたいのことはわかった——ブドウ球菌感染症の治療法を探索する研究だった——が、よくわからない部分もあった。「このCF‐301というのは？」

「溶解素だ」といって彼は顔を輝かせた。

「なんだって？」私たちは二人ともトム・ウォルシュの指導を受けていたが、研究プロジェクトは別だった。大学の若手教職員である私たちは、独立性を示すように心がけていて、同僚と共同で治験に取り組もうと考えるのはまれだった。彼の仕事ぶりについてはよく知っていたが、それに貢献したことはなかった。私たちは確かにチームメイトではあったが、別のポジションでプレーしていたのだ。「ヨウカイソ？」

「凄いんだ。ちょっと見てくれ」と言うと、彼はペンを取り出し、細菌の絵を描くと、その隣に折り畳まれたタンパク質らしき低分子を描いた。チャップマンは才能ある研究者だったが、それ以上に教え上手でもあった。私は、彼が何を読んで何を考えているのかを聞くためだけに、彼のオフィスに頻繁に顔を出していた。トムと同じくチャップマンも、頭を混乱させるような難解なデータをわかりやすく嚙み砕いて説明することができる。たとえば細菌が抗菌薬に抵抗するために作る小さな穴（小孔）である排出ポンプやポリンの突然変異など、複雑な構造や作用機構も絵に描く才能があった。

彼はうちの病院にいる大好きな人々のうちの一人だ。快活な人物で、学会で一緒になった時には必ずビールで乾杯する仲でもある（私たちは地元では飲みに出かける時間をどうにも作れなかったが、地元を遠く離れればなんとかなった）。そうやって私たちは情報を交換し、発表直前の講演内容や話題の新薬や噂話について議論してきた。彼を雇いたいと願う他の病院や大学からの引き抜き話は後を絶たなかった。「今この溶解素の治験について検討中で、きみに手伝ってもらいたいんだ。僕がやるとなれば、助けてもらいたい」

「また新しい治験を始めるのか？」アレックスはすでに少なくとも一二の治験を実施中だった。

「きみなら力になってくれると思って」

「ヨウカイソって、どんな綴り？」私は彼が描く絵を見ながら尋ねた。「溶解？」

「凄い物質なんだ」と言って彼はいくつかの構造体を描いた。最初の絵では、タンパク質が細胞に侵入していた。彼が走り書きを続けるあいだ、私は落ち着かない気持ちだった。ちょうど、誰かにじっと見られているときのような感じだ。私がチャップマンに出くわしたのは、MRSA感染患者の診察を終えた直後のことだった。残念なことに、その男性患者は治療に反応を示していなかった。そのことで私は神経質になっていたし、患者もそのことに気づいていた。この症例についてトムと議論しなければと考えていたところだ。

「それで？」と私は言ったが、彼はそのまま描き続けた。私はその絵をよくよく見ながら、顎先を掻き、「そいつが細菌を破裂させるってこと？」と言って右手を握ってからパッと開いて見せた。

「こんな風に？」

「ああ、そんな感じだ」

「聞いたことがないな。なぜだろう？」

「僕も初耳だった」

スーパー耐性菌を治療できるという煽情的な主張は珍しくなかった――つい最近も古典英語で書かれた一〇世紀の医学書に記載されている眼軟膏が効くという主張に遭遇したばかりだった――が、そうした嘘はすぐに消えていくものだ。かつてのアレクサンダー・フレミングのように治療法を偶然見つけ出すなんてことは期待できそうになかった。溶解素が本当に効くとしても、私はそんな話を聞いたことがなかった。「トムにはもう話した？」

「もちろんだ。彼も参加する」

「もっと情報がほしいけど、いいよ、僕も手伝うよ」私たちは合意の握手を交わした。この治験はバイオテクノロジー企業コントラフェクト社の支援を受けて実施される。同社のようなバイオテクノロジー企業は、ヒトの疾患を治療するための新薬や新テクノロジーを生み出すべく、微生物の生物学的過程を活用する。「ヨンカーズにある会社だったよね？」と私は明るい声で尋ねた。「あそこがバイオ技術を持ってるってこと？」私は毎朝、マンハッタンに向かう通勤途中に同社の横を通っていたが、ヨンカーズがイノベーションの中心になろうとしていたとは思いも寄らなかった。

チャップマンは私に手描きの絵を渡して言った。「詳しく知りたいなら……実はこの溶解素が発見されたのは、そこの通りをちょっと行った場所なんだ」

「本当に？」

「ああ、ロックフェラーだよ」うちの病院は近隣の研究機関——ロックフェラー大学とメモリアル・スローン・ケタリングがんセンター——と三施設間の提携を結んでいた。医師でもあり科学者でもある人物を養成し、このような発見を生み出せるようにするためだ。毎年、ＮＩＨによる全額資金援助付きの研究職を募集している。定員一〇〇人の枠に五〇〇〇人を超える応募が集まる。全米で最も競争の激しい一流の研究拠点の一つだ。

チャップマンの携帯電話が振動した。私たちは二人とも手を止め、それぞれにメールの受信を確認した。私の同僚の多くは管理しきれない数のメールを受信する。あまりに多すぎて、コミュニケーション手段としては使えないほどだ。今も数分おきにテキストメッセージが届いていた。私は一日の終わりに受信メッセージをすべて削除することにしている。そうしないと、翌朝、気が滅入ることになるからだ。私がこれを習慣化したのは、男性誌『GQ』に掲載された女優キム・カーダシアンの紹介記事を読んだのがきっかけだった。彼女は「恐ろしくまめな性格」で、毎晩必ずテキストメッセージを消去しなければ気が済まない、と書かれていた。

「この治験を僕がするかどうかは、まだ何とも言えないが、調べる価値はある」と、新着メッセージへの返信を済ませたチャップマンは言った。それから、踵に体重を乗せ、深く息を吐いた。どうやら彼はもう行かなければならないらしい。

「便をもらいに来いって？」私が彼の電話を指差して尋ねると、彼はうなずいた。私たちは握手すると、それぞれが担当する治験の患者のもとに向かった。「手袋をするのを忘れるなよ」

23　突破口

廊下でチャップマンとの即席ミーティングを済ませたあと、私は自分のオフィスに戻ったが、溶解素のことが頭から離れなかった。なぜ私はこの情報を見落としたのか？　この物質の開発責任者の動向は私も追っていたのに。開発したのは、ロックフェラー大学で五〇年近く研究を続けているビンセント・フィセッティという名の免疫学者だった。私は彼の研究室に招かれたことがあり、彼の研究について意見交換もしたし、そこで彼の実験も自分の目で見ていた。

数日後、霧のかかった爽やかな朝、私はヨーク・アベニューを進み、ロックフェラー大学のテニスコートの横を通り、哲学の庭の噴水を通り過ぎながら、一世紀前——高層ビルもスマートフォンもＵｂｅｒもない時代——米国で最も裕福な男がこの地に最初に足を踏み入れる前——のこの場所の風景に思いを馳せた。木のない牧草地で牛が草を食み、イースト川を荷船が行き来し、遠くに建設中のクイーンズボロ橋が見えたことだろう。そして蒸気——川からも、食肉処理場からも、泥だらけの農地を取り囲む煤けた煙突からも、いたるところで蒸気が立ち昇っていたはずだ。抗菌薬が登場する前の時代には、私のような男性の平均寿命は四七歳だった。私はもうすぐその年齢になる。

フィセッティの研究室がある建物の入り口には、高齢の白人男性を写した大きな白黒写真が何枚も展示されていて、「ブロンク研究棟のノーベル賞受賞者　ジェラルド・M・エデルマン、ラルフ・M・スタインマン、ジョージ・パラーデ、ギュンター・ブローベル、フリッツ・リップマン、クリスチャン・ド・デューブ」という表題が付されていた。フィセッティはブロンク研究棟の八階、高価な実験設備と髪も髭もぼうぼうのむさくるしい大学院生が詰め込まれた長い廊下の奥の部屋で研究している。彼のオフィスは、研究室の実験ベンチからは少し隔てられた場所、溶解素の実験が行われている部屋とは廊下を挟んで反対側にある。

私がドアをノックすると、フィセッティ教授が姿を現した。彼は七〇代だが、だいぶ若く見える。肌はいつも日焼けしていて、髪は粉雪のように白く、歯はさらに白かった。「お時間をいただきありがとうございます」私は白衣を脱ぎながら挨拶し、席に座った。すぐ横には、破裂する細菌の写真が額に入れて飾られていた。私はコーネル大学における医師兼研究者としての自分の役割を説明し、もうすぐ行われる彼の溶解素の治験で治験責任医師を務める可能性があることを伝えた。彼は、私の視線の先にある写真を指差して笑いながら言った。「あれが活動中の溶解素です。信じられないでしょう？」トム・ウォルシュと同じくビンセント・フィセッティも、若いころの情熱と熱意をまったく失っていない。

私は小さな爆発を見つめて頷くと、手帳を引っ張り出して言った。「私は患者さんから治験への同意を取りつける役回りを担います。なので、この物質がどのように働くのかを知っておくべきだと考えました。あなたの論文は何本か拝読しました。実に興味深いですね」

　論文を読んで、私はあらためて知った。細菌と人体が相互作用するときに起こる変化について理解するために、フィセッティは何十年も前から研究を続けてきたのだ。ロックフェラー大学の彼の研究チームは、感染症を予防したり治療したりするために、そのような顕微鏡レベルの事象を明らかにしたうえで、細菌を死滅させるウイルス（バクテリオファージ）に由来する酵素を用いて細菌を阻止しようとしている。「しかし、リスクも高そうですね」と言いながら、私は彼のオフィスを見回し、携帯電話を消音モードにした。「細菌を死滅させるウイルスを人体に注射するんですよね？　ＩＲＢが承認するでしょうか。私自身、自分の体に注射されたいかどうか、よくわかりません」

　すると彼は首を横に振った。「それは違います。ウイルスは除去して、タンパク質だけを精製するんです。あらためて説明しましょう」フィセッティは事の発端から話を始めた。溶解素は細菌の細胞壁を分解するために一〇億年かけて進化してきた酵素なのだと、彼は語った。高度に特異的――ほぼすべての細菌それぞれに対応する溶解素が存在する――であり、しかも細菌が耐性を示さない。抗菌薬とは異なり、時間が経過しても効力が弱まることはない。

　フィセッティは溶解素の力を生かそうと何年も努力してきた――彼が最初にこのタンパク質を精製したのはニクソン大統領の時代だった[1]――が、彼の研究が大きく躍進したのは二〇〇一年のことだった。その年、彼は世界的に権威のある総合学術誌『米国科学アカデミー紀要（ＰＮＡＳ）』で、溶解素を用いて動物の感染症を治療し完治できることを示した画期的な論文を発表した。溶解素は試験管内の実験では盛んに研究されていたが、動物またはヒトにおいて有効であることが示されたことはなかった。「まさか本当に効くとは誰も思っていなかったんですよ」と彼は言った。そんななかでフィセッティは、溶解素を一回投与するだけで数千万個の連鎖球菌――フレミングが戦場で診た兵士たちを苦しめたのと同種の細菌――に曝露したマウスを保護できることを最初に示した。次にフィセッティは、ゲルハルト・ドーマクの実験とよく似た実験を行い、感染症マウスに溶解素を投与すると二時間後には連鎖球菌が消失することを明らかにした。「マウス体内の細菌を死滅できるかどうかを見るために、溶解素を少々加えてみたら」と言ってフィセッティはシェフが料理をお皿に盛りつけるときのような仕草をしてみせた。「はい、できました！」

それはまるで、ペニシリンやスルファニルアミドで細菌が一掃されたときのようだった。ということは、溶解素はいつの日か抗菌薬を補完する存在になるか、あるいは完全に取って代わる可能性があるということだ。ただし、一つ問題があった。「産業界が私たちの研究に投資してくれるまで、かなりの時間がかかりましたよ」とフィセッティは楽しそうに言った。「われわれは標的を定めて死滅させることに焦点を当てていましたが、大手製薬企業はそんな話に耳を貸そうとしません。彼らが求めているのは、何にでも効く薬ですから」そうやって製薬企業は溶解素を素通りしてきた。収益を生まないと判断していたのだ。それでもフィセッティは立ち止まらなかった。ロックフェラーの資金のおかげで研究は続けられたし、彼は自分には語るべきストーリーがあると知っていた。

となれば、フレミングのときと同じく、あとはそれを論文に書くだけだった。

一流の学術誌に掲載された一連の論文で、彼は溶解素タンパク質療法が抗菌薬に取って代わる存在であることを立て続けに示した。彼はあらゆる種類の溶解素を精製し、クローニングし、解析した。そして最終的に、コントラフェクト社がその権利を獲得した。この小さな会社は、溶解素の商標をCF－301に変更して同社の研究ポートフォリオに加えた。二〇一五年には、この分子はFDAによってファーストトラック（優先承認審査制度）の指定を受けた。二〇一六年、フィセッティの最初のマウス実験から一五年後、コントラフェクト社はヒトを対象とした第一相試験の成功を公表した。同社のCEOであるスティーブン・C・ギルマン博士は、「溶解素薬という薬物クラスの薬物候補であるCF－301の初めての臨床試験を、私たちは成功のうちに完了させました。今は、CF－301の次の開発段階に向け、黄色ブドウ球菌感染症患者を対象とした試験の準備を急いでいます」と公表した。

ここでチャップマン博士と私が登場する。健康なボランティアを対象とした溶解素の安全性試験はすでに終了しており、結果は上々だったが、ブドウ球菌感染症患者――治療法を切実に求めている人々――を対象とした試験はまだ実施されておらず、医師らが患者を募集しているところだった。どんな臨床試験でも患者の同意を取りつけるのは真剣勝負だが、対象患者が重症である場合は、綱渡りのような状況になる。血中に黄色ブドウ球菌が検出された患者は、男性患者でも女性患者でも約四分の一がその感染症で命を落とす。私がフィセッティのもとを訪れたのは、治験同意書を手にして脆弱な患者に声をかける前に、この治療法の基礎をなす科学について裏も表も徹底的に理解しておきたかったからだ。私が完全に情報に通じていなければ、患者の同意など取り付けられるはずがなかった。

フィセッティは私のために彼の輝かしいキャリアを簡潔にまとめてくれた。実験から実験へと渡り歩いてきたが、それがこれから始まるブドウ球菌の試験の基盤となっていた。私はうなずきながら聞いたが、それにしたって、なぜ私はこの話をこれまでまったく耳にしてこなかったのか。大学時代も医科大学時代も、研修医時代もフェローシップ時代も、溶解素について誰かが言及するのを聞いた覚えがなかった。フィセッティが話すあいだ、私は彼の散らかったオフィスを見回していた。これぞ時代の先端を行く男だ。彼はこの一連の画期的な実験のほとんどを無名のまま行ってきた——この研究分野では彼は大物だったが、分野の外では知られていなかった——が、ついに報われるときが近づいていた。フィセッティはロックフェラー大学で開催される国際溶解素学会の講演者を募集しはじめていた。その学会で彼の生涯にわたる研究は世界中の一流科学者から称賛されることだろう。私もそのために駆けつけるつもりで予定を空けていた。

私は溶解素のはじまりの物語にすっかり驚嘆していた。ジョン・D・ロックフェラーが医学に魅了されたことで、一流の研究センターができ、フィセッティのような天才に寄付による潤沢な資金援助がなされ、何世代にもわたる科学の進展が確実なものになった。まさに、慈善活動による贖罪——そして、もうすぐ私もその一端を担うことになるかもしれなかった。溶解素を快く試してくれる患者を探す手伝いをするのだ。

私がいる分野はひどい苦境に陥っていたが、ロックフェラー大学の経済力がその苦境を救済した。米国の一部の地域では感染症疾患の専門家がほぼいなくなっていて、現代医学から見捨てられていた。今はほとんどの医師が実施した施術の種類（と費用）に基づいて診療報酬を受けるが、感染性疾患の専門医は施術を行わない。感染症医療は知識と経験が物を言う専門領域であり、相談を受けて専門的な助言を与える。こうした仕事の需要はきわめて大きいが、診療報酬請求の枠組みはそこに対応しきれずにいる。この分野では頭脳が枯渇しており、状況は年々悪化している。米国の専門医は今も沿岸部の大都市に群がっていて、内陸部は医療経済の変化による大打撃を受けている。若い医師は先輩医師たちが若かったころよりも感染性疾患に対する関心が低く、それがまた問題となる。溶解素が承認されれば、その使用方法に精通した専門医が必要になるからだ。

トレーニング期間中の医師への助成金が厳しく制限されるようになったことも問題の一つだ。新進の医師兼研究者は、実験室での研究と患者を対象とした研究との間で選択を迫られる。そのせいで、公衆衛生や疫学（疾病の分布と決定要因に関する研究）や、フィセッティの発見を患者に届けるためにも必要になる「トランスレーション研究」などの領域ではギャップが生じている。すべてをトム・ウェルシュのようにこなせる人はそう多くないが、そうなろうと努力する機会を、私たちは若い研究者から奪ってしまっているのだ。

それから約一時間でフィセッティは、ワクチンと抗体に関わる彼の現在の研究にいたるまでを駆け足で話してくれた。「ちょっとこれを見てください」と言って彼は私に原稿を手渡した。それは、彼のチームが最近発表したレポートだった。彼らは、溶解素（lysin）をヒトの抗体（antibody）——病原体を中和させるために免疫システムによって放出されるY字形のタンパク質——に付着させることで、MRSAなどの多様な感染症から宿主を保護できる「溶解素‐抗体（lysibody）」を作り出せることを示したのだ。さらに、「私たちは熱傷患者のために、溶解素スプレーの開発も進めています」と彼は続けた。熱傷患者をスーパー耐性菌のアシネトバクターやクロストリジウム・ディフィシルから保護するためだと言う。クロストリジウム・ディフィシルは伝染性の高い下痢性感染症の原因菌で、私の治験参加者の一人、第二次世界大戦の退役軍人であるジョージが死にかけたのも、この菌のせいだった。

フィセッティは私を手招きしてコンピュータ画面を見せ、動画を再生した。「ここに細菌が映っています。水風船のようなものだと考えてください。溶解素は細菌の細胞壁にいくつもの穴をあけます。ちょうど、風船に穴をあけるような感じで」と彼は言った。私は画面全体に視線を走らせた。丸々とした細菌が溶解素によって破壊されていく様子が映し出されていた。「穴をあけすぎるのもよくありません。穴が多すぎると炎症の原因になり、それはそれで問題です」と彼は警告すると、画面から視線をあげた。「治験で使用する際には、ほんの数個だけ穴をあけるように投与量を調整してください」

この日の午後だけで、フィセッティは幅広い種類の細菌と闘うという考え方はもはや現実的ではなくなったのだと私を納得させた。いくつもの新たな危険があまりにも急速に現れるなか、私たちにはもう、そのすべてを一掃できる新たな特効薬の登場を待っている余裕はない。免疫学者フィセッティの研究が世に伝えるメッセージは明らかだ――私たちは細菌を一種類ずつ攻撃する必要があるのだ。患者に治療薬を届けるまでに何年もかかる――溶解素の種類ごとにＦＤＡの承認を得なければならない――が、それだけの手間をかける価値はある。「実は、人工関節感染症に溶解素をぜひ試したいと思っていて」私が席を立って部屋を出ようとしたときに、彼が言い出した。「そのためには、誰か……」声が小さくなり、彼は頬を掻いた。「誰か、快くこの挑戦に乗ってくれる人が必要です。誰か、動物実験のやり方を知っていて、前向きにリスクを取れる人はいないでしょうか」

「私に心当たりがあります」フィセッティとトム・ウォルシュなら、共同研究者として理想的な組み合わせだ。二人のあいだを取りもてたなら、おそらく私の今日の仕事のなかで最も大切な役目を果たしたことになるだろう。「私はこのあと、夕方にトムに会う予定ですから、さっそく二人でプロトコールを作成します。素晴らしいプロジェクトになりそうですね」

「動物実験のあらゆる観察結果に基づいて考えれば、これはうまくいくに違いないんです。いや、うまくいってもらわなきゃ困る！」と言うと、彼は少し間を置き、分子の略図を見つめた。「何か……予想外のことが起こらない限りは……」

私は眉をひそめた。「たとえば、どんな？」

溶解素の働きは実験室では優れていたが、ヒトの体内でも良い働きをするという保証はなかった。だからこそ治験をする必要があった。治験をすることで、私たちは多くの重大な問いに向き合うことができる。溶解素は重篤な炎症を引き起こさないか？　アレルギー反応を起こさないか？　水風船のような細菌細胞に穴を多くあけすぎたらどうなるのか？　私たちは少し気まずい空気のなかで互いを見つめたが、私はすぐに視線を逸らし、彼のデスク横に置かれた科学誌『ネイチャー』の特集に目を留めた。フィセッティは私の視線の動きを追うと、『ネイチャー』の表紙を指差して言った。「ああ、それは炭疽菌です。まだ炭疽菌について話していませんでしたね」

24　炭疽菌

世界貿易センター崩壊の三週間後、フロリダ州にて、ロバート・スティーブンズは具合が悪くなって目が覚めた。ほとんど眠れないまま夜が明け、発熱と悪寒があり、間もなく嘔吐した。妻のモーリンは自宅からほど近いウエストパームビーチの救急治療室に彼を連れて行き、[1] ロバートについて、六三歳の写真編集員であること、この数日間、筋肉痛や倦怠感など漠然とした症状があって対処してきたことを医師に告げた。どこがどのようにとはっきりとは言えないものの、いつもの体調不良とは様子が違うと彼女は言う。まるで別人のように感じられると言うのだ。

ロバートは意識が朦朧としていて見当識［訳注／現在の時間、自分がいる場所、目の前にいる人物など、自分のおかれた状況を認識する能力］を失っており、医師の質問にほとんど答えられなかったため、もっぱら妻のモーリンが話した。救急治療室のスタッフが彼女から聞き取った内容によれば、ロバートは典型的なフロリダ州人で、釣りと庭いじりが大好きで、多少の高血圧と軽度の心疾患を除けば健康状態は良好で、服用中の薬はベータ遮断薬と小児用アスピリンのみだった。同州のボカラトンでナショナル・インクワイアラー紙などのタブロイド紙を発行しているアメリカン・メディア社の社員として働いていて、勤務時間の大半をメールやインターネット経由で投稿されてくる写真のレビューに費やしている。

この症例を診た医師らは、何が原因なのか完全には確信がもてずにいた。患者の白血球数は正常だったため感染症ではなさそうだったが、発熱と錯乱の組み合わせからは細菌性の髄膜炎が十分に疑われた。[2] そこで医師らは彼に「ミシシッピの泥」と呼ばれるバンコマイシンと、もう一つ、セフォタキシムという抗菌薬の投与を開始した。そして、ロバートの診断を確定するにはCATスキャン（X線体軸断層撮影）と腰椎穿刺（腰部の脊髄腔に針を刺す脊椎穿刺）が必要だとモーリンに告げた。事態はそこから転げ落ちるように悪化していった。

救急治療室に到着してからわずか数時間後、ロバートは痙攣大発作に見舞われ、[3] 人工呼吸器を装着された。腰椎穿刺の結果はかなり異常だった――正常であれば透明なはずの髄液が濁っていたのだ。これは重度の感染症であることを示しており、髄液中に細菌が満ち溢れていた。だが、髄液中によくみられる典型的な種類の細菌とはどうも様子が違っていた。ずいぶん細長くて、髄液中だけでなく血液中にも認められた。その後の二四時間、ロバートの容態はさらに悪化した。体温が摂氏四〇度まで上昇し、[4] 腎機能が停止した。入院三日目、血圧が急低下し、心停止に陥った。蘇生を試みたがうまくいかず、死亡が宣告された。その時にはすでに、ロバートの治療にあたった医師らは彼の死因を特定していて、フロリダ州保健局もそれを公式に認めていた。原因は炭疽菌だった。

このような死亡例は米国では過去二五年間で初めてであり、疫学者にとってもこれまでに経験してきた症例とは様子が違っていた。この一世紀ほどの間に感染した人のほとんどは、職場で炭疽菌に汚染された動物の皮膚に触れた人たちだった――棒状の細菌である炭疽菌（学名バチルス・アントラシス）は、ヤギの毛を扱う仕事をしている人々に時おり感染する――が、ロバート・スティーブンズは、一日中ずっとオフィスで座って写真の選別をしていた。いや実は、彼は症状が出る前にノースカロライナ州に旅行に出ていたのだが、それでも普段と違うことは何もしていない。狩猟はしていないし、農場を訪れてもいないし、動物と戯れてもいない。ヤギにも一切触っていない。

パームビーチ郡保健局、フロリダ州保健局、CDCは、FBIと連携して広範囲に及ぶ調査を開始し、疫学者がロバートの自宅とオフィスに押し寄せた。彼が働いていたオフィスビルで採取されたサンプルの一つが炭疽菌検査で陽性を示し、間もなく、七三歳の同僚の鼻からも炭疽菌が検出された。保健局は、過去六〇日間にそのビル内に滞在した人を対象に、予防的な抗菌薬投与の提供を開始した。炭疽菌に曝露した可能性のある集団のすそ野は広範囲に及び、ロバートの死後数週間で一〇〇〇人を超える人々が鼻スワブ［訳注／鼻腔の粘膜をこすって採取した検体］の検査を受けた。炭疽菌に曝露した人もその後の症状の出方はさまざまだったことから、調査は複雑化した。炭疽菌を吸い込んでも平気な人がいる一方で、すぐに具合が悪くなって数日中に亡くなる人もいた。誰のリスクが高いのかを知るのは難しかった。

ロバート・スティーブンズの心停止から一週間後、ニューヨーク市保健局は、奇妙な発疹が出た人がいるとCDCに通報した。病変は、ドクイトグモに嚙まれた跡と間違えられそうな黒い瘡蓋（かさぶた）になっていたが、その瘡蓋は柔らかくなく、膨れていて、分泌液が染み出ていた。こういう病変の原因はただ一つ、炭疽菌だ。この通報から間を置かずに、今度は乳幼児の左腕に濃色の発疹が急速に広がっているという報告がＣＤＣに入った。炭疽菌はだいぶ前からバイオテロ兵器になりうると考えられてきたが、その炭疽菌が米国で最も人口が密集している都市に到来したのだった。

　同じような瘡蓋は、ＮＢＣテレビで働いていた三八歳の女性の胸部にも見つかった。数日前、彼女はオフィスで不審な封筒を受け取っていた。その封筒には粉末が入っていて、その粉末に炭疽菌が含まれていた。ＦＢＩの発表によれば、ＮＢＣに届いた封筒もニューヨーク・タイムズに届いたもう一つの封筒も、フロリダ州のセントピーターズバーグの消印が押されていて、似たような筆跡で宛先が書かれていた。数日後、米国上院多数党院内総務のトム・ダシュルも、彼のオフィスで炭疽菌が見つかったと公表した。その二週間後、ワシントンＤＣのブレントウッド郵便局にて、炭疽菌の吸入が原因で二人の局員が死亡したことが確認された。捜査員らが容疑者を突きとめるあいだにも、炭疽菌の流行は広がっていった。一万人を超える郵便局員が炭疽菌に曝露した可能性があり、専門医らは、緊急治療を要する人の洗い出しを急いだ。

　このとき、トム・ウォルシュはＤＣにいた。やりかけの仕事を中断し、郵便局員とその家族を診断して、どの患者にシプロフロキサシン治療を行うべきか慎重に判断していった。「一人の少年が診療所に来て、そこら中で嘔吐した。トリアージを担当していた男性医師は、私を見てから嘔吐物に視線を落として『ウォルシュ、これはきみの担当だ』と言った」と彼は当時を振り返った。ウォルシュと他の第一対応者たちが予防的に抗菌薬を投与した人の数は、最終的に二五〇〇人に及んだ。当時、炭疽菌による炭疽病は治療しても八〇～九〇パーセントが死に至ると考えられていたが、トムのチームは死亡率をその半分に抑えることに一役買った。

二〇〇一年九月から一〇月にかけて、炭疽菌で五人が命を落とした。この炭疽菌事件の容疑者は、政府の科学研究員のブルース・イビンズ。メリーランド州フォート・デトリックにある米国陸軍の生物兵器防衛研究所で炭疽菌ワクチンについて研究していて、現状に不満を抱いていた（イビンズは、ＦＢＩ捜査員ロバート・ミュラー率いる捜査が完了する前に自殺した）。一〇年後の二〇一一年、写真編集員のロバート・スティーブンズの妻モーリンは、危険な病原菌の管理体制において安全確保が不十分だったと裁判所に訴えて勝訴し、米国政府から二五〇万ドルの賠償金を受け取った。こうして長く後を引いた事件もようやく解決したかに思えたが、この物語はこれで終わりではなかった。

二〇一六年、ロシアの保健当局は、シベリアでの炭疽菌の大流行への対応に追われていた。数十人が入院し、小児一人が死亡した。家族を人里離れた村にヘリコプターで運ぶ一方で、調査員らは全貌の把握に努めた。疫学者は最終的に奇妙な仮説に行き着いた。何十年も前に炭疽菌で死亡したトナカイの死骸が永久凍土層のなかに閉じ込められていて、熱波がロシアの半島を襲ったことで、致死的な炭疽菌の芽胞が地表に現れたのではないか、[6]というものだった。この仮説が正しいとしたら、人類は気温が急上昇するたびにリスクに晒されることになる。炭疽菌は消え去ってはいなかった。それどころか、舞い戻ってきていた。

トム・ウォルシュが郵便局員のトリアージを行っていたころ、ビンセント・フィセッティは実験計画を練っていた。そして、ロックフェラー大学の彼の研究チームは炭疽菌を検知して破壊する溶解素を開発し、その発見は学術誌『ネイチャー』に掲載されて表紙を飾った。その表紙を今、私は彼のオフィスで見つめていた。「遺伝子操作によって薬剤耐性炭疽菌を生み出そうとするバイオテロリストの陰謀を阻む新薬」として彼の研究は取り上げられ「また、この新薬は汚染箇所を確認できる携帯型の簡易検出器の開発も可能にする」と紹介されている。[7]

フィセッティはコンピュータ画面上に動画を準備して私を手招きすると、「これが炭疽菌です」と言って、画面に映る灰色の長方形を指差した。「そして、これが溶解素です」そう言ってから彼がマウスをダブルクリックすると、炭疽菌は水風船のように破裂した。動画の再生を見ながら、私は『ネイチャー』の過去の記事を自分の携帯電話にスキャンして取り込んだ。「彼のチームは数週間以内に動物を対象とした臨床試験を開始する予定で、治験薬の備蓄については三年以内に準備可能だとフィセッティは予測している」と記載されていた。

「素晴らしい」と私はうなった。「この薬は、今はもう患者に使用できるんですか？　それとも、まだ治験中ですか？」

フィセッティは首を横に振った。

「え、本当ですか？」この記事は一五年以上も前のものだ。何か少しぐらい進展があったのでは？

フィセッティは動画を何度も繰り返し再生して見ていた。

25　薬の到着

細菌を安全に破裂させる方法があるのだと納得させるには、同僚たちにどう話せばよいだろうかと、私はあれこれ会話を想像した。フィセッティのオフィスを出て、溶解素の治験の説明の仕方をさまざまに検討しながら、トムに会うために短い道のりを歩いていった。水風船にたとえた説明は出だしに持ってくるのが良さそうだ。「穴をあける、けれど、たくさんあけすぎないことが大事」と思い出しながら、私はトムの部屋のドアをノックした。

トムはいつだって、ノックの音だけで私だと気づく。私のノックの仕方には特徴があるらしく――素早く二回連続でノックする――すぐに彼の大きな声が聞こえた「マット、どうぞ！」私は白衣を脱いで部屋に入った。トムは大半の時間をリサーチに費やしていて、時おり、患者を直接診察する臨場感を恋しがっている。なので私は、時間があるときにはトムを訪ね、自分が抱えている症例、なかでもとくに難しい症例については、彼を巻き込むようにしている。「またカンジダ・アウリスです」と言って私は会議テーブルの横に座った。「今はミカファンギンを投与しています」私もトムも抗菌薬はそのうちに効かなくなると知っていたし、私は、ミカファンギンが効かなくなればサイネクシス社が開発した新しい抗菌薬を投与するつもりで準備していた。

私は、溶解素の治験を始める前に、自分の治験の登録患者についてレビューしておきたくて、患者リストを取り出した。「さて、新たに蜂巣炎の患者が現れました。ダルバ試験の候補者になる可能性があります。治験薬のダルバは、今日ようやく届く予定ですが……ああ……患者リストのなかに、息切れで受診した消防士がいるのですが、彼は何かを吸い込んだ可能性があります。実は、彼には壮絶な過去があって」これを聞いて、トムは眉をあげた。「彼はニューヨーク市消防局の消防士で、九・一一のとき、彼の消防車隊はオフィスビルから人々を救出し、全員を世界貿易センターのロビーまで運んだあと、彼らにそこで待つように指示したそうです」

「なんてことだ」

「ところが、二一階から救出された年配の女性が、どうしてもビルの外まで運んでほしいと主張したため、私の患者はその女性を背負って三ブロック北まで運びました。二人がビルを出てから六分後、ビルは崩壊しました」私はいったん話を止め、その恐ろしい瞬間に他の人々が取った行動について考えた。ドニーは服をひっつかんで家を飛び出した。トム・ウォルシュはスタンホープホテルでボランティアを集めた。「テロ攻撃のあと、私の患者は心的外傷後ストレス障害（ＰＴＳＤ）を発症しました。彼はロビーで亡くなった人たちのことで自分を責めていました。彼のいた消防車隊のなかで、生き残ったのは彼一人でした」

私は水を一口飲んだ。トムは顔をゆがめていた。「三カ月後、私の患者は一本の電話を受けました。相手は、彼が運び出した女性でした。彼女は『あなたは私の命の恩人です』と告げ、お礼の食事に誘いました。彼は承諾し、彼女のほうこそ彼の命の恩人だと告げました。彼が食事に行ってみると、彼女の家族全員が彼にお礼を言うために集まっていました。食事をするうちに、彼は彼女の娘と意気投合し――あとはもう、言うまでもありません。二人は恋に落ち、結婚し、たくさんの子どもに恵まれましたとさ」

「まさか！」

「本当なんですよ！」

「いや、驚いたな」

私は患者リストを眺めた。「他には、虫が湧いていたホームレスの男性がいます」私はその男性のことを思い出して反射的に腕を掻いた。「耳の中からも引っ張り出しましたよ」

「本当に？」トムの表情が明るくなった。「保存してある？　見せてもらえるかな？」

「虫ですか？　微生物研究所に送りましたけど」

彼は白衣を引っつかんで「よし、行こう」と言った。程なくして、私たちは顕微鏡をのぞき込んでいた。虫が一匹、脚を一本失って仰向けに死んでいた。「何だと思う？」とトムが尋ねた。顔に手を当て、静かに私の表情を探りながら、私が答えるのを待っている。「よく見てごらん」

私は顕微鏡をもう一度見つめたあとで、首を振った。「ダニではない。寄生虫でもない。よくわかりません」

彼はここぞとばかりに「ヒトジラミだよ」と言った。「よく聞くだろう？」

私たちの周りを技師が何人かうろうろしていた。「聞いたことぐらいなら」と私は返した。

トムは笑った――そして即席の講義が始まろうとしていた。わらわらと聴衆が集まった。「ハンス・ジンサーは著書『ネズミ・シラミ・文明』のなかで、発疹チフスの破壊的な影響力について歴史を通して書いており、第一次世界大戦中の米軍の話も登場する」トムがペンを振りながら話しはじめたので、私はそのペンを取り上げた。これで、彼が小さな声で話しても全員が聞き取れる。「ジンサーはコロンビア大学の卒業生で、軍医として世界大戦に従軍していた」と説明したあと「ブリル・ジンサー病は、彼の名前を取って名づけられたのだよ」と続けた。

トムはいつだって、突然火がついたように即席の講義をぶちはじめ、周囲の人間を予期せぬ探求の旅に連れて行く。部屋は静まりかえり、小声で話す彼の説明を聞こうと、誰もが身を乗り出す。彼は説明のつかない現象について説明し、医学の謎の鍵をこじ開けていく。ときには、聞き手を混乱させることもある――一人で突っ走る彼に私がブレーキをかけ、彼には自明のことでも他の人にとっては受け入れがたい内容について、説明を促すこともよくある――が、いつも聞くに値する話ばかりだ。

私はジンサーの名前を急いでメモした。と同時に、携帯電話が振動するのを感じた。テキストメッセージの着信だった。私の患者の一人に、炎症性結合組織疾患であるループスと鎮静剤中毒を患っているブロンクス区出身のスティーブンという名前の男性患者がいるのだが、そのスティーブンが低グレードの発熱で救急治療室に来ているという知らせだった。私はこの一年間に六回、オキシコンチンを使い切ったタイミングで来院した彼を診察していた。そのため、救急治療室のスタッフは親切心で彼の到着を知らせてくれたのだった。「続きはまた今度」私はトムの肩を叩いて言った。

私が部屋に入ったときには、スティーブンは若い医師に囲まれていて、栄養不良と疲労が見て取れた。頰はこけ、首の静脈が波打っていた。私の記憶にある彼は、もとから活力あふれる男ではなかったが、今、彼の腕はマッチ棒のようで、彼の胸部は歪んでいた。スティーブンにはすでに三種類の抗菌薬が投与されていて、医療チームは四番目の薬が必要かどうかを知りたがっていた。過去一年間で、私は彼の事実上の主治医になっていた。というのも、彼はプライマリ・ケア専門医の診察に予約を入れても来院せず、薬を使い果たしたときにだけ薬をもらいに来ていたからだ。私はスティーブンを診察すると、聴診器を耳から外し、「抗菌薬の追加は不要です。感染症ではないと思います」と医療チームに告げた。

私は、いつの間にかこの立場にいた。抗菌薬を配って回るのではなく、抗菌薬の管理人として、できるだけ抗菌薬の使用を控えるようになっていたのだ。過剰に使用すればスーパー耐性菌の発生を促すことになる――ほとんどの医師が知っていることだ――が、発熱と血圧の急低下がみられる患者を前にすると、使用を控えるのはなかなか難しい。「この発熱は、ループスによるものです」と私は言い添えた。もちろん、スティーブンのような患者への抗菌薬投与を控えたところで、バケツの中の一滴にすぎない。スーパー耐性菌はもっぱら、不適切な畜産、不衛生な下水設備、感染対策方針の不備、人々の過密状態に後押しされて広まる。ニューデリーやニューヨークでの出現頻度が高い理由もそこにある。それでも、抗菌薬の使用にたまにはノーと言うことで、私も少しは役に立てたような気になれた。「抗菌薬は不要です」

ダルバ治験では、この逆を行くことになる。ノーと言う代わりに、患者にイエスと言わせるように努めることになる。誰にも投与したことのない抗菌薬に対してイエスと言わせるのだ。効くかどうかわからない新薬に対してイエスと言わせるのだ。病気の患者と、その担当医に、私を信頼してほしいと頼むのだ。私が救急治療室でスティーブンを診察した数時間後、最初に出荷されたダルバが到着した。そのとき、私の頭に思い浮かんだのは、この薬で助けられるかもしれない患者のことではなかった。私が収集するデータのことでも、私が最終的に書くことになる論文のことでもなかった。私の頭に浮かんだのは、承認後すぐに死者を出してリコールされたオムニフロックスという薬のことだった。最初に到着したダルバを手にしたとき、私は大きな不安の波に呑まれそうになるのを懸命に堪えた。ルース、ジョージ、アーウィン、ドニーのような患者を観察しはじめてから半年、ついにダルバの投与を開始する時が来たのだ。

パート5

治癒を目指して——治験後期

26　メーガン——編集者

　ダルバ治験の最初の六カ月間——治験前期——には、私はただただ観察し、定期的に医療ケアを受ける皮膚感染症の入院患者の身に起きたことを記録した。大半の患者は約四日間——一部の患者はかなりの長期間——の入院中に「ミシシッピの泥」や他の抗菌薬の静脈投与を受けた。ジョージのように経過の順調だった患者もいたが、当然、思いがけない転倒、血栓、脳出血、院内感染などの合併症もみられた。そうした出来事の経過を追跡して記録するのが私の仕事だった。患者が退院した後も、数週間後に追跡調査のための面談の予約を入れてもらって、感染症の症状が治まっているかどうかを確認した。気分が悪化している患者もいれば改善している患者もいたが、全員が、再発を予防できる方法があるなら知りたいと希望した。

　先日の追跡調査の際に、私はルースのその後について知らされた。ルースは家族と一緒に緩和ケア専門医（＝余命を宣告された患者の終末医療に関する専門家）から胃の中に異物を挿入するリスクについて説明を受け、栄養チューブを使用しないことに決めたそうだ。付き添いで来院した娘のアンネの話では、食事の回数を増やしてちょっとずつ食べさせ、毎日の薬は細かく砕いてリンゴソースに混ぜて飲ませているとのことだった。「栄養チューブを挿入しなくてよかったと、神のご加護に感謝しています」とアンネは言った。「チューブなんて役に立たなかったでしょうし、体を傷つけるだけです」診察が済んだら、二人で買い物にでかける予定だと言う。

こうした追跡調査は、分断された医療システムのなかで私が探し求めてきた継続性をもたらしてくれた。そして私は、このボランティア参加者たちが私の患者だったなら――今後も長年にわたって助言し治療していけたなら――と願うようになっていた。ジョージは、飼っているインコとの再会を果たし、治験参加の謝礼の受け取りを拒否した。医学生のアーウィンは、彼女とのあれこれを記念して、乳首の嚙み傷痕にピアスの穴をあける予定だと話してくれた。また、いつの日か私が手術を必要とする病気になったときには、彼が手術を担当してくれるそうだ。

だが、すべての患者がハッピーエンドを迎えたわけではなかった。パイパー・ラーソンの胃がんは、やはりリンパ節に転移していたし、肝臓と脊椎にも転移していた。パイパーに最初に出会った日から数日後、私は彼女の様子を見に戻ったが、その時にはもう、彼女はホスピスの看護師と面会し、人生最後の数カ月間の計画を練っていた。私は彼女にどんな言葉をかけるべきかわからなかったし、かけるべき言葉を探そうともしなかった。ただただ彼女の手を握りしめ、彼女の息子のことを想った。

この六カ月の観察期間中に、私は改善の余地がどの程度あるのかを見定めた。患者はまだ疑問を抱いていたし、なかには痛みが残っている患者もいた。ベースラインを定め、私たちが「介入フェーズ」と呼ぶ治験後期の間に新たな抗菌薬によって現状をどのように改善できそうかをいくらかでも把握するためには、こうした情報が必要だった。

私がダルバを投与する話を最初に持ちかけた人物は、メーガン・ダーリンという名前の女性で、とても辛くて不可解な症状――掻痒症――に苦しんでいた。彼女が退職してちょうど二週間が過ぎたころに、右脚がうずきはじめた。「そろそろ寝ようとしていたときでした」ニューヨーク・プレスビテリアン病院の救急治療室の廊下で担架に寝かされたまま、彼女は話してくれた。「突然、脚がズキズキと痛み出し、それが小さな針で刺すようなチクチクとした痛みに変わり、掻かずにはいられませんでした。歯を磨きに行こうとして、私は転倒しそうになりましたが、夫が私を受けとめてくれました」メーガンが脚を引きずりながら私の病院を訪れたのは、最初に出荷されたダルバが到着した翌日だった。答えを探しに来たのだ。

メーガン・ダーリンは、早期退職金を受け取り、ニューヨーク市を離れてウエストチェスター郡の郊外に移ったが、その前は、出版業界で三〇年間を過ごし、欧州で人気の高い児童書を米国の読者に受け入れられるように編集していた。「私たちは、退職を祝ってビーチへの旅行を計画中でしたが、その矢先にこんなことに」と彼女は言った。デニムパンツの裾を引き上げ、右脚の脛を露わにした。ウジ虫に皮膚を食い荒らされたかのような見た目だった。私はどうにか声は呑み込んだが、表情に出してしまった。「ええ、そうなんです」と言って彼女は首を振った。「とても気持ち悪いでしょう」

私はかがんで彼女の脚を診察した。「いつごろからこういう状態でしたか?」皮膚が壊死している範囲はテキサス州に形が似ていて、左側と下側にとがった部分があった。私は深く息を吸った。臭いで感染症の種類がわかるかもしれないからだ——連鎖球菌にはバタースコッチのような匂いがあるし、緑膿菌はブドウを連想させる——が、何の臭いも感じなかった。メーガンの脚は不活性な皮膚と瘢痕組織の塊にすぎなかった。

「もうずいぶん前からです。長すぎて覚えていません」と彼女は言った。

よく見ると、皮膚があったはずのところに紫色のクレーター状の凹凸があった。血管が開いたことで下腿全体に小さな血の塊ができていた。患部の一部は黄色がかっていたが、他の部分は薄い紫色をしていた。ホラー映画『エルム街の悪夢』に登場するフレディ・クルーガーのまだらな皮膚のような見た目だった。「痛みますか?」と私は尋ねた。

「痛む日もありますが、痒いだけの日もあります」

私は一歩退くとラテックスの手袋を手に取り、尋ねた。「触ってみてもいいですか?」

「お好きにどうぞ」

私は傷に軽く触れた。びくっと身を引くかと思ったが、メーガンは動かなかった。今度は強く押して反応を見たが、彼女は何の反応も示さなかった。「何も感じませんか?」

彼女は首を横に振った。「何も。今日は感覚がありません。先週は痒みがありました」

感覚がないと聞いて、私はハンセン病を思い浮かべたが、ニューヨークのオフィスビルで働いていた編集者には似つかわしくない診断だった。「旅行したことはありますか？　どこか外国へは？」私は以前に、ブラジル出身の女性をハンセン病と診断したことがあったが、米国出身の患者では一度もなかった。

「ディズニーぐらいかしら。ディズニーワールド内のエプコット・センターにも行きました」と言って彼女はクスクスと笑った。「あとは、デイトナビーチ」と言うと、メーガンは一〇分ほどかけて詳細を話してくれた。脚がうずき始めてから間もなく、そのフロリダ旅行中に、脚の不快な症状は悪化した。「私は昼も夜も掻きむしっていました。ある朝、目覚めると、私の指の爪には文字どおり皮膚の塊がこびりついていました」彼女は手のひらを上に向けて広げ、まじまじと見た。「指先には血が付いていました」

「それを誰かに見せましたか？　医者には？」

「私は浅はかにも、海水で洗えば傷が浄化されるのではないかと考え、何時間も海の中にいました。でも効果がなかったので、今度は、塩素が効くかもしれないと思ってプールに脚を浸しました」

「効果はありましたか？」

彼女は自分の脚を見下ろして言った。「どう思いますか？」

私はうなずきながら言った。「どう見ても……とても痛そうだ」

「結局、夫に説得されて、かゆみ止め薬のベナドリルを塗りました。夫には、とても見ていられないから、その傷を何とかしてくれと言われました」

「それで？」

「ベナドリルを塗ったら、さらに悪化したんです！」

「それは驚きました」と私は言った。激しい痒みを引き起こす病気は、肝臓疾患、腎臓疾患、数種類のがんなど、いくらでもあるが、そのほとんどは、ベナドリルのような抗ヒスタミン薬に反応を示す。私はメーガンの表情から不安を読み取り、ハンセン病や悪性腫瘍について今は言及しないほうがよさそうだと判断した。

「あなたも驚いたことと思いますが、私も驚きました」

彼女の話を聞けば聞くほど、私は、彼女の皮膚感染症にダルバが効くとは思えなくなっていった。私は、ダルバの適応に合った患者に確実に使用したいと思っていた。しかし、メーガンの病状の原因が何なのか、私にはわからなかった――治験前期の期間中にみたどの症状とも違っていた。メーガンは私が困惑しているのを見て取った。「先生は『エイリアン』という映画をご覧になりましたか？　私の脚は、まさにあれです」

私たちは薄紫色の潰瘍を見つめた。「それで、あなたはこれを誰にも見せなかったんですか？　医者には相談しなかったのですか？」

メーガンは豊かなグレーの髪を手櫛で整えながら、顔をしかめ、「私、怖気づいてしまって」と言った。「傷が大きくなるほど、ますます気が引けて、そうこうするうちに……」突然、彼女の目は潤み、涙が溢れ出して頬をつたった。「夫は、一一日前に私のもとを去りました」彼女は右手で顔を覆ってむせび泣いた。それから私を見上げ、大きくため息をついた。

「お気の毒に」私はそっと身を寄せて彼女をハグしようとしたが、やめた。救急治療室ではこういうときの対応が何かと難しい。私は腕組みをしてから彼女に一歩近づき、それから彼女の落胆した背中をさすった。「私はただ、その――」

「大丈夫よ、ハグしてくれても」とメーガンは努めて笑顔を見せ、両腕を広げた。「心配しないでください。だいぶ前から、こうなるのは時間の問題だったの」

私は彼女の担架の横にある洗面台の上からペーパータオルをつかみ取り、彼女に渡した。「誰かに話したくなったら、ここにいる人たちが聞いてくれますよ」

メーガンは涙を拭うと、脚を見下ろした。「とにかく、この脚をどうにかしたい」

私たちの会話は、彼女の病気について説明を聞くうちに、インフォームド・コンセントの話題から逸れていった。メーガンは最終的に、夫が出て行ってから一週間後、脚から血がにじむようになった段階で、かかりつけの医師のもとを受診したそうだ。「脚が涙を流しているのかもしれない、とかかりつけ医が言うのを聞いて、私は堪え切れなくなりました。目からも脚からも涙を流しながら、所かまわず嘆き悲しみました」

「辛いことがたくさんあったんですね。普通の人が経験する以上に」

「ええ、たくさんありすぎました」

彼女の悲しみの陰には、困惑の気持ちもあった。自分の身に起きたことを語る彼女の言葉の端々に戸惑いが見え隠れしていた――自分の体の一部にこんなふうに裏切られることがあるのかと、ひどく戸惑い、恥じ入っていたのだ。彼女がなかなか病院を受診しなかったのも、世の中に背を向けていたのも、それが原因だ。私は彼女の肩に手を置き、その手に力を込めると、「一緒に乗り越えましょう」ときっぱりと言った。その瞬間、救急治療室から音が消えた。人と人とのつながりには、周囲の雑音をかき消し、単なる会話も人知を超越した何かに変えてしまえる力があるのだ。

メーガンは唇を噛んだ。「乗り越えられるように、祈っています」

私は治験同意書を取り出し、治験の詳細を説明した。彼女は治験への参加に前向きだったが、一つ、厄介な問題があった。私がメーガンに注目したのは、救急治療室の医師が細菌性皮膚感染症の治療のために彼女を入院させたからだった。しかし、彼女を診察したあとも、私はそれが適切な診断なのか確信をもてずにいた。彼女の症状は、壊疽性膿皮症という、一〇万人に一人が発症する皮膚疾患である可能性のほうが高いように思えた。私も年に一～二例ほど診ることがあるが、しかし、ここまで酷い状態のものは診たことがなく、痒みを伴うのもまれだった。ダルバが助けになることもあるかもしれない――膿皮症が原因の潰瘍からブドウ球菌や連鎖球菌が見つかる場合もある――が、この疾患を完全に解消することはないだろう。確かな治療法は医師らにもわからなかったが、ステロイド薬が奏効した例がいくつか報告されている。

「正直に言ってください」メーガンは目頭を押さえながら言った。「先生はこれまでに、こんなにも――何と言うか――酷いものを見たことがありますか？」

「もちろんです」私は彼女の皮膚を見て、六カ月前、病院の医療倫理委員会の一環として診察を依頼され、熱傷治療室で対応したブラジル人女性の症例を思い出していた。その患者は、夫の浮気がわかったあと、自らガソリンを浴びてマッチを擦り、全身の八〇パーセントに熱傷を負った。外科チームは壊死した皮膚をできる限り取り除き、いったんは彼女の命を救ったが、その後の緩和医療の選択肢について倫理委員会に問い合わせてきたのだった。

「それであなたの気が楽になるなら断言しますが、もっと酷い症例を診たこともありますよ」

「楽になったかどうかはわかりませんが」と言って少し考えたあと、「でも、少し気が楽になったかも」と彼女は言った。

「あなたの脚は、見れば見るほど、感染症かどうか確信がもてなくなりますね」と私は言った。

「では、先生が私を治験に参加させたいと思われたら、私は参加しますし、そう思われなければ、それはそれで構いません」と言うと、彼女は携帯電話を取り出してテキストメッセージを打った。

私は手元の治験同意書に目をやった。「それでは、あなたの仕事についてお聞かせください。書籍をアメリカナイズするとは、どういう意味ですか？」

「それについては、私、いくらでも話せますよ」

「いくらでも、どうぞ」

彼女は、通りかかる他の人に聞こえないように、身ぶりで私を近づけた。「実は、英国の児童書はときどきものすごく人種差別的なんです」

「え？」

「それはもう、許し難いほどの人種差別主義で、外国人を描くときに、そのほとんどは植民地国から来た人々なのですが、その特徴を大げさに描くんです。唇と鼻が大きくて、片言の英語を話す、といった具合に」

「で、それをあなたが修正する？」

「そのとおり」私は一瞬、目の前にいる高齢の女性が病気になる前の姿——編集者として成功していたころのメーガンの姿——が揺らめくのを見た。「他にも、ただただ奇妙な内容のものもあります。私が携わったドイツの本には、バレリーナが髪をおだんごにまとめるのは、目が回らないようにするためだと書かれていました。もちろん違います。あれは髪の毛が目に入らないようにするためです。そんなことは誰だって知っています。私はそういうちょっとした誤りも修正していました」そう話す彼女は、先ほどより生き生きして見えた。だが、数分後には、彼女は再び自分の脚を見つめ、しばらく動きを止め、どこまで話したかわからなくなっていた。彼女が脚を掻きむしりたい衝動に抵抗しようと努めているのが見て取れた。「お願いです……どうかこれを何とかしてください」彼女は爪を潰瘍にめり込ませながら言った。彼女が手を引っ込めると、脚から小さな血の雫が滲み出た。

「最善を尽くします。すぐに担当医を呼びますね」

メーガンは再び私を手招きした。「夫がどんな去り方をしたか知りたい？」

「え？」私は何と答えていいかわからなかった。

「メールよ」

「まさか！」

「それも、ほんの数行の短いメールで」

私はゆっくりと息を吐いた。患者たちが自分の人生にこうして踏み込ませることに、私は驚いていた。この日に限らず、私は幾度となく「自分にそんな資格はないし、その対価も受け取っていない」と心の中で思っていた。白衣を着ていると、打ち明け話をされやすかった。親しい友人や家族にも決して話さないようなことを聞かされるのだ。私はフロリダ州郊外のカトリック家庭の育ちで、教会の告解にも定期的に行っていたが、今は告解を聴く側にいるような気分だ。

「夫は、高校時代の彼女のために私のもとを去ったの。バスケットボールの試合でばったり再会して」

彼女はこの話を、誰かに話していたとしても、多くの人には語っていないだろう。彼女が負った心の傷は、まだ生傷だった。「バスケの試合で？」

「しかも、そのメールが誤字だらけ！　あいつには編集者が必要だわ」と言ってメーガンは首を振った。

27 限界までやってみろ

メーガンにさよならを告げたあと、私は彼女の書類を見直すためにオフィスに向かった。外科医は、特殊なブーツを履かせれば脚のプレッシャーから解放されて彼女の利益になるかもしれないと判断していたが、感染症の治療が終わるまではブーツを装着できない。私は彼女のケアを担当している病棟医に会いに行った。彼は感染性疾患の専門医で、私と同じく、総合内科で患者のプライマリ・ケアにあたっていた。私が彼のオフィスに立ち寄ると、「どう思いますか？」と彼から尋ねられた。

「あなたは、どう思いますか？　興味深い症例ですね」と私は返した。

「蜂巣炎ではないように思います」と彼は言った。これは救急治療医とも外科医とも異なる見解だった。「彼女に必要なのは抗菌薬ではなく、傷の治療と皮膚科医の助言です。ステロイド薬も必要かもしれません」

「同感です。細菌の重複感染もあるかもしれませんが」と私は言った。

「たしかに、私もそう思いますが、いずれにしても、彼女はダルバ治験に適した候補者ではないで

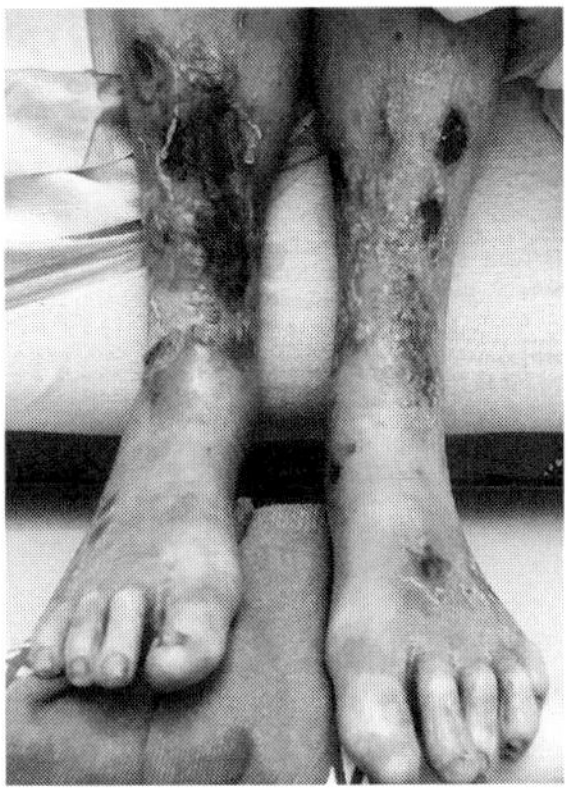

経口抗菌薬で脚の感染症に改善のみられなかった治験対象患者

しょうね。私には膿皮症のように思えます」私はこの知らせをメーガンに届けるために、救急治療室に戻った。私たちは彼女を救うつもりだが、抗菌薬で救うわけでも、ダルバで救うわけでもない。私が治験を担当する新薬を彼女に投与したい気持ちはあったが、彼女は適格患者ではなかった。彼女の時間を無駄にしてしまったことを私は詫びた。

三〇分後、私は誰もいない自分のオフィスに戻った。デスクの上のマウスを軽く動かすと、コンピュータ画面が点灯し、暗い部屋を照らした。私はＹｏｕＴｕｂｅでベートーベンのピアノソナタ「月光」を流し、聴診器を外して白衣を脱いだ。ダルバの治験は待つことになりそうだ。新しい患者は次々に来るが、この新薬に適した患者はまだいなかった。ベートーベンが流れるなか、私は治験データが記録されている表計算ソフトを開いた。そこにはジョージ、ルース、ドニー、その他大勢の患者に関する膨大なデータが記載されていた。その下には、私が遠方から追跡調査している患者――レミのような子たち――に関する記録や、彼らの病気について調べた内容の覚書が記されていた。たとえば、ドニーの欄には「紙で切った傷について」という書き込みがあり、後で読むつもりの論文――ドニーの奇妙な病状について何か洞察が得られるかもしれない論文――へのリンクが貼ってある。それを見た瞬間、私はやるべきことの多さに打ちのめされた気分になった。

私は音楽を消した。トムの指導を受けるうちに、私も彼に似てきてはいたが、ベートーベンは違った。クラシック音楽にはどうにも馴染めなかった。トムがよく聴くので何年も耳にしてきたが、どうしてもトムのようには楽しめなかった。「月光」は死の行進曲のように聞こえて、気分が沈んだ。結局、私はロックバンドのイーグルスの「テイク・イット・トゥ・ザ・リミット」をかけた。

私はときどき仕事の重圧に屈服しそうになる。臨床試験の需要と毎日の患者の診療と慌ただしい家庭生活のバランスをうまく取れずに苦しむ。私の妻は町の向こう側にあるコロンビア大学アービング医療センターの腎臓移植専門医で、私たちには、両親よりずっと早起きの幼い子どもが二人いる。日によっては――ほとんどの日は――私はストレスで打ちのめされている。とにかく時間が足りなくて、次に進まなければ、他の事をしなければばと決心して区切りがつくまでは、負けの決まっている試合を闘っている気分だ。そうやって沈み込んでいるとき、私は使い物にならず、ほぼ無気力な状態になる。患者との会話でも口ごもるし、回診中も医学生が症例について説明しているあいだにあくびばかりしている。絶え間ない痛みに苦しむがん患者から「先生、大丈夫ですか」と話の途中で心配されることも珍しくない。死にゆく人々から日常的に「かなりお疲れですね」と声をかけられる。

自分が職場で疲れ切った顔をしていると知らされるのは、かなり屈辱的なものだが、私にはどうすることもできなかった。「まただ。まったく、まいったよ」子どもたちを寝かしつけたあとで妻のヘザーにこぼすと、彼女は私の言いたいことを完全に理解してくれる。そういう日には、私は何もかも忘れ、誰とも会わず、とにかく一人になりたいと強く感じる。雑誌のページをめくる手を止め、同じページをじっと見つめ、同じ段落を何度も何度も読み、歯車が動き出すのをひたすら待つ。病院のベッドに一人で横たわって怯える患者のことを考え、自分なら助けられると期待する。そうやって霧が晴れるのをただ待つしかない。

そういうとき、私は妙な立場になる。私は医療現場の燃え尽き症候群について本を書いてもいるし、自分も燃え尽き症候群になるのではないかと心配する若い医師に向けて講義も行っている。研修医向けのトレーニングプログラムについても協議し、研修医が職場の「健康責任者」のお世話になることも、内省を強いられることもないように、医療現場の雰囲気を改善するための助言を提供している。私がいつも言うのは、医師はストレスが多く、疲弊しているので、正常な感覚を取り戻す必要があるということだ。彼らには、睡眠とまともな食事、そして友人たちと過ごす夜が必要だ。一杯のワインを飲むのもいい。そういう、病院では得られない時間を過ごす必要がある。

私はドキュメンタリー番組を見るのが好きだ。最初のうちは犯罪スペシャルに興味を引かれた――私の両親は二人とも犯罪科学の分野で博士号を取得していたので、その血を受け継いでいるのかもしれない――が、その後は音楽分野のドキュメンタリーに関心が移った。つい最近も、大学時代からの親友たち――小説家、脚本家、ジャーナリスト、知的所有権専門の弁護士――と一緒に「イーグルス」の特集番組を見て、ベースとバックグラウンド・ボーカルを担当していたランディ・マイズナーに私が似ているという話題で盛り上がった。彼は穏やかな優しい性格で、バンドメンバーのなかでは、華々しく活躍したドン・ヘンリーやグレン・フライの陰に隠れて忘れられがちだが、友人たちに言われてすぐに、私自身も彼に妙な親近感を覚えるようになった。

マイズナーは紆余曲折の人生を送っていた――アルコール依存症、心疾患、詐欺師によるなりすまし事件、昏睡状態、繰り返される自殺願望との闘いの連続だった――が、それでも彼は、「テイク・イット・トゥ・ザ・リミット」という人々の記憶に残る美しい歌を作詞作曲し、歌った。限界までやってみろ、と歌い上げるコーラスは、私が探し求めてきた指針であり、ちょっとしたスローガンとなった。病院での長い一日も、執筆に勤しむ長い夜も、私はこの歌に背中を押された。マイズナーが高音で歌う声を聴くたびに、私は笑顔になった。

オフィスで「テイク・イット・トゥ・ザ・リミット」を流しながら、私は前から読もうと思っていた論文に目を通した。医学雑誌を眺めていて、この論文の「薬剤耐性菌の侵襲性が高まってきている」という主張に目が留まったのだ。これはドニーのような人々にとって悪い知らせではあったが、紙で指をちょっと切っただけで重篤な感染症になることがある理由の説明にはなっている。ゲームのルールが変わったのだ。だが、どんな成功の陰にも挫折の二つや三つはあるものだ。私はこの辛い内容の論文を読み進めていったが、読み終える前に、誰かがそっとドアをノックする音がした。同僚になったばかりの新任の病棟医が、ゆっくりとドアを開け、咳払いをして言った。「また一人、新しい患者さんをご紹介したくて。どうやら蜂巣炎のようです」

私は音楽を止め、白衣をつかんだ。気持ちがぱっと明るくなった。そして数分後には、私はルイスという名の高齢患者のベッド脇にいた。彼は元警官で、もしゃもしゃの白髪で、薄い口髭を生やしていた。右脚が赤く腫れ上がり、耐えがたい痛みを感じたため病院に来た。年齢は八〇歳だったが体格はよく、私が最初にいくつか質問すると、一言、二言で端的に答えた。彼は心を開いて話すタイプではなさそうだ。少なくとも私にはそう思えた。私は担架の足元にあった彼のカルテに目を通した。「NYPD、ああ、あなたはニューヨーク市警の方なんですね。いつもありがとうございます」そんな風にお礼を述べるのはいくぶん気まずくもあったが、私のちょっとした習慣になっていた——コロンビア大学プレスビテリアン病院勤務で俳優スコット・バイオに似ているハンサムな医師から拝借した習慣だった。

ルイスは両手を大きな頭の後ろに回して笑うと、「TPFだよ」と言った。「カルテに何て書いてあるか知らないが、俺はTPFだった。まあ、大した違いはないかもしれんがね」私はTPFが何の頭文字だったかを思い出すために、脳内でこの三文字をゆっくりと復唱した。「タクティカル・パトロール・フォース——機動警官隊だ」と彼は言った。「不審者を呼び止めては身体検査をする、あのストップ・アンド・フリスクを生み出したのは俺たちだ」

「そうだったんですね」と私は応じた。

ルイスの説明によれば、もう何十年も前のことだが、彼はニューヨークのマンハッタン以外の行政区——ブルックリンのベッドフォード＝スタイベサント地区やブロンクスのアパッチ砦のような場所——で荒っぽい住人の取り締まりにあたる小部隊に配属され、犯罪者、麻薬常習者、路上生活者など、素行の悪い人々を逮捕していた。「あのころは、『ホイッスルが鳴ったら全員逮捕』が俺たちの合言葉だった。不審なやつは連行し、問答無用で全員を拘留したよ」

「はあ」

彼は笑った。「先生のような人たちがフォート・グリーンに移り住んだのは、俺たちが原因だ」

ルイスはTPF時代の思い出を慈しんでいて、自分の仕事は地域社会に対する真の奉仕だったと考えているようだったが、彼のような心根の人ばかりではなかったことを、私は知っていた。彼の話を聞きながら、私は携帯電話にTPFの三文字を打ち込んで検索した。娯楽誌『バニティーフェア』によれば、[1]彼のいた機動警官隊は「屈強で大柄な警官（入隊条件として体格に関する規定があった）で構成されるエリート部隊。メンバーの圧倒的多数が白人で、非常階段を上り、屋根の上を駆け抜け、ドアを蹴破っても処罰を受けない。一九六〇年代前半の黒人地域社会とヒスパニック系地域社会では彼らは嫌悪されていて、ある一定の年齢の黒人ニューヨーカーのあいだでは、地域社会に恐怖心を植えつけるためにデザインされた恐怖部隊として記憶されている」とのことだ。ちょっとした合理的薬物デザインの話のような書かれ方だが、調合されているのは人間だ。状況を改善するために実施された見当違いの努力によって、地域社会は引き裂かれ、崩壊した。

私の目の前で手足を伸ばしている男性は、規制に縛られずに猛突進した公民権運動時代の警官とはほど遠かった。ルイスは、もはや助けがなければ歩くこともできない。この病院で働く大勢の有色人種スタッフは、彼がかつて巡回中に遭遇した人々の子どもや親戚かもしれない。今の彼は弱い立場にあったが、それでも彼は自分の武勇伝を思い出しては自信満々に語った。そして、どの逸話でも彼は少しばかり慎重さに欠けていた。彼は犯人逮捕のための囮捜査で看護師に扮したときのことを、顔を輝かせながら私に話してくれた。「誰だって俺の立場だったらそうしたさ」と言って、ルイスは左手で胸を叩いた。と、そのとき私は、彼の薬指がないことに気づいた。私は路地裏の口論やバーの乱闘を想像した。

「ところで、私がここに来た理由を説明させてください」私はようやく本題を切り出した。「私は臨床試験を実施中で、あなたにはその試験に参加する資格があるかもしれないんです」私は彼の脚を指差し、ダルバのリスクと利益について説明したあと、治験同意書を手渡した。「この書類にじっくり目を通しておいてください。後でまた来ますね。私は終日、病院にいますから」

「俺もだ。一日中いることになりそうだ」ルイスは書類にざっと目を通すと、書類を膝の上に置いた。「この治験の要点は何だ？　なぜ俺なんだ？」

「手短に言えば、新薬の治験です。新しい抗菌薬の」

「詳しく聞かせてくれ」

「入院が必要な皮膚感染症患者のための薬です。他の抗菌薬が効かないときに、この新薬を試します」私は治験同意書を指差した。「この会社から無料で提供される薬を使って、私たちはこの薬の最適な用法を見つけ出します。私たちは、この薬で患者さんが安全に、より早く退院できることを願っています」

「だが俺は病院を出たいんじゃない。もう一度歩けるようになりたいんだ」私は彼の膝に手を当てた。感染部位から数センチ上のあたりだ。彼の皮膚のぬくもりが感じられた。私は彼の脆い皮膚の下を走る青黒い血管をじっと見つめた。彼の脚は軟らかくてティシューペーパーのように感じられた。「俺の脚の調子を治すにはチューニングが必要だ。早く退院できるかどうかはどうだっていい。歩けるようになりたいんだ。理学療法士とソーシャルワーカーに会わせてくれ。必要なだけ時間をかけてくれていい」

私は頷いた。「わかりました」

彼は治験同意書を見て、ため息をついた。「治験はやめておくよ」と言うと、そっと脚を引っ込めて私から離した。「ありがたい話だが……辞退する」

「問題ありません」

私はルイスの手を取って握手し――彼は高齢ながら強く握り返してきた――彼の担当者は優秀なメンバーが揃っているからと請け合った。私が自分の持ち物をまとめていると、ルイスが最後に自分の考えを話し出した。心臓医に背中を押され、本を書こうと思っているそうだ。『ホイッスルが鳴ったら』というタイトルにするつもりだが、どう思う？」と尋ねられた。

私はその質問について考えてみたが、ちょっと長く考えすぎた――少なくとも彼はそこまで時間を取るつもりではなかったようだ。「いやいい。言わなくていい。先生はリベラル派なんだろ」

私は腕組みをした。「なぜそうおっしゃるんですか？」私は非難されたと思って腹を立てているわけではないことを示すために微笑んで見せた。「なぜ答えを聞くのをやめたんですか？」私は自分が着ている白衣にいったん視線を落としてから、微かに光る彼の緑色の目を見た。

「リベラルの連中は俺たちを憎んでいるからな」と彼は言った。「かつて俺たちは町の主導権を握っていたが、彼らはそれを嫌がっていた」

「何かまだ話したいことがありそうですね」

「俺がこういう話をしても、うちの子どもたちは大人しく聞いてくれないんだが、面白い話なんだ。カストロが国連に来たとき、俺はそこにいた。彼を狙う暗殺者にタックルしたんだ。そりゃあもう——現場はめちゃめちゃだった」

私は自分の靴に視線を落としたあと、警官に会うたびに聞いてみたかったが恥ずかしくて聞けずにいた質問を彼にした。「人を撃ったことはあるんですか？」

ルイスはニヤッと笑うと、右手を私に向け、親指と人差し指を伸ばして小さなピストルを作り、私の胸を狙った。「ノーコメントだ」

「教えてくださいよ」

「マッカーシー先生、悪いが、その答えは本のネタに取っておくよ」

28 障壁

私は納得いかずに少し腹を立てたままルイスのもとを去った。私はチラシを掲示したり、同僚にメールを送信したり、木の上から叫んだりして、「新しい抗菌薬が来たぞ」と触れ回ってきた。人々を救えるかもしれない抗菌薬を、製薬会社が無料で提供してくれると言うのだ。にもかかわらず、その新薬を快く試してくれる「適格」な患者がなかなか見つからなかった。私が声をかけた患者のなかには、男性でも女性でも、声をかけたときには精神的に健全だったのに、数日後に話してみると体調が悪化して恐怖心を抱き、きちんと説明を聞いたうえで治験に同意することができなくなっている人が少なくなかった。また、説明を聞いて治験に同意してくれる人でも、専門的な事柄――血圧の一時的な低下や血液検査の結果異常など――のせいで対象から除外しなければならないという、なんとも心苦しいパラドックスがしばしば発生した。つまり、治験を最も必要としている患者が治験対象として「不適格」であることも多いのだ。

私は自分の部屋に戻り、感染症患者を探す作業に戻った。探すと言っても、彼らがすぐそこにいることはわかっていた。私のいる病院では皮膚感染症や軟組織感染症の患者を毎年数千人は診察している。私はただ、彼らを見つけ出すだけでいいのだ。患者名簿を何ページもスクロールしていくうちに、また一件ヒットした。ジャクソンが救急治療室に戻っていた。右腕の感染症が広がったらしい。抗菌薬を必要としているのだから、この治験の条件にそのまま当てはまるだろう。彼は両肺と腹部に複数のスーパー耐性菌感染を抱えているため、周囲にとっても危険な存在であり、隔離が必要だ。彼の退院は誰もが望むところで、それを私は無料で叶えることができるわけだ。

ジャクソンは、ルイスの隣の部屋で妻と一緒に座っていた。彼の妻は、感染症から身を守るために使い捨ての黄色い保護服を着用していた。私は部屋に入る前に、「骨髄炎」という骨の感染症の所見がないことを確認するために彼のカルテに目を通した。骨髄炎の患者は治験の対象から除外されるからだ。X線検査の結果に骨髄炎の所見はなかったが、別の問題があった。白血球数が危険なほど低く――医学用語でいえば「好中球減少症」の所見がみられ――「ステップ・ダウン・ユニット（SDU）」として知られるリスクの高い患者専用の特別病棟で注意深く監視する必要があった。その病棟フロアには、専門のトレーニングを受けた看護師と介護士が配属されていた。彼らは患者の容態の悪化をいち早く察知でき、集中治療室（ICU）の外でも集中的治療を行える。ジャクソンの容態は私が思っていた以上に悪く、彼はSDUで集中モニタリングにつながれていた。ということは、彼も私の治験には不適格ということだ。

彼の横にある小さな木製のテーブルの上に、コリスチンの小さな点滴袋が見えた。それから、彼と目が合った。そこに看護師が入ってきて、点滴袋をつかむと、彼の担架の後ろにある細い金属のポールに引っかけて吊るした。私がジャクソンに初めて会ったのはもう何年も前のことだ。あのころに比べて、彼の濃色の髪は細くなり、背中もわずかに丸くなっていた。彼が私を覚えているかどうか心許なかったが、私は小さく手を振った。すると彼は、部屋に入るよう私を手招きした。彼の横には酸素ボンベが置かれていて、彼は車椅子につながれた状態だった。私が知っているジャクソンは機械工だったが、何年か前から失業中であることはすぐにわかった。絶えず悪化し続ける感染症が彼からアイデンティティを奪ったのだ。おそらく彼はもう仕事に戻ることはないだろう。私も「機械工のジャクソン」という認識を改める必要がありそうだ。「また会えて嬉しいです」と言って私は手袋をはめた手を差し出した。「できれば違う状況でお会いしたかったですが」

コリスチンが一滴ずつ彼の腕の中に滴下されていくのを見ているのはなかなか辛かった。彼は神経質になっていた。こんなに怯えている彼を見るのは、数年前、一〇月にしては暖かだったあの日以来だ。あれから、私たちは着実に前進してきた——新しい抗菌薬がいくつか承認されたし、承認に向けて治験中の新薬もまだある——が、彼の病状を見れば、私たちの目指すべきゴールはまだ遠いのだと、厳しい現実を痛感する。私は、初めて出会ったときの彼の恐怖に歪んだ顔をけっして忘れないだろう。二回目に会ったときも、それ以降に会ったときも、その表情に大差はなかった。私は、彼が治験の対象に当てはまらない理由を説明したあとで、「幸運を祈ります。あなたなら、きっと乗り越えられます」と声をかけた。

彼は腕の感染部位を見てから、私を見上げて言った。「そう思いますか?」

患者を登録するプロセスはすでにかなり合理化されてはいたが、実際にやってみると、今回のように、治験薬を投与する事実を患者自身に知らせた状態で行う「オープンラベル」の治験でも、障壁は山のようにあった。世界各地の同僚とのミーティングでも、除外基準が厳しくなりすぎているという不満が多く聞かれた。好中球減少症、臓器不全、敗血症などの症状——いずれもジャクソンが闘っている症状だ——のせいで、治験薬を必要としている患者が除外されてしまうのだ。私は臨床研究の金銭面の検討事項については読んでいて退屈することもあったが、その結論は無視できなかった。抗菌薬の治験はあまりに複雑化しすぎていたし、あまりにお金がかかるようになりすぎていた。アラガン社は資金を他の研究分野——たとえばボトックス療法や眼疾患——に再分配しようとしているのではないかと囁く声も聞こえてきていたが、そうだとしても私はアラガン社を責められなかった。ロンドン大学経済・政治学部の研究では、発見された時点での新しい抗菌薬の正味の現価はマイナス五〇〇〇万ドルと推定されている。[1] 私が取り組んでいる新薬の治験は心配無用だったが、他の治験は必ずしもそうとは言えなかった。

私はオフィスに戻り、蜂巣炎の患者探しを再開した。数分後、ドアをノックする音が聞こえた。私はイーグルスのランダム再生を停止して席を立った。若い女性医師がドアをそっと開け、一枚の紙を私に手渡した。「私の患者が先生の治験に合うかもしれません」と彼女は言った。「バンコマイシンにアレルギーのある男性患者で、MRSAだと思われます。ダルバの候補になるのでは？」

「どれどれ、見てみよう」私はその患者の名前をコンピュータに素早く打ち込んだ。

「一つ質問があります」二人でその男性患者の名前と医療記録を見つめながら、彼女が言った。「ダルバは本当に効くんですか?」

「効きます。私はそう信じています」ここで言葉を濁すのはおかしいように感じた。だが、実のところ、本当は私にもわからなかった。「効きます」私はもう一度言った。

「ただちょっと、その患者は先月、救急治療室に三回も入っていたので、変な期待はもたせたくなくて……もちろん私も、うまくいくと信じています」と彼女は言った。

「その患者と会って話してみましょう」私は聴診器をつかみながら言った。「治験に参加するリスクについて、私から説明しますよ」私は数カ月を費やして最初のプロトコールを書いていたところに思いを馳せた。IRBから、この治験がはらんでいる危険性について事細かに記載するよう強く求められたが、それは理に適っていた。「治験に参加した場合の利益についても話し合えるだろうしね」

私は、この新しい患者に治験のことをどんなふうに提案するかイメージを膨らませながら、軽やかな足取りでエレベータに向かった。エレベータのドアが閉まるタイミングで、メッセージが届いた。朗報だった。バイオ医薬品企業コントラフェクト社が現場視察をすることになったという知らせだ。溶解素のプロトコールはIRBの審査を余裕で通過し、ブドウ球菌の治験を開始する準備は整っていた。患者の登録と治験同意書の取りつけ、ボランティア参加者に対する溶解素の投与について話し合うために、同社の代表者がうちの研究チームに会いに来るという。ビンセント・フィセッティの構想が、もうすぐ実現するかもしれなかった。

29 マーク——一人目の投与

ニューヨーク・プレスビテリアン病院で最初にダルバを投与された患者は、ある一つの考えに取り憑かれていた。「流砂にはまって溺れかけている」と言うのだ。病院のベッドでマーク・シモンズが実際にそう言うのを私は聞いた。二月の暖かく穏やかな日に、イースト川の上空に朝日が広がっていくのを一緒に見ていたときのことだった。「この半年間、ゆっくりと少しずつ、沈んでいます」と言うと、彼は下唇を軽く嚙み、言葉を探した。「旧約聖書の伝説にあるように、体を塩の柱に変えられてしまったような感じです」彼はマンハッタンで特許侵害訴訟を専門に扱う弁護士としてキャリアを築き、フォーチュン500に名を連ねる大企業の利益を守ってきたが、この症状が出る一〇カ月前に引退した。「ある日——」と彼は言葉を続けた。「私は自転車に乗っていて——」

「夫はどこに行くにも自転車に乗っていくんです」と妻のジャネットが割って入った。彼女はベッド脇に座り、膝にミステリー小説と新聞を載せ、半分ほど食べたパンケーキのお皿を持っていた。「信じられないでしょうけど、彼はとても活動的なんです。だったんです」

マークは両腕を使って両脚をベッドサイドに降ろし、背筋を伸ばして座ると、顎を突き出した。

彼は六〇歳過ぎの痩せた男性で、目はヘーゼル色で、髪は豊かな白髪だった。「ある日、自転車で街を走っていたら、突然、脚が重くなりました」

「その一週間後に、彼はベッドで漏らしたんです」とジャネットが言った。「何もかもがあっという間の出来事でした」

「私はもう何カ月間もオムツ生活です」

マークはかかりつけの医師を受診したが、原因はわからず、単なる老化の一環だと言われたそうだ。「私は納得がいきませんでした」と、お皿の食べ物に手を伸ばしながら彼は言った。「そこで、別の医師を探して受診しました」

彼が見つけた運動機能の専門医は、パーキンソン病や正常圧水頭症（NPH）のような進行性の神経疾患の初期兆候ではないかと心配した。医学校の学生は、NPH患者の主な症状として「三つのW」――排尿障害（wet）、歩行障害（wobbly）、認知障害（weird）――がみられると教わる。つまり、患者はお漏らしをし、うまく歩けず、奇妙な行動を取るようになる。三点セットで覚えると記憶に残りやすく、私もこの「三つのW」は二〇年近く記憶に留めているが、この疾患によって尊厳を失った人物に一度でも出会えば、そんな気楽さは消えてなくなる。

マークはいくつもの検査を受け、最終的には、悪化する一方の症状を治療するために化学的に合成されたドーパミンの変異体であるカルビドパ・レボドパ合剤の試験投与を受けた。担当医はマークについて、パーキンソン病の可能性もあると考えていた。パーキンソン病は、神経細胞で十分なドーパミンが産生されていないときに発症し、筋肉の硬直、振戦、発話困難が引き起こされ、症例によっては顔の表情がなくなる。治療は効かなかった。マークは引き続き、身動きの取れない感覚に陥っていた。自分の皮膚の内側に捕らわれた囚人となり、滑り落ちる砂の奥へと深く深く沈んでいくような感覚だった。「時おり私は自分の叫び声で目覚めることがあります」と彼は言った。「もうすぐ窒息死するのだと考えてしまって」

彼の妻もうなずいた。「そりゃあ、恐ろしくて」

「ああもう、このまま骨化してしまうのかと、そんなことばかり考えてしまいます」彼はジャネットに視線を投げると、「骨化」という言葉を繰り返した。私が患部を見せてほしいと頼むと、マークは横向きに寝そべり、院内着を捲り上げてお尻を出した。尾骨のすぐ下に緋色の発疹があり、右の殿筋全体を覆っていた。私がちょっと触れただけで、まるで平手打ちされたかのように彼は身を引いた。

私は小さな切り傷に気づいた——赤く腫れた皮膚の割れ目になっている部分だった——そして、夜には彼の尿がこの切り傷に入り込むのだろうかと考えた。「症状は下からどんどん上がってきています」と彼は言った。「最初は足、次が脚で、今は太腿。私は動くことができず、起き上がって小便にも行けないし、何もできない」私は、この感染症がダルバにどのように反応する可能性があるか、正確に見定めようとしたが、実のところ、確信はもてなかった。

「先生、夫はもう一度、自転車に乗れるようになると思いますか?」とジャネットが尋ねた。

この質問に私は答えられなかった。「わかりません」と言って私は彼女の目をじっと見つめた。患者やその家族にこの先どうなるか確かなことはわからないと告げるとき、私はいつもそうやって相手の目を見つめる。「ですが、その答えを得るにはここは素晴らしい場所ですよ」

ジャネットの表情が微かに明るくなった。「来週ここで神経科医の先生の予約が入っているんです。幸運を祈っていてください」と彼女は言った。神経科医は当然ながら、大きな視野に立って見ていることだろうが、私は草の根まで降りて、彼の皮膚や、皮膚に染み込んで感染症を悪化させかねない尿について考えていた。入院はマークにとって、危険な偶発事故になりかねなかった。そのうち尿路カテーテルを使用することになれば、カテーテルによる感染症リスクも付いてくる。

「私がここに来たのは、臨床試験についてお話しするためです」と言いながら、私は名刺を差し出した。「抗菌薬の治験です」インフォームド・コンセントの繊細な言葉の綾まで理解できる患者はなかなかいないが、マーク・シモンズはそこまで理解できる患者だった。私は、書類に目を通さずに署名する弁護士には会ったことがない。どんなに嘆き苦しんでいるときでも、彼らは必ず書類に目を通す。

「この薬には何か長所があるんですか？」とマークは尋ね、遠近両用メガネをかけて読みはじめた。

「実は、あなたがこの薬を投与される一人目の患者なんです。この病院で最初の」

ジャネットが顔をしかめた。「まだ誰にも投与したことがないんですか？」

「ありません」

彼女は腕組みをした。「なぜ、マークなんですか？」

私はリスク――この抗菌薬は私にとっても同僚たちにとっても新しい薬であること――と考える利益について、練習しておいた通りに説明した。私はこれまで六カ月間を費やして、皮膚感染症で入院しているあいだに起こりうる良くない出来事をつぶさに観察してきた。そして、そういった現状を変えるきっかけを作りたいと強く願っていた。ダルバを用いれば不要な検査も、血栓も、あらゆる種類の危険な細菌への曝露も回避できる可能性があった。「もちろん、考えるお時間を差し上げます。また改めてうかがいます」と私は言った。

「一つだけ、質問させてください」とマークが言った。「先生は、この薬をご自分の母親にも投与しますか？」マークとジャネットは私を見つめた。私は何年もダルバについて考えてきたし、ダルバに関してあらゆる側面から検討を重ねてきたが、この質問を自分に投げかけたことはなかった。なんとも絶妙な質問だ。「します」と私は答えた。「自分の母親にも投与しますよ」

マークは書類を置くと、手を叩いた。「オーケー、じゃあ私も受けましょう。そしてさっさと退院しますよ」

一時間後、部屋にダルバが届けられたとき、私の胸は高鳴った。薬は小さな透明の袋に入った状態で治験薬管理室から手渡しで届けられた。配達人は手の平を上に向けた状態で両手を揃えて、まるで貴重品を捧げるかのように薬を運んできた――いや実際、彼は貴重な物を運んできたのだ。このニューヨーク・プレスビテリアン病院で初めて、この薬を患者に投与するときがやってきた。透明な溶液がマークの腕へと滴下し始めるのを、私は息を止めて見つめた。そして、オムニフロックスのことを考えないように努めた。ダルバの点滴は三〇分間続いた。その間、私は彼のバイタルサインを監視しながら、彼の妻と軽く世間話をした。何か最悪の事態が起きたときのためにそばで待機しているのだということは、伝えなかった。

私は、どれもこれも日々繰り返されるありふれた処置なのだと思ってもらえるように努めた。彼の表情筋の動きを注意深く観察し、彼が深く呼吸をするたびに身をすくませたが、それを気取られないように努力した。彼が瞬きする頻度を記録し、彼の喉が閉じる微かな兆候も聞き逃すことのないようにテレビの音を消していたことにも、彼はおそらく気づいていなかった。点滴中に二回、彼は小鼻を大きく膨らませた。その二回とも、私は彼のほうに身を乗り出し、鼻の膨らみが元に戻るのを見届けて身を引いた。点滴が終わったとき、私はマークの手を取って握手した。彼はまだ体格も頑丈で、上半身も強かった。「これで終わり?」とマークが言った。

「終わりです」

「家に帰れますか?」

「はい。あなたの担当医の許可が下りしだい、帰れます」

この点滴治療は、ささやかな勝利となるだろう。マークはまだ、零れ落ちる砂の中でもがきながら少しずつ沈んでいくような感覚を味わっていた。彼のそのような症状に対しては、私は何もできなかったが、たぶん、他の誰かが何とかしてくれるだろう。他の誰かが、彼が再び自転車に乗れるようにしてくれるだろう。

「では、今後の経過観察についてお話ししましょう」と私は切り出した。「最も連絡の取りやすい電話番号を教えてください」

30 アリシア――父娘の絆

ようやくダルバの投与を終え、私はほっとしてマークの部屋を後にした。だが、それも一瞬のこと。彼の症状がこれからどうなるかは未知数だったが、付きっきりで見守る時間的余裕は私にはなく、臨床試験から一般病棟の患者へ、すぐに頭を切り替えなければならなかった。今、私に課されているのは、アリシアという名前の二六歳の女性の診察だった。彼女は一年ほど前から体に痛みを感じるようになり、どんどん悪化し、身動きが取れないほどの全身の痛みを訴えて受診した。バインダー一冊分の検査結果を携え、納得がいかない面持ちの父親に付き添われて来院したそうだ。トリアージの判定メッセージには「幸運を祈る」とあった。

私は、シモンズ氏に電話すること、とメモすると、エレベータで五階に移動し、アリシアの医療記録に目を通しはじめた。記述は少なかったが、懸念すべき内容だった。アリシアは、皮膚が燃えるように熱く感じられる理由を知りたくて、この八カ月間に六つの病院を受診していた。また、彼女はストレスを感じると気絶する理由も知りたがっていた。複合性局所疼痛症候群、ループス、筋肉の炎症（筋炎）、パーソナリティ障害などの診断が検討されてきたが、いずれも確定診断には至っていない。アリシアは諦めずに別のオピニオンを求めてサンフランシスコまで出向いたが、そこでも医師らは行き詰まった。そこで彼女は、答えを求めてうちの病院を訪れた。その答えを出すのが、私の仕事だ。

病室を訪れると、アリシアは薄暗い部屋でピンク色の毛布に包まって休んでいた。彼女はやつれていて、年齢よりもかなり老けて見えた。長い金髪に、褐色の目。おでこに一本、深いしわがあり、深く考え込んでいるような印象を与えた。電灯は消えていたが、テレビは点いていて、ベッド脇のプラスチック製の椅子に、父親が座っていた。アメリカンフットボールの「バッファロー・ビルズ」のスウェットシャツを着て、メジャーリーグの「ヤンキース」の帽子をかぶっていた。

アリシアは毛布を投げ出し、一枚の紙を取り出すと「質問が三つあります」と言った。大きく息を吸い、ゆっくり息を吐くと「一つ。私はライム病ですか？　二つ。私は慢性のカビ感染症ですか？　三つ。ポジトロン放出断層撮影（ＰＥＴ）検査が必要ですか？」彼女は紙を前にしてペンを構え、私の回答をいつでも書き留められる体勢だった。「どの順番で答えても結構です」

アリシアの父親は、期待を込めた目で私を見て、「何であれ、できることをしていただければ感謝します」と穏やかに言った。私は彼女の質問について検討し、その答えを吟味しながら、数日前にトム・ウォルシュから聞いた話を思い出していた。トムの娘が高校に入学したとき、学校に提出するために、娘について数行の文章を書くように求められたそうだ。意図されていたのは、わが子の本質を捉えた短い文章だったが、実際に書いてみると、九ページに及ぶ熱烈な文章が出来上がった。アリシアと、彼女を心配する父親を見ながら、私はトムが書いた娘の紹介文のことを思い出し、父と娘のあいだにある特別な絆について考えた。これはここ最近ずっと私の頭の中にあることでもあった――昨今の学校の襲撃事件に関するマスコミ報道もいくらか関連していた――し、病気の子どもの世話をすることを想像するだけで胸が痛んではち切れそうになった。「ベストを尽くします」と私は答えた。

アリシアの父親は椅子の下に手を伸ばして紫色のバインダーを取り出し、私に手渡しながら「すべてここにあります。あらゆる検査を受けました」と言った。彼の顔には心配の色が浮かんでいたが、すぐに私も表情を曇らせた。数百ページに及ぶ数百万ドル分の検査結果と米国中の専門医による助言が記録されていたが、答えはまだどこにもなかった。「ええ……かなりの量です」

「これをしばらくお借りしてもいいですか?」私はバインダーを持ち上げながら尋ねた。

「それはちょっと。失くしたくないので」とアリシアが言った。

「わかりました」と言って、私はぼろぼろのページをめくっていった。「よろしければ、コピーを取らせてください」

「もちろんです」

「ところで」私は椅子をベッドの際まで近づけながら言った。「最後に行った病院ではどんな感じでしたか?」

「全然だめ」アリシアは指の関節を鳴らし、父親を見た。「指が痛くて死にそう」

「その前の病院は？」

「同じです。最後には医師たちも諦めていました」彼女は目を潤ませていた。「毎回その繰り返し。でも私はまだここにいる。まだ痛いまま」

私は椅子に座ったまま前かがみになり、ページをめくり続けた。多くの検査が繰り返し行われていた。どこの病院も最初に皮膚のスクラッチテストを行い、その後に高額の精密検査をいくつも繰り返していた。「ライム病とカビ感染症についてはすでに検査済みですね。しかも、どちらも陰性だ」

「はい。でも……」と言って彼女は首を横に振った。「先生は慢性ライム病に精通されていますか？」

ライム病は議論を呼んでいる病気で、多くの患者が、不要かもしれない抗菌薬を投与されていた。どうやら彼女は、かかってもいない病気を治療するために五、六種類の薬を投与されてきたようだ。

「あなたはライム病の治療を受けていたのですか？」

「何度も」と彼女は答えた。「検査はいつも陰性でしたが、私はライム病だったと思うんです。間違いありません」

「治療を受けると、どうなりますか？　抗菌薬は役に立ちますか？」

「正直なところ、悪化します」と言って彼女は再び父親を見た。

「カビのほうは？　カビ感染症の治療も受けていますね？」

「はい」

彼女の父親が咳払いして言った。「そちらも同じで、役に立ちませんでした」彼は錠剤の入った小さな瓶を持ち上げて振った。私は大勢のカビ感染症患者を診てきたし、それ以上に多くのライム病患者を診療してきたが、アリシアのような患者はいなかった。検査結果も陽性だったし、こんなに衰弱もしていなかった。私はバインダーを閉じ、別の診断を持ち出すべきか思案した。状況を少しでもわかりやすくするような診断を。「気になったのですが、カリフォルニアでは精神科も受診していますね。未治療のうつ病という記載があります。これについて話してもらえますか？」

その途端、部屋の空気が変わった。アリシアは唇を震わせた。父親は立ち上がり、私からバインダーを取り上げ、テレビを消すと、部屋から出て行った。「あなたの今の言葉は、とても心外です。私は助けを求めてここに来ています。それなのに、あなたは診察さえしていない。あなたはただ……」彼女は思っていることを最後まで言えずに、目を閉じた。

この難しい状況のなかで、私は悟った。あのバインダーは「九ページに及ぶ父親の手紙」と同じなのだ。何カ月もかけて二人で病院をいくつも渡り歩き、ちょっとした会話を交わし、検査結果を待ち、医師を探し求め、説明を追い求めてきた時間そのものなのだ。娘に向けた父親の愛情そのものなのだ。だが、私のほんの一言――うつ病――が、この父娘が抱いていた一かけらの希望を打ち砕いてしまった。「あなたの症状は明らかに別の病気です」私は言葉を選びながら続けた。「私は、可能性のなさそうな診断も含めて、あらゆる種類の診断について検討しなければなりません。すべてをテーブルの上に並べるんです」
アリシアは首を横に振った。「マッカーシー先生、出て行ってください。今すぐに」

31　ジェラード――曖昧な境界

ダルバの治験に登録された二人目の患者は、近隣の病院で働いていた二九歳の警備員だった。「職場の誰にもこれを見られたくなかったので、ここに来ました」と言って、ジェラード・ジェンキンスはパンツの裾を捲り上げた。私はつい先ほど、アリシアの部屋を追い出されたところだった。彼の脚には、大きな赤い発疹があった。この一年の間に、私が追いかけてきた感染症患者の多くで目にしてきたのと同じような発疹だった。救急治療室の医師が発疹の範囲を記録するために引いたマーカーの線が残っていたので、私も症状の進行を監視するのに利用した。適切に治療すれば、彼の感染症は徐々に青いマーカーラインから後退していくだろう。ダルバ治験の目的について私から説明を聞き終えたジェラードは、一つ質問を投げてきた。「診断書を出してもらえますか？　しばらく自宅にいる必要があるという内容の。まあその、長期で」

ジェラードは先を読んでいた。入院している限りは、雇用主も彼が警備員として働けないことくらいわかる。だが、自宅に戻れば時計は動き出す。ダルバを使えば退院が早まる可能性がある。そうなれば、ストレスの多い職場への復帰も早まりかねない。病院の警備は難しい仕事であり――けんか腰で攻撃的な患者もいれば、暴力を振るう患者もいる——ある程度の健康と機敏さが求められる。脚が動かない状態で務まるような仕事ではないのだ。ジェラードは治験同意書を指差したあと、自分の脚を指差した。「仕事に戻れるまで、一週間は必要だと思いませんか？　あるいはもっと？」彼はすきっ歯を見せてにやりと笑った。「たぶん、一週間以上かかりますよね？」

ジェラードは取引を持ちかけてきたのだ。彼の休職期間が何日か延びるように私が手を貸せば、治験ボランティアに参加するというのだ。もちろん不正にあたるが、私も考えないわけにはいかなかった。彼は実際に体調が悪く、回復には時間を要するが、どれだけ時間がかかるかについては議論の余地があった。ほんの数日で回復する人もいれば、もっと時間が必要な人もいる。だからといって、私がその議論に乗るのはまずい。「先生、うちにはまだ小さい息子がいて、僕が家にいる必要があるんです。わかってくださいますよね」

私はため息をついた。「残念ながら、私にはできません。私は診断書を書けませんが、あなたの担当医に相談してみてください。何とかなると思いますよ」医療行為と研究はきっちりわけるべきだが、その境界は曖昧なことも多く、臨床試験では寛容な対応が取られることも珍しくない。金銭面での締め付けが強まるにつれ、治験責任医師らは予算内に収めるためにその境界を押し広げる必要性を折に触れ感じ、インフォームド・コンセントと引き換えに何らかの便宜を図っている。診断書を書くのは造作もないことだが、治験の公正さを傷つける行為となる。「ただ、私にはできないんです」私は彼の前歯の隙間を見つめたあと、顎先の小さな割れ目に視線を移した。「すみません」

ジェラードは私にウインクした。「わかりました。ちょっと言ってみただけです」彼は自分の脚に目を向けたあと、もう一度、私を見た。彼の目はとろんとしていた。彼はかれこれ一七時間も救急治療室にいる――しかも運悪く、同室になった認知症の男性が夜通し眠らずに電球について叫んでいた。「それで、僕はどこに署名すればいいんですか?」とジェラードは言い、ベッド脇のリモコンに手を伸ばし、テレビのチャンネルを次々に変えはじめた。「治験に参加します。話を進めてください」

ジェラードは社会的立場の弱い患者――最低賃金で働く三児の父――で、搾取されやすい立場にある。私は心配になった。彼は疲れ果てていた。治験の詳細や、治験薬を用いたときに期待される治療効果について彼が本当に理解しているのか、私は確信がもてなかった。そして、私の意識に永遠に刻み込まれた「あの町」の「あの試験」のことが脳裏をよぎった。「この治験にまつわる歴史について、あなたにお話ししておこうと思います」と私は切り出した。

タスキギーでの出来事は、私たちにとって遥か遠い昔のこととなった。あのような恐ろしく重大な倫理違反が繰り返されることのないように、監視と安全策を幾重にも重ねて実施してきた。それでも、私たちは難しい状況に直面する。他人の意のままに動かされる人は今もいるし、そういう人々の立場の弱さに付け込むことになりかねない野心的な試験もある。だからといって、そういう人々を除外するというのも酷い話だ。非営利の調査報道ウェブサイト「プロパブリカ」の調査によれば、黒人に偏ってみられる疾患を標的とした治療薬の治験の場合でさえ、黒人患者が新薬の臨床試験に組み込まれる割合は不当に低いことがわかっている。[1]「乗り越えるべき壁はたくさんありますが、そう長くはかかりません」と私は言い添えた。社会の隅に追いやられた人々も、他のすべての人々と同じように臨床試験に組み入れる必要がある。人口統計学に基づいてジェラードを治験の対象から除外すれば、科学の進展から彼を追いやることになる。知識を生むためにはデータが必要であり、データは良くも悪くもヒトを対象とした臨床試験によってもたらされなければならない。

　書類のページをめくりながら私がこの治験の実施方法と目的について説明するのを、ジェラードは聞いていた。私が頷くと、彼は頷き、私が眉をひそめると、彼も眉をひそめた。私が説明を終えると、「良さそうですね。やりましょう」と彼は言った。

「それではここに署名してください」と言って私は書類を手渡した。

　一時間後、ジェラードと私は、ダルバが彼の体に滴下されていくのを黙って見つめていた。最初の数滴が落ちたところで、彼はクスクスと笑いながら「僕、モルモットみたいですね。ずいぶん大きくて老けたモルモットですが」と言った。私は薬が彼の血流に乗り、脚へと運ばれていき、彼の皮膚の下に潜む膨大な数の細菌に遭遇する様子を想像した。ダルバは細菌たちが細胞壁を築くのを防ぎ、感染の拡大を抑えてくれることだろう。あとは彼の免疫システムが対処することになる。少なくとも、そういう計画だった。「なんだかワクワクします」と彼は続けた。

　私はジェラードの肩に手を置き、その手に力を込めた。数分後、彼は目を閉じ、間もなく眠りに落ちた。彼のいびきを聞きながら、私はルーズベルト島を望む大きな窓に歩み寄り、私を待つ他の患者たちのことを考えた。何十本も電話をかけなければならないし、臨床記録も書かなければならない。それに、アリシアの記録をすべて見直すのに数時間は必要だ。すべてをやり終えるまでに、「テイク・イット・トゥ・ザ・リミット」を五〇回は聴くことになりそうだ。

私はアリシアへの対応を誤った。精神状態について尋ねるのは早すぎたし、あのバインダーを閉じてすぐに話題にすべきではなかった。私があの大量の検査結果を――彼女にとってきわめて重要な意味をもつものを――軽視しているかのような印象を与えてしまったに違いない。そして彼女は、自分が正気かどうか疑われているように感じたに違いない。彼女にもう一度会って、謝罪する必要がある。私が見せた反応は残酷だった。「九ページに及ぶ父親の手紙」を、父親の目の前で破り捨てるのに匹敵する行為だったのだ。

あの会話は虚栄心に満ちたうぬぼれを露呈した。限度はあるにせよ、私はアリシアに協力するつもりだった――医師はあくまで患者の味方なのだ。彼女の症例を吟味して解決するために、数百ページに及ぶ記録を取捨選択することも、何人もの専門医に問い合わせることも厭わないつもりだった。だが、彼女が私の助言に従おうとせず、相談に乗ってくれる専門医と話そうとしないのであれば、私に何ができよう？　まずは私の考え方を彼女に受け入れてもらう必要がある。そうでなければ協力し合えない。私は謝罪するつもりだったが、同時に、私を信じてほしいと頼むつもりだった。

医学生に宛ててテキストメッセージを打っていたら、ジェラードのベッド脇でアラームが鳴った。

点滴が終わった合図だ。ジェラードは目を開け、所持品をまとめ、妻に電話をかけると、「思っていたより早く帰るよ」と伝え、私を見ながら「違う、違う、今日だよ」と言っていた。三〇分後、担当医から退院サマリーを受け取った彼と一緒に、私はエレベータで下に降り、ロビーの方向を指差した。「ではまた二週間後に。忘れずにお電話くださいね」と彼は言った。

私は親指を立ててＯＫサインを作り、「ええ、忘れずに電話します。ではまた」と返した。私が病棟に戻ったときにはもう清掃員がジェラードの部屋に入り、次の患者のために準備を始めていた。

32 お披露目

数日後、私は総合内科のフロアで患者を診療している同僚の医学助教から「噂になっています」というタイトルのメールを受け取った。私は下唇を噛みながらメールを開いた。彼は、深夜に左足首の痛み、赤み、腫れを訴えて救急治療室を訪れた二六歳の女性のカルテをレビューしたそうだ。この女性患者の症状はセファドロキシルとバクトリムという抗菌薬で改善しなかった。「私がこの患者を診たときに、彼女から病院に長居はしたくないと言われました。彼女は帰りたがっています」と書かれていた。

この同僚は、私の治験について噂で聞いていたため、ダルバのことを話に出した。「彼女はダルバ治験の対象候補になると思うのですが」と彼は書いていた。それを読んで、私は笑顔になった。どうやらターニングポイントを迎えたようだ。ここまで来るのに何年もかかった。私がダルバを投与した患者はまだ二人だけだったが、ほとんど面識のない医師たちにも知られるようになっていた。彼らは、どんな患者がこの治験に適しているのかを理解していたし、この薬がどのように代謝されるのかも、どこで手に入るのかも把握していた。ほぼ一年間、私は患者を追い求めてきたが、これからは、患者を担当する医師のほうから声がかかるようになるだろう。

私は一刻も早くトムに報告したかった。朝の回診で、私はアリシアと彼女の父親に会い、関係修復を試みた。そして回診が終わるとすぐに、メールを見せるためにトムのオフィスに飛んで行った。ところが、トムはいなかった。携帯電話を取り出し、トムと共有してあるカレンダーを見たが、いつもながら、所在はわからない。いや、今日は木曜日だ。彼の行き先はわかっていた。

トムと私は、毎週木曜日の朝に臨床微生物学検査室に行き、その週の院内の症例のなかでとくに興味深い症例についてレビューしていた。この時間は私たちにとって、昔ながらのやり方で、顕微鏡を覗き込み、スーパー耐性菌を真正面から調べるよい機会になっていたし、こうした研究をフルタイムで行っている病理学者や技師――危険が迫っていることを他の誰よりもいち早く知ることになる――と話す機会にもなっていた。微生物学検査室にいる人たちは、薬剤耐性パターンの微妙な推移や病原体の拡散方法の変化にも気づく。

「僕らはもはや裏方ではありませんからね」と、うちの医局の微生物学者は事あるごとに私に言いたがる。確かに、彼の言うとおりだ。顕微鏡の中の生き物を見つめる物腰の柔らかな専門家たちが、中央の舞台に立つようになっていた。彼らは、新しい排出ポンプが出現したときやポリンタンパク質に新たな変異が起きたときに私たちに知らせてくれる。他の誰よりも、スーパー耐性菌について教えてくれる。トムは微生物学者について「彼らは私たちの仲間だ」と言う。「彼らの名前を知らないなら、覚えたほうがいい」と。

そうやって木曜日の朝に眼球が疲れ切ると、私たちはトムのオフィスに戻り、検査室で見てきたものについてレビューし、深追いするに値するものがあるかどうかを検討する。あれやこれやとアイデアを次々に出し、急ごしらえで臨床試験の大枠をノートに書き出す。無数のアイデアが提案されては却下されていく。提案するのも却下するのもたいていトムだ。そうこうするうちにプロジェクトがまとまったら、資金調達に奔走する。メールを方々に送り、電話を何本もかけ、教科書を何冊も棚から引っ張り出す。ミーティングは毎回、予期せぬ訪問者によって中断され、途中でミュージカルの間奏曲が流れ、抗菌薬とは関係のない、まったくの雑談で脈絡なく脱線する。

解説はこれくらいで十分だろう。そんなわけで、この日の朝も、木曜日だったので微生物学検査室に行ってみると、トムは東欧系の技師とおしゃべりをしていた。トムは私の手を取って握手し、顕微鏡を覗くように促した。「何が見える？　右上のほうだ……見えたか？」トムは見事なまでに鋭い観察力の持ち主だったし――野原でも四つ葉のクローバーを目ざとく見つけるタイプだ――顕微鏡レベルの現象に惹きつけられていた。「よく見るんだ」

私の目はようやく、小さなバナナかカヌーのような形状のものを捉えた。「大型分生子ですか？」と私は尋ねた。大型分生子――医学生時代や研修医時代には聞いたこともなかった用語だが、いつの間にか日常的に使うようになった。分生子は、真菌から分芽して形成される胞子の一種で、真菌の増殖を助ける。私は顕微鏡から顔を上げて言った。「カビのようですね。黒カビではない、何か別の」

トムは頷いた。「きみが見ているのは、AMLの男性患者の手指から採取されたものだ」AMLとは、急性骨髄性白血病のことだ。「どう思う?」とトムは尋ねた。

「フサリウムですね」私は自信をもって答えた。「間違いないと思います」私が初めてフサリウムの症例に遭遇したのは七年前で、トムも一緒にいた。トムが覚えているかどうかは定かではないが。

「フサリウム・ソラニです」この真菌はがん患者に感染し、血流に乗って皮膚に移動し、手指や足のつま先のように冷えやすい場所の表皮に沈着物を形成する。細菌と間違える医師も多い。

「さすが、ご名答!」

私は携帯電話を取り出し、記録のために写真に撮った。

「この真菌はかなり治療が難しくなってきている」とトムは言った。多くの場合、二種類の抗真菌薬が必要だった。うちの病院の場合、効きそうな薬を見つけ出すためだけに、この真菌を他州に送付しなければならなかった。フサリウムはまだスーパー耐性菌としてリストに記載されていなかったが、間もなく記載される可能性があった。「この患者は、指を紙で切った直後に感染症を発症したと言っている」

私は「紙で切った」という言葉に思わず反応した。その男性患者はきっとドニーだ。世界貿易センターのツインタワーの崩壊を知って、すぐに道具一式をひっつかんで出動した第一対応者のドニーに違いない。彼の皮膚感染症は結局、細菌が原因ではなかった。真菌が原因だったのだ。「私はその患者を知っています。元気にしていますか?」

「今はだいぶ良くなってきているよ」とトムは言った。「ようやく適切な治療を受けられたからね」

私がドニーのことを考えていると、感染性疾患の専門医が青緑色の培養皿を持って部屋に入ってきた。「興味深い症例です」と彼女は言った。「健康な若い男性が腰痛を訴えて来院し、大動脈瘤が見つかりました」その男性患者は、全身のなかで最も大きく、最も重要な動脈である大動脈に異常な腫れを発症していたのだ。血管が弱り、破裂しかねない状態で、そうなれば彼は命を落とす恐れがあった。

「生検から培養されたのが、これです」と言って彼女は手に持った培養皿を差し出した。私たちが顕微鏡で細菌の一群を観察するあいだに、彼女はその症例についてもう少し詳しく話してくれた。「この患者は出張が多く、主に南西部に出向いていました。地元のものをたくさん食べたそうです」

トムは顕微鏡から顔を離して椅子の背にもたれ、「サルモネラだ」と言った。「プレートを見せてもらえるかな？」培養皿の表面を黒色の細菌がびっしりと覆っていた。「典型的な例だ」と評すると、大動脈のような大きな血管に感染する微生物についての考察を始めた。サルモネラ菌では、新たに生じた一塩基多型（SNP）として知られる種類の遺伝子変異によってスーパー耐性菌が生み出され、毎年数十万人ものアフリカ人が死に追いやられていた。[1] パキスタンでも、広範囲薬剤耐性（XDR）サルモネラ菌が同じように流行していた。[2] 他の国々に広がるのも時間の問題だろう。

サルモネラ菌は食中毒の原因にもなり、先進国から無視されがちでビル＆メリンダ・ゲイツ財団が積極的に支援するような「顧みられない熱帯病（NTD）」に分類されているが、他の地域の住人に対して警鐘が鳴らされることはまずなかった。それが今、変わりつつある。「こいつは死を招きかねない。そのことを決して忘れてはならない」とトムは言った。私たちは、幹細胞移植を受けた患者で悲惨な症例を目の当たりにしたことがあった。その患者は、ペットのトカゲに耳を舐めさせていたのが原因で感染した。

「この患者はどうしていますか?」サルモネラ菌の培養皿を見つめながら、私は尋ねた。「手術になりそうですか?」

「手術は終わりましたよ」と彼女は言った。「大腿静脈移植でした。彼は良くなると思います」

「感染源は特定されたんですか?」とトムが尋ねた。

彼女が培養皿を持ち上げて光にかざしたので、私たちはその下に顔を寄せた。「ちょうど今、コロラド州で流行が発生しています。おそらく、ブリトー［訳注／トルティーヤという薄いパン生地で肉、野菜、チーズなどを包んだメキシコ料理］から感染したのでしょう。彼は危うく死ぬところでした」と彼女は言った。私たちは信じられない思いで首を振った。

私はトムと一緒に微生物学検査室から彼のオフィスに戻り、ようやく、ダルバ治験の問い合わせメールを彼に見せた。「噂になっています」と私は言った。メールのタイトルをそのまま言ったわけだ。私は気持ちの高ぶりを抑えられなかった。私たちがフサリウムやサルモネラ菌について議論しているあいだにも、担当患者を治験に参加させたいという医師からのメッセージが追加で二件来ていた。「行列ができていますよ」と私は言った。私はマークやジェラードなど、治験に組み込まれた患者と密に連絡を取り、自宅で安全に回復したことを確認し、ダルバが効いたことを担当医にもきっちり知らせていた。これが波及効果を生み、コミュニティ内の医師と患者のあいだで、この新しい治療選択肢が話題にのぼるようになった。もう何日かすれば、患者たちはこの薬を求めてうちの病院に来るようになり、臨床医からも適応外使用に関する問い合わせが入るようになるだろう。

トムは微笑んで顎に手を当てた。スティーブ・ジョブズの象徴的な写真を無意識のうちに模倣したのだとしたら、完璧にコピーできていた。「そうだな、僕らは噂を広める必要がある。もっと大々的に」とトムは言った。私は白衣を脱ぎ、ペンを取り出した。「データを見せる必要がありそうだ」と彼は続けた。

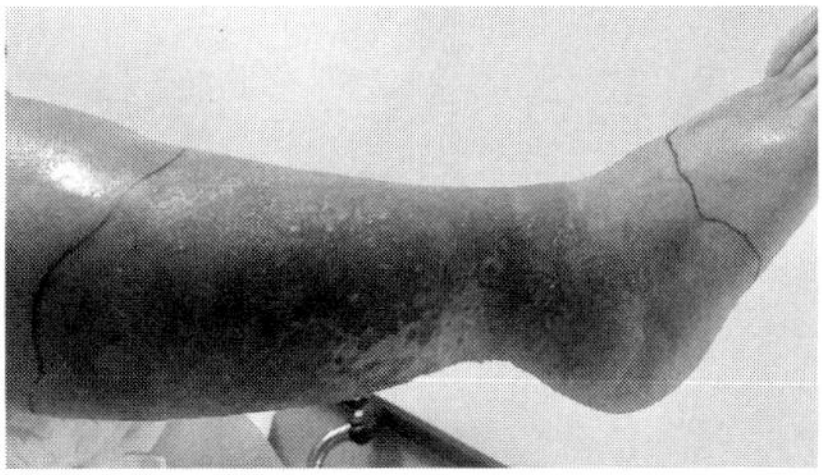

皮膚感染症患者の右脚

私たちは、感染性疾患の専門医と研究者が集う世界最大級の学会で自分たちの研究成果を発表することにした。学会の日程はいつも目まぐるしく過ぎる。トムも私も旧知の友人をつかまえて近況を報告し合うのはほんのつかの間で、次のプロジェクトの資金を確保するために、大手製薬会社やバイオテクノロジー企業の担当者と一緒にいる時間のほうが遥かに長くなる。もちろん、セミナーにも出席し、科学者や臨床医による最新の知見の報告にも耳を傾ける。だが、今回はずいぶん違う過ごし方をすることになりそうだ。私は話をする側になる――トムと私で本当にうまくいく臨床試験モデルを開発したのだと周知させるのだ。私たちは、最低限の資金で入院期間や何らかの金銭的な測定基準に影響する臨床試験をデザインした。しかも私は、そのような複合的な評価項目をリアルタイムで評価できていた。ＩＲＢによる承認過程にはかなり手こずったが、おかげで学んだこともあった。私は自分がプロトコールをデザインできることを知ったし、規制当局への対応、患者からの同意の取り付け、薬の投与、追跡調査の手配を通じて治験の先導役を務めることができることもわかった。新薬が高価な抗菌薬でも採算が取れることを示すこともできた。こうして言葉にしてみると、ずいぶん簡単だったように思われかねない。

医学界に身を置く者の多くは、もちろん、すでにこういう類の仕事をしていた。厳しい臨床試験や数理モデルを通じて、薬をいつ、どのように使用すべきかを見積もっていた。だが、そうした解析は常に現実を再現しているとは限らない。たとえば地球温暖化のモデルのように、気象予測をどのように解釈するのが最良なのかについても、いつも意見が一致するとは限らないし、病院の正式な委員会――新薬の安全性と有効性を評価し、その新薬を使用してもいいかどうかを判断する専門家たち――はモデルではなくリアルなデータを見たがっている。彼らが知りたがっているのは、今度の新薬はかつてのオムニフロックスと同じ轍を踏むことはないということだった。

「驚くべきではないと思うのですが、でも私は、そのうち何らかの障壁にぶち当たるんじゃないかと思っていました」初期の結果に満足しながらも、私は言った。「すべてをぶち壊すような何かに」

「なぜ、そう考えるんだ？」とトムは尋ねた。本当のことを言えば、私はいつも最悪の事態を想定していたが、心配し怯えている患者のベッド脇にいるときは、自分のそうした感情を抑え込まなければならなかった。力不足を感じて自信を失ったときでさえ、自信と実力に溢れているように見えるよう心がけた。だが、トムといるときは、私は本当の自分でいられる。

「わかりません」と言って肩をすくめた。「治験を進めながらも、私は何か予期せぬ問題が起きるのではないかと思っていました」私はＩＲＢとの論争に費やした数カ月を振り返った。「だから今、驚きもしているし、喜んでもいるんです」私はノートの余白に自分の名前を走り書きし、その下に『ちびっこきかんしゃはがんばった』と書いた。それから、アリシアの症例について彼に質問すること、とメモ書きした。

トムはマーカーを下に置くと、「きみは孫子を知っているかな？」と尋ねた。彼が言っているのは、戦い方と指導力について書かれた古代中国の兵法書の著者のことだ。孫子と言えば、私は以前に、アメリカンフットボールチーム「ニューイングランド・ペイトリオッツ」のヘッドコーチのビル・ベリチックが引用しているのを聞いたことがあった。

「まあ何となく」

「孫子は、私が常々考えていること、とくに治験を運営しているときに肝に銘じているのと同じことを言っていた」とトムは言った。「勝敗は、戦う前に決するものだ」

33 投資

すべての視線がトムに注がれていた。私たちはトムの研究室の隣りにある大きな会議室でテーブルを囲んで座っている。私はつい先ほど、三人目の患者にダルバを投与したところだった。電灯に明るく照らし出された会議室が静まり返っている。私たちが出席していたのは週一回の移植会議で、教授陣が集まり、自分たちが担当するなかでもとくに難しい症例について話し合うのだが、議論が行き詰まると、みなトムのほうを見る。トムは腕組みをして会議室の正面の席に座っていた。「そんなわけで、何をすべきか確信がもてません。残された時間はあとわずかです」とテーブルの反対側に座っている医師が言った。

問題の症例では、幹細胞移植を受けたばかりの若い母親が、現在、集中治療室で辛うじて命を繋いでいる状態だった。彼女は腸球菌という細菌による血液感染症を発症しており、その細菌が彼女の心臓弁に侵入し、危険な血圧降下を引き起こしていた。この細菌は、ボルネオ島の宣教師によって発見された抗生物質バンコマイシンに耐性を示したことから、バンコマイシン耐性腸球菌（VRE）と名づけられた。これまでの経験で、私たちはこの「VRE」の三文字を恐れるようになっていた。

VREは、一九八六年に英国とフランスで最初に検出された。[1] その一年後、米国でも発見され、ノースダコタ州の先住民スー族の居留地から、遥か遠くのデトロイトの繁華街まで到達した。私が医学生だったころには時おり見かける程度だったが、今では二週間に一度は遭遇するようになった。うちの病院でも絶えず警戒し、リスクの高い患者には直腸綿棒を用いてスクリーニングを実施して、皮膚または腸内にVREを保菌している可能性がある患者の発見に努めている。他人に伝染しやすい致死性の病原菌を保菌していることに気づいていない患者もいるからだ。「どなたでも何かご提案があれば、ぜひお聞かせください」とその医師は言った。

VREの治療選択肢は先細りしていて、免疫機能が低下している患者の場合はとくに選択肢が限られ、選択ミスの許される余地はほとんどなくなっていた。うちの病院で幹細胞移植を受けた患者がどのようにVREに感染したのかは不明だったが、説明する医師の声色から、死が差し迫っているのは明らかだった。医療チームはトムの助けを必要としていた。「ダプトマイシンはどうでしょうか？」とその医師は提案した。ダプトマイシンはトルコのアララト山で採取された土壌サンプルから発見された、広く使用できる抗菌薬で、VREの治療に使用できる数少ない選択肢の一つだったが、実際に効くかどうか、彼は確信がもてずにいた。「高用量のダプトマイシンはどうでしょうか？」彼は会議室を見回しながら尋ねた。

トムは首を横に振った。「ダプトマイシンは効かないでしょう。耐性があります」かつては考えられないシナリオだったが、その女性患者のVRE感染症はダプトマイシンも回避できるように変異していたし、治療選択肢がほとんどないスーパー耐性菌に変わりつつあった。私は他の病院の専門医がシナシッド――キヌプリスチンとダルホプリスチンという二つの抗菌薬の配合剤――でVREを治療したという話を聞いていた。キヌプリスチンとダルホプリスチンは併用するとより強力になるが、これは適応外使用でもあり、効く保証はなかった。いずれにしても、うちの病院にはシナシッドがなかった。部屋の全員がトムの判定を待った。

医学の世界にはこういうきわめて刺激的な瞬間がある。専門医たちが行き詰まり、一触即発の状況となる瞬間だ。それを私は現場の最前列で見ていた。コロラド州デンバーの真菌スコプラリオプシスの症例、ドイツのサプロカエテ・クラバータの症例、そして今のこの、夜勤で働く夫の妻であり三人の幼い子どもの母である移植患者のダプトマイシン耐性VRE心内膜炎の症例。上座の席に座っている医師も、残りの医師たちと同様、困惑していた。私は、ビンセント・フィセッティなら、ロックフェラーの研究室に溶解素を余分にもっているのではないか、腸球菌を破裂させることができるのではないか、と思った。

「話を戻しましょう。白血球数に関する鑑別はどうなっていますか?」トムが尋ねた。

私は携帯電話を確認した――このあと私は投薬から二週間後の追跡調査のためにジェラード・ジェンキンスと会うことになっていた。私はリマインド機能を開き、しばらく仕事を休むための口実となるような診断書を手に入れたかどうかを彼に尋ねること、というリマインダーを設定した。

彼の退院後、私たちは二回話していた。彼の脚の感染症はわずか三日で消えた。彼は、自分の職場で私の診察を受けられるかどうか、あるいは、追跡調査の診察のために休みを取る必要があるかどうかを知りたがっていた。私は手早く彼にテキストメッセージを送った。「ぜひ病院に来てください」

トムが咳払いをした。そして「この患者は心内膜炎ではありません」と断言した。彼は部屋を見回すと、移植医の一人一人と目を合わせ、新しい治療レジメンを作り上げた。「好中球減少症がみられる患者に対する心内膜炎の診断には、つねに疑問をもつべきです」彼の見解を私たち全員が急いで書き留めた――私にとって初めて聞く話だった（もちろん、トムの見解は正しかった。研究者は心内膜炎の現象を説明するために無数の理論を考え出してきたが、その科学的根拠はまだ定まっていないのだ）。そして、話題は次の症例に移った。「次は？」

ミーティングが終わると、トムが私をそばに呼んだ。「きみはこのあと、自分が何て答えることになるか、わかるかな？」と彼は尋ねた。彼の携帯電話は会議のあいだ絶えず振動し続けていたが、彼は一度も確認していなかった。きっと、着信している数百件のメッセージをスクロールし、緊急度がそこそこのもののなかから緊急を要するものを見つけ出していくだけで、今夜遅くまでかかることだろう。そうした緊急案件に対応する作業は、深く潜水していくのに似ているし、そこから答えを出していく作業は、ゆっくりと水面に向かって昇っていくのに似ている、とトムは言っていた。そうやって最低限必要な数の案件に対処すれば、あとは潜水したまま潜望鏡で水上の様子を探れるくらいの深度に到達したことになる、といったところだろう。

「私がやります」と私は答えた。予定では、私たちは院内の財務委員会の管理チームと同席して、真菌感染症の診断に用いられる「T2カンジダ」という検査機への投資について話し合うことになっていた。トムと私は一年以上前から、ICUの患者から血液サンプルを採取し、T2カンジダで検査してきた。その結果、院内の標準的な検査方法よりも迅速に血液中の病原体を検出できることが明らかになった。T2カンジダは複雑な機械だ。MRI検査機に使用されているのと同じテクノロジーを用いて、原因不明の発熱を伴う患者の血液中に存在する微生物を見つけ出す。また、T2カンジダは高額でもあった。この検査機への投資は正当なのだと財務委員会を納得させるのが、私たちに課せられた仕事だった。「彼らは納得してくれると思います」と私は言った。

スーパー耐性菌に関する私たちの研究の大半では、抗菌薬の開発と臨床試験に照準が合わせられていたが、診断が果たす役割も同じくらい重要である。検査の性能が上がれば、診断はより正確になり、抗菌薬の使用も改善されることになる。患者は絶えず不要な薬物に身を曝されている。そうした事態は、診断が不確かなときに起こるものだ。医師が自信をもって必要のない抗菌薬の使用を断ち切れるように、私たちは不明点をなくそうと努力している。高性能な機械を使用するのもそのためだ。しかし、誰かがその支払いをしなければならない。

トムは昔かたぎな性格だった。どんなに時間がかかっても、どれだけお金がかかっても、患者が快方に向かうまで面倒を見た。彼のミッションには何の制限もない。私はトムに、「入院期間」をキーワードにしてT2カンジダを売り込むつもりだと告げた。移植医たちが会議室を出ていくなかで、私は売り込み文句をそっと口に出して練習した。「患者はERで何日も待たされています。私たちで何とかしましょう」

すぐに管理チームが会議室に入ってきた。トムはさっと立ち上がり、メンバーを紹介しはじめた。私の隣りには、ライアンという名の投資家が座っていた。病院の質改善チームに所属しているそうだ。彼の隣りには、微生物学検査室の代表者たちが着席していた。研究のために実際に手を動かしてくれているのは彼らだった。私たちは全員で握手を交わした。

名刺を交換するあいだに、ライアンが電話会議で参加しているメンバー数人にも声をかけて迎え入れ、「それでは始めましょう」と言った。トムが一枚にまとめられた概要説明を配布した。T2カンジダプロジェクトの背景にある論拠を説明するために私が作成したものだ。私はこのテクノロジーの概要を平易な言葉でまとめようと最善を尽くし、水分子の配置の微かな変化も検出できる機械だから、血液中の病原体を同定できるのだと説明した。

私は大きな声で言った。「まずは誰にとっても気がかりな、入院期間について話し合いましょう」それは一〇年前であれば会議の最初に取り上げられるようなテーマではなかった。だが時代は変わった。入院期間がどれほど重視されているかは、ダルバの人気ぶりからも明らかだった。発言権をトムに譲ると、トムはテクノロジーについて説明し、他の診断法よりも遥かに改善されている理由を解説した。

「これはガイドラインのどこに当てはまりますか?」と濃紺のパンツスーツを着た女性が尋ねた。「診療の新しいスタンダードでしょうか?」彼女は納得がいかない様子だった。

「この病院に来る人々は、ガイドライン通りの診療を求めて来るのではありません」とトムは答えた。「世界最高レベルの病院だから、来るのです。最先端の医療を求めて来るのです。私たちが提供しているのは、そういう医療です。そのために、私たちは最善を尽くします」

「FDAはすでにT2カンジダを承認しています」と私も口をはさんだ。「それに、今後数週間のうちにFDAはT2バクテリアについても承認するものと私たちは期待しています」これは推測だったが、私が聞いた話では、FDAはもう間もなく判定を下すところで、期待がもてる状況とのことだった。「私たちは、患者中心の医療について話しています。これこそ、患者中心の医療です」

「われわれの人脈のなかでは、誰もこれを使っていません」とライアンが言った。「別にそれは問題ではありませんが、ただ、お知らせしておこうと思いまして」

「期待される結果は、入院期間だけでなく、かなり広い範囲に及びます」と私は言った。「より迅速に、より正確に診断できるということは、より適切に抗菌薬を使用でき、より多くの命を救い、スーパー耐性菌の出現を防ぎ、病院の出費を節約できるということでもあります」スピーカーフォンから二つの声が会話するくぐもった音が聞こえたが、内容は聞き取れなかった。「今、私たちが所有している検査機はリース契約なので、間もなく返却しなければなりません」私は手元の概要説明を指差しながら言った。「ぜひ新しくしましょう」

トムも概要説明の紙を手に取り、「データは明らかです」と言った。「このテクノロジーは人々の命を救います」

「血液にVREが感染している若い母親がいます」私は、つい先ほどの会議で話題にのぼった症例を思い出しながら言った。「今現在も、この病院内には感染症で死ぬかもしれない患者がいます」私はゆっくりと会議室を見回し、先ほど納得のいかない様子だったパンツスーツの女性のところで視線を止めた。「私たちはそのような患者を、手遅れになる前に見つけ出そうとしているのです」

ライアンは手早くメモを書くと、そのメモを彼の向かい側の席にいる人物に渡した。そして、携帯電話に何か打ち込んでから私に顔を向けて言った。「いいでしょう。これは私たちにとっても、患者にとってもいいお話です。成功させましょう」

34　干し草の山の中へ

　幹細胞移植患者がＶＲＥに感染した難しい症例は、スーパー耐性菌との闘いにおけるもう一つの問題も浮き彫りにした。抗菌薬の創薬はきわめて非効率なのだ。バンコマイシン、ダプトマイシン、ニスタチンなど、現在使用されている優れた抗生物質の多くは、「正しい場所で探す」という幸運に恵まれた科学者によって、土壌サンプルから発見された。しかし、そのような偶然の幸運に頼るビジネスは、リスクが高い。抗生物質の創薬に関しては一世紀近くも経験が積まれているにもかかわらず、今なお私たちは、地中に存在する抗菌物質を単離するにはどこを探し、どのように単離するのが最善なのか、よくわかっていない。ボラボラ島よりもボルネオ島のほうがいいのか？　砂漠はどうだろうか？　それとも海中を探すべきか？　私は抗生物質を求め、下水や汚染された湖、昆虫の腸内まで探し回っているが、結果は一貫しない。ふるいにかけてもゴミばかりだ。もっといい方法が必要だ。少なくとも、もっと焦点を絞ったやり方で、次の大物を見つけ出す必要がある。

　ＶＲＥ感染症の女性患者について聞かされたその日から、私はより良い答えを探しはじめた。意のままになる選択肢があまりにも少ないという事実や、移植医チームが前に進む道を求めてトムに頼ったという事実を受け入れるのは難しかった。感染性疾患と闘うために大手製薬会社が巨額を投資してきたにもかかわらず、この若い母親は、彼女を救える薬を誰も見つけられなかったという理由で死ぬかもしれなかった。

治療法の探索を始めて数時間が経ったところで、私は、ある科学者の論文に行き当たった。その科学者、ロックフェラー大学の微生物学者ショーン・ブレイディなら、ひょっとしたら何か心当たりがあるかもしれなかった。彼は有機化学で博士号を取得していて、研究室はビンセント・フィセッティのグループの近くだ。彼のチームはブルックリンのプロスペクト公園で採取した泥のなかに二〇種類以上の新薬を生み出せる遺伝子が含まれていることを発見した。彼のグループでは、DNA配列決定とバイオインフォマティクス［訳注／生命科学と情報科学の融合分野］を連結させた手法を用いて、米国中で採取された二〇〇〇を超える土壌サンプルからDNAを抽出して調べ、とても面白いものを見つけ出した。新しいクラスに分類される抗菌薬だ。ブレイディは自分たちが発見したものを「マラシジン抗生物質」[1]と呼んでいた。metagenomic acidic lipopeptide antibiotic（抗菌性を示す微生物群ゲノムの酸性リポペプチド）の頭文字を並べたmalaに「分類されない天然抗生物質」を意味する語尾-cidinsを付けて、malacidins（マラシジン）である。このマラシジンで、MRSAを含め、すべての種類の細菌を殺菌できることを彼は明らかにした。

彼は非常に優れた洞察力で、探索の範囲を絞り込んでいた。一度に一成分を探し求めるのではなく、コンピュータプログラムを用いて、あらゆる種類の風土から採取されたサンプルを横断的に解析し、カルシウム依存性を示すDNAシグネチャを探し回った。見事に洗練された手法だ。後から考えれば、あまりに単純である。そして、最良のアイデアは往々にして単純なものだ。私はブレイディの論文を読みながら、彼の手法をより深く知るためにメモを取り、なかでもとくに重要な知見にアンダーラインを引いた――マラシジンへの曝露から三週間後の時点で、MRSAが薬剤耐性を獲得した徴候はまったく認められなかった、というのだ。ブレイディの新薬はMRSAをねじ伏せたのだ。

この研究は、私たちがよく知っている真実――抗生物質を探すには泥土のなかが一番――を裏づけた。そして彼のチームは、干し草の山全体をふるいにかけることなく、干し草の山の中から針を見つけ出す方法を考え出したのだ。彼らは、ラットのMRSA皮膚感染症にマラシジンを試した。副作用はまったくみられなかったことから、ヒトを対象とした試験に用いても安全である可能性が示唆された。私は、共同研究のチャンスではないかと思った。マラシジンは細菌の細胞壁形成を阻害するが、ヒトの細胞は異なるプロセスで細胞壁を形成するので、マラシジンの影響を受けない。少なくとも理論上は、患者にとって安全であるように思えた。ひょっとしたら、この抗生物質で、あのVRE感染症の母親を助けることができるかもしれない。

私の足取りに弾みがつくのはこういう瞬間だ。プロジェクトが動き出し、チャンスが無限に広がっているように思える瞬間だ。そんなときは私の悲観主義も鳴りを潜め、延々と思考の海をさまよい、次々に生まれるアイデアに翻弄され、放心状態になる。夕食の席でも、子どもたちに小突かれて、「お父さん、何を考えているの？」と尋ねられる。自分でも何を考えているのかよくわからないこともあるが、今回の私は違った。治験の大枠は見えていた。ブレイディはすでに、薬になる成分を見つけ出すという一番の難所を越えていた。一方、トムと私はすでに、治療法を必要としている患者――数千まではいかなくても数百は下らない数の患者――とつながりがあり、治験への参加について患者に説明する術も心得ていた。

この発見の瞬間に至る道のりは曲がりくねっていたが、その道筋ができる過程にも、美しいものは存在した。職業も立場も異なるさまざまな人々から土壌サンプルが届いた。そのすべてをブレイディはふるいにかけ、この上なく有益な分子を取り出してきた。マラシジンは偶然の幸運による賜物などではなかった。チームの努力の結晶であり、一般市民が一般市民のために生み出した産物であり、それが本来あるべき形でもあった。もしかしたらブレイディ博士は、私たちの患者を救える何かをすでに見つけているかもしれない。私はトムに「できるだけ早く、マラシジンについて話しましょう」とメッセージを送り、ミーティングの手配に着手した。

ブレイディの研究は、私の気持ちを活気づかせた。だが、その気持ちもすぐに変化した。私はこの後、アリシアに会って、診断検査の結果がすべて陰性であったことを伝えなければならない。ライム病の根拠は認められず、他のどの感染症の根拠も見当たらなかった。彼女は今も痛みを抱え、希望を失ったままで、症状は日に日に悪化していた。彼女の病室に向かう道のりは長く感じられた。彼女の父親との会話はさらに長く感じられることだろう。私はまだ答えを探し求めていたが、それは彼らも同じだった。

しかし、アリシアたちに状況を説明する前に、もう一人、重要な患者の様子を確認しに行く必要がある。ジェラード・ジェンキンスだ。

35 アングリーバード

病院の警備員をしているジェラードの診察は、簡単に済ませることにした。吹雪がマンハッタンに近づいていて、ジェラードも三〇分ほどで職場に戻らなければならなかったからだ。三〇分あれば治験に必要な情報は収集できる。脚の発疹は消えていた。バイタルサインは安定。そして何より、彼は痛みもなく職場に復帰していた。「診断書をもらえなかったので」と言って彼は肩をすくめた。ジェラードは濃紺の制服を着て、黒い革の手袋をはめ、左手に無線機を持っていた。私の記憶にある姿よりも遥かに頑強に見え、これなら実際に他人を守れそうだ。

「それは申し訳ない」と私もいたずらっぽく返した。

入院着は着る人の生気を弱める傾向があり、患者の見た目を患者本人が感じているよりも遥かに弱々しく見せる。私の前に座っているジェラードは別人のようだった。左手に持っていた無線機を右手に持ち替えると、私にプラスチック製のバッジを見せた。「会社は私に戻ってほしがっていました。すべて問題なしです」隙間の空いた前歯を見せてにっこり笑ったが、首を横に振りながら「実のところちょっと惜しいことをしましたが」と言い添えた。私は、ジェラードがダルバに対してアレルギー反応を発症しなかったことや、これ以上の医療を必要としていないことを確認するために、質問リストを矢継ぎ早に読みあげた。彼は「いいえ」を繰り返しながら、自分の脚を見つめ、かつて感染症に罹患していた範囲をじっくり調べた。「問題ありません。すっかり良いです」

私は使い捨ての手袋をはめて彼の皮膚に触れ、圧痛があるかどうか確認するため、ふくらはぎを強く押したが、何も反応がなかった。ジェラードは正常に戻っていた。「僕には職場復帰が必要でした。一日中ずっと座っていても何の意味もないですから、ね？」と彼は言った。結果に気をよくしていたし、治験を完了すれば二〇〇ドル分のデビットカードがもらえることを喜んでいた。診察が終わると、ジェラードの情報は保護ファイルにアップロードされ、次の学会に投稿する予定のデータの山に追加された。

「すべて順調そうですね」と言って、私は診察所見をまとめたメモ書きをジェラードに手渡した。「数週間後にまたお電話します」

ジェラードの症例はまったくの成功例だった。安全かつ有効に治療が行われ、予想を上回るスピードで回復した。ダルバは私たちが予測していたとおりにはっきりと効果を示した。ジェラードは職場に戻り、以前の彼に戻った。私としては、他の患者も同様の幸運に恵まれてほしいと願っていたが、そうはならない患者もいるだろうことはわかっていた。この日はこれから、あと三人の患者にダルバを投与することになっていた。いずれも皮膚感染症の患者で、経口抗菌薬を服用したあとも悪化していた。「暖かく過ごしてくださいね。吹雪が来ますよ」私が防寒用のコートを着ずに白衣だけなのを見て、ジェラードが言った。私たちは握手をしてから別れた。彼は彼の職場へ、私は私の仕事が待つ場所へと向かった。

ダルバの候補者リストに載っている次の患者は、ブロンクス区出身でクララという名前の二三歳の女性患者だった。彼女は鎌状赤血球症を患っていて、「疼痛発作」として知られる症状でこの一年間に九回の入退院を繰り返していた。単一遺伝子変異――彼女の先祖をマラリアから保護した変異――が原因で、彼女の赤血球細胞に奇形が生じ、小さな鎌状の赤血球が形成され、時おり呼吸もできないほどの痛みを発生させた。今回は、右脚の圧痛で救急治療室に来院し、ＭＲＳＡが原因の可能性がある皮膚感染症の疑いで入院した。私がクララの病室を訪れると、彼女はスマートフォンで「アングリーバード」というアクションパズルゲームをして遊んでいた。ベッドの上のテレビでは、ドクター・フィルが肌トラブルの改善を謳った化粧品を宣伝していた。彼女はスマートフォンを置き、テレビの音を消して私を招き入れ、「どうかしましたか？」と尋ねた。

「私は医師のマッカーシーです」と言いながら、私は病室の壁に備え付けられた箱から手袋を取り出して両手にはめた。それからお決まりの自己紹介――短くまとめて二分に収めた――を済ませると、彼女のベッドの足側近くにプラスチック製の椅子を引いて座った。「ご興味があれば、治験同意書について詳しくご説明します」と私が言うと、彼女はじっと私を見つめたが、何も言わなかった。「何かご質問があればお答えしますよ。治験の抗菌薬のことでも、他のことでも、何でもどうぞ」

クララは首を横に振ると、アングリーバードに戻った。

「考える時間が必要ですか?」と私は尋ねた。「後ほど出直しましょうか」私は席を立ちながら、「あるいは、もう来なくていいと言ってくださっても結構ですよ。まったく問題ありません」と言い添えた。ドアに向かおうと足を踏み出したとき、私は、彼女の両脚の間から尿カテーテルが伸びているのに気づき、メモ帳に、彼女の担当医と話すこと、と記した。その年の前半に、クララはフェカリス菌(大便連鎖球菌)という細菌による尿路感染症を発症していたが、その細菌はほとんどの抗菌薬に耐性を示すものだった。クララの医療カルテに目を通してみると、その細菌が急速に変異してスーパー耐性菌になった経緯が書かれていた。カテーテルのプラスチック製チューブは病状を悪くするばかりだ。別の感染症に罹りやすくするおそれもあった。「これで失礼しますね。お会いできてよかったです」

クララはゲームから顔を上げた。「この薬で気分が悪くなった人はいますか?」

「良い質問ですね」私はきっかけをつかめそうだと感じながら、二歩、彼女に近づいた。「発疹が出た人が二人、吐き気を感じた人も何人かいます。考えられる副作用の一覧があるので、お見せしましょう。もしご興味があれば」

「あなたにとってどんな得があるんですか?」

「そうですね、あなたは新しい抗菌薬を得て、あなたの時間を——」

「そうじゃなくて」彼女は優しく言った。「あなたにとって、どんな得があるんですか?」

「私にとっては、新薬の研究をする好機になります。この抗菌薬が効くかどうかを確認することができます。それから――」

彼女は頬を掻いた。「この薬が効くかどうか、わからないんですか?」

「この薬がどれくらいよく効くのかを確認するんです」

クララは私を疑いの目で見た。「その他には?」彼女はわずかに目を細めた。

「私は治験を実施中です。なので、私にとっては治験の結果を学会で発表できる機会にもなります。一つの学会ではなく、いくつかの学会で発表できるかもしれません。そうなれば、より多くの研究につながります」

クララは緑色の瞳で私の目をじっと見つめた。「あなたはそれでお金をもらっているの?」

「もらっています」と私は答えた。緊張すると私は早口になる傾向があるが、今も自分が発する言葉や文章を必死で追いかけるような心持ちだった。治験同意書を開き、四ページ目を指差した。

「私は製薬会社から給与支援を受けています」

「金額は?」

私はたじろいだ。もう一年以上も患者のスクリーニングと面談を行ってきたが、私の金銭的関係や利害対立の可能性について誰かに尋ねられたのは初めてだった。「私の給与全体の約二パーセントです」

「在庫か何かを所有していますか?」

「いいえ」気まずいやり取りではあったが、クララからの質問が進めば進むほど、私の緊張は解けていった。「うちの病院ではこの薬を扱っていません。この薬を使うのは私が最初です」と私は答えた。「この治験がどんな結果になるのか、大勢の人々が注視しています。あなたはその手助けをすることができます。あなたも私もです。もちろん、あなたは辞退することもできます。断るのに遠慮はいりません」

クララはスマートフォンを手に取り、テキストメッセージを打ちはじめ、顔も上げずに、「やめておきます」と言った。「興味がありませんので、お引き取りください」

私は治験同意書を脇に挟み、「では、そうしましょう」と言って、手袋を外した。彼女の言葉に少し傷ついたが、表情に出ないように気をつけた。病室を出て、自分のオフィスに戻り、白衣を脱いでから、先ほどの会話を何度も思い出した。私はどんな出会いからも何かを学ぼうと心がけているが、何を学べばいいかはっきりしないこともある。何週間も経って、その患者のことを忘れたころに、ふと重要な教えに気づくこともある。ふいに何かを目にしたときや、まったく関係のない発言がきっかけで、どこか別の場所に引き戻されることがあるものだ。次に誰かがアングリーバードで遊んでいるのを見かけたら、きっと私はクララのことを考えるだろう。

クララとどのように話を進めればよかったのか、私はイメージしようとした。クララは殻に閉じこもっていた。私はその殻に割れ目を入れることすらできなかった。彼女から尋ねられた重要な質問に対する私の回答は、彼女を安心させるものではなかった。もしかしたらあの会話は、状況を考慮すればあれが最善だったのかもしれないが、その終わり方に私は落胆していた。彼女の辛い生活のなかでは、私は不要な侵入者以外の何者でもなかったのだ。

私は自分を元気づけるために「テイク・イット・トゥ・ザ・リミット」をかけた。いつしか私の心の友であるランディ・マイズナーのことを考えていた。彼は心配性で、大勢の前で曲の主旋律を歌っていると落ち着かない気分になることがあったという。イーグルスが観客のアンコールに応えるときも、高音を安定して出せるのはランディだけだったが、歌うのを拒むことがあった。彼のそうした態度は、案の定、イーグルスのバンドメンバーを怒らせ、彼がグループを去る一因にもなった。

ランディは才能あるミュージシャンに囲まれ、二〇世紀を代表する人気音楽グループに巡り合った。だが、彼は周りの期待に応えることができなかった。私が思うに、彼の周りにいた天才たちは、最高の彼を引き出してくれる人たちだったが、そんな彼らのことをランディは怖がっていたのだろう。そして、その重圧に押し潰されてしまったのだ。少し大げさに考えすぎかもしれないが、私にはランディの気持ちがわかるような気がしていた。

私も野球のマイナーリーグにいたころ、勝てるはずのない相手だと知りながら試合に臨むたびに、同じような自己不信に陥っていた。トムが期待するような結果を出せなかったと自覚しながらトムのオフィスに足を踏み入れるときにも、同様の気持ちを経験した。今もそういう経験をしながら私は生きている。信頼関係を築けていないことがわかっているアリシアやクララのような患者の病室に入るときには、そういう気持ちになる。

結局、私は音楽を消し、白衣を片づけ、散歩に出ることにした。ぶらぶらと西へ歩き、セントラルパークに向かった。取り留めもなく考えを巡らせながら、その日の残りの時間をすごした。鳩を見つめ、池を見つめ、ホットドッグを食べている人々を眺めた。クララのことも考えた。この治験は「啓発された利己心」［訳注／多様な利害関係者の便益を高めていくことが、結果的に自己の利益に返ってくるという考え方］に則っているだろうか、何か他の思惑も働いているだろうか、とも考えた。

その日、しばらくして、私はセントラルパークの貯水池のそばに座り、通り過ぎる人々を見ながら、彼らが歩く地面の下や自分の足の下で発見されるのを待っている無数の分子に思いを馳せた。ショーン・ブレイディの研究チームは薬を探索するための取っ掛かりとしてカルシウムを用いていたが、ひょっとしたら、他にも何かもっと良い方法があるかもしれない。きわめて強力な抗真菌薬であるアムホテリシンBは、カリウムや他のイオンを急速に漏出させ、その過程で真菌や寄生虫を死滅させる。同様の働きをする分子が他にもあることは疑いようがない。だが、どうすればそれを見つけ出せるのか？　その探索費用は誰が支払うのか？

街に降り積もる雪の最初の一ひらが舞い降りるころ、一つの考えが浮かんだ。まだ発見されていない抗生物質が雪のなかに隠されているかもしれない。街に舞い落ちる新しいパウダースノーではなく、北極付近で高密度に圧縮された氷のなかだ。ツンドラ地帯はありとあらゆる種類の興味深い微生物を擁していることで知られており——トナカイの死骸に何が潜んでいるか、読者のみなさんに言っても信じてもらえないだろうけれど——細菌がいるところには、ほぼ間違いなく新薬が存在する。私は携帯電話を取り出し、ショーン・ブレイディに電話した。

36 医療倫理の講座にて

その年の春、毎週水曜日の朝に、私は学部生を対象とした医療倫理の講座を担当していた。その講座はニューヨーク市立大学のマコーレー・オナーズカレッジの主催で、受講生はマンハッタン全域だけでなく他の行政区からも集まる。講師は私ともう一人、エリザベス・レイスという名のジェンダー研究専門家が務め、その学期を通じて、私たち二人で思いつくなかでもとくに物議を醸している問題を取り上げていく。

私は、ダルバの治験を開始して間もないころに、インフォームド・コンセント、製薬会社の資金提供を受けた薬物の治験、治療と研究の間にある曖昧な境界線の倫理的課題に直面するようになって、この分野に興味をもつようになった。治験を担当するようになって最初の数週間は、影響力のある倫理の教科書——アルバート・R・ジョンセン著『生命倫理学の誕生』やトム・L・ビーチャム、ジェイムズ・F・チルドレス共著『生命医学倫理』のような難解な学術書——を参照していたが、しばらくすると、そうした学術書だけでなく抗菌薬に関する医学記事にも時間を費やすようになった。こういった書籍を通して、私は新たな語彙と抽象的概念に触れたが、その内容は病棟での経験とは必ずしも一致しなかった。その内なる対立が、私を医療倫理の講座へと導いた。

私の学生のほとんどは医学部進学課程の学生で、労働者階級出身の学生が多い。彼らの親はタクシー運転手や清掃作業員で、彼ら自身もデリやデイケアセンターで働いていて、米国人一世や二世が大半を占めている。野心的な親に医学の道を勧められた者もいれば、自分で志して来る者もいる。私たちは毎週集まり、どうすれば患者ケアを改善できるかについて話し合い、アリシアのように今の医療システムでは救えない患者がいる実態について検討する。

初回の講義で、私は医師として成功する人に共通してみられる素養を二つ挙げる。タフであることと、思いやりがあることだ。「どちらか一方を持ち合わせている人は大勢いるが、この二つをつねに兼ね備えておくのは難しい。疲れ切っているときやストレスが溜まっているときはなおさらだ」と、ホワイトボードの前に立って私は言う。それから、この二つの素養に関して研修医時代や主治医になってから経験した私自身の失敗談にも触れる。そして初回の講義の締めくくりには、軽いおふざけで、医学を子育てになぞらえて言う。「きみたちは真夜中にたびたび起こされ、きみのことをろくに気にかけもせず、立場が逆になったとしても同じようにはしてくれないかもしれない人のお世話をするんだ」

毎週水曜日にこうしたテーマについて議論する九〇分間は、私の一週間を彩るハイライトの一つだ（夜明け前に受け取るトムからのテキストメッセージもハイライトの一つだが）。私の講義ではタスキギーの実験やニュルンベルク裁判、ヘンリー・ビーチャーの論文など、医療倫理における重大な出来事も取り上げるが、大半の時間は変わりゆく医療のあり方と、そのような変化が医師、患者、その他の医療従事者にとってどのような意味をもつのかに焦点を当てる。こうした話題の多くは私自身の経験から引き出されたもので、場合によっては、私が行き詰まっている問題や不満に思っている事柄——たとえば、製薬会社のCEOが倫理的要件を理由に抗菌薬の価格をつり上げようとした話——の解決に学生が一役買うこともある。グループ療法を受けているかのように感じることも少なくない。ときには私のアプローチに学生が異を唱えることもあるし、学生同士で意見が分かれることもあるが、そうした話し合いは思慮に富んでいるものだ。私はそのことを、病院でさまざまな性格の人たちと関わるときや、ケーブル局のニュース番組でさまざまな意見が語られるのを見るときにも思い出すようにしている。

拒食症患者に強制的に食事を摂らせることの是非を議論するために、精神科から同僚の医師を招く週もあれば、入院期間に関して、患者と雇用主の両方に忠誠を尽くさなければならない医師の立場の二面性と絡めて病棟総合医に語ってもらう週もある。私の担当患者を訪問して彼らの病院での実体験を聞くこともある。質問もたくさん出るし、話が脱線することも多いため、講義概要に記載されている本を参照することも多々ある。また、インフォームド・コンセントについてや、社会的立場が弱く健康に関するリテラシーが十分に備わっていない可能性のある患者に複雑な概念を伝えることの難しさについても、議論する。その要点をわかりやすく説明するために、私はジェラード・ジェンキンスの事例を用いる。患者から同意が取れたとしても、十分な情報提供がなされていない場合もある。患者が快く署名してくれる場合、私たちは最初の会話にどの程度の努力を注ぐべきなのか？　あるいは、診断書を出してほしいなど、ちょっとした取引を患者から持ちかけられた場合にはどうすべきか？　ボランティアの患者から時間や体液を提供してもらう代わりに、研究者は何を提供するのか。その決定の指針となるような枠組みはまだ存在しないことを、私は学生たちに伝える。現在のところ、私たちは正しいと思えることをするように努力するだけだが、解釈の仕方はいくらでもあるということを、学生たちは私に思い出させてくれる。

ある日の講義後に、若い女学生から追加の質問をいくつか受けた。私の治験に関する質問と、より一般的な、抗菌薬の創薬に関する質問だった。今期の私の講義にはヒジャーブ［訳注／イスラム教徒の女性の頭部を覆うスカーフ］を着用している学生が何人かいるが、この学生もその一人で、イスラム教徒の患者や医師が直面する倫理的問題に関する議論ではクラスをリードしてくれていた。クラスのなかでもとくに頭の切れる学生で、私が厄介な問題に直面しているときには、いつも、私自身がもつ偏見を克服できるように背中を押してくれた。その彼女が、抗菌薬の開発がこんなにも難しい理由を知りたがっている。「なぜ病院は新薬を取り扱いたがらないのですか？」と彼女は尋ねた。「よく効く薬なのに、なぜ？」

その質問を皮切りに、私たちはショーン・ブレイディとマラシジンのこと、ベンチャー投資家のこと、研究室の分子を患者に届けることの難しさについておしゃべりをした。彼女はブレイディの研究に興味をそそられ、似たような研究をしている人は他にも誰かいるのかと尋ねた。「なぜ全員がった。

でこの研究をやらないのですか？　次の大きなテーマのように思えるのに」と言って彼女は知りたがった。

彼女の表情は純粋な好奇心で輝いていた。こういう学生がいるクラスは教える喜びを感じさせてくれる。だが私は、彼女の好奇心を満たせるだけの答えを持ち合わせていなかった。「なぜなのか調べてみます。もしかしたら、他の誰かが知っているかもしれない」と言って、私は自分のオフィスに戻り、探索を開始した。

間もなく、私はある研究者に行き着いた。ノースイースタン大学の生物学者キム・ルイスが何かを発見したらしかった。ルイスは独創的なプロセスを経て、その発見に至っていた。それを読んだ私は、一世紀前のフレミングのガラス細工の話を思い出した。キム・ルイスは難しい環境下で細菌をうまいこと増殖させ、そこから何をどうしたのか、とにかく、メイン州の草地の下から抗生物質テイクソバクチンが発見された。私が講義後に学生から質問を受けた日の数日後、私はより詳しく知るために、ルイスに電話した。

37　探索テクノロジーの開発

もしかしたら、草地ではなかったかもしれない。キム・ルイスは、彼が見つけた抗生物質が実際はどこで見つかったのかわからないのだと私に告げた。「論文にはメイン州の草地と書いてありますが、本当は私たちも知らないんです」ボストンにあるノースイースタン大学の抗菌薬発見センターのオフィスで電話を受けた彼は、そう言った。実のところ、彼の研究チームは知らずにいることを選んだのだと言う。「知り合いが休暇中に見つけたんですが、それがまた興味深い話で」

この物語の始まりは一〇年以上前まで遡る。キム・ルイスと、彼の同僚でロシアから移住してきた生物学者スラバ・エプスタインは、ある難問に取り組んでいた――なぜ、ほとんどの細菌は培養皿では増殖しないのか？　実のところ、土壌から採取される細菌の九九パーセント以上は研究室の標準的な培地では増殖できない。この二人の科学者は、この問題に注目し、あれこれ話し合い、これは調べてみる価値がありそうだ、ということになった。自然な環境で微生物を培養するのは道理にかなうが、研究室という制約のある環境のなかでどのように自然な環境を再現すればよいのかは、はっきりとはわからなかった。科学者は培養皿が考案された一八八七年以来ずっとこの問題に挑み続けてきたが、誰も大した成果をあげられずにいた。科学者たちは小さなお皿の上で培養できるわずか一パーセントの細菌のみを研究し、残りすべてを捨ててきた。生命のごく薄い表層だけを扱ってきたことになる。新たな銀河を探索する二人の宇宙飛行士のように、ルイスとエプスタインは外の世界に何があるのかを知りたがった。

ある日、ルイスは一つのアイデアを、いや、アイデアの断片を思いついた。「ごくシンプルな考えが浮かびました。タンパク質の脱塩用にデザインされた透析袋を使用してはどうかと。袋を細菌で満たし、それを土壌中に戻して、何が起こるかを観察するんです」血液循環から毒素を除去するために使用される透析袋は、化学物質を片側から反対側へと選択的に通過させる半透性のプラスチック膜でできている。これを土壌中に埋めれば、研究室では再現できない自然な栄養を細菌に与えつつ、人工的な環境で細菌を繁殖させることができる。これがうまくいけば、ルイスと彼の研究チームはまだ発見されていない無数の微生物に手が届くようになる。いや、それよりも重要なことは、まだ手のつけられていない新規分子の宝庫に手を出せるようになるということだ。

最初の研究デザインではうまくいかなかった。だが最終的に彼らは、より新しく、より薄い袋を用いた実験装置を生み出し、二〇〇二年には科学誌『サイエンス』で発表した。[1]「風変わりな研究でしたから、誰からもほとんど注意を払われませんでした」とルイスは言った（ちょうど同じころ、ビンセント・フィセッティもあの画期的な溶解素の研究を報告したが、同様に無視された）。

ルイスとエプスタインは、自分たちが考案したテクノロジーを携え、ノボバイオティック・

ファーマシューティカルズ社というベンチャー企業を起ち上げ、装置の改良を続けた。エプスタインは自分の研究室で装置を小型化し、そうやって考案した親指サイズの改変型単離チップをアイチップ（iChip）と呼んだ。「基本的には、多数の小さな穴が開いたプラスチック片です。これを細菌の懸濁液に浸し、半透性膜で覆ってから、その細菌がいた元の環境に差し込んで戻してやります」とルイスは説明した。アイチップにはミネラルと栄養素がちりばめられており、まだ発見されていない無数の微生物が繁殖するのに適した環境が生み出されていた。このプラスチック片が最終的には三〇種ほどの化合物の発見につながり、そのうちの一つがメイン州で発見された抗生物質テイクソバクチンだった。

テイクソバクチンを産生する細菌は、それまでに研究室で培養されたことのない、誰も知らない細菌だった。ルイスはその細菌にエレフテリア・テレエ（*Eleftheria terrae*）という学名を付けた。この細菌は自衛のためにテイクソバクチンを作ると推測されている。テイクソバクチンはMRSAや結核菌などの病原菌を破壊することができるのだ。ルイスと彼の研究チームによるこうした発見は、二〇一五年、「新しい抗菌薬が検出可能な耐性を生むことなく病原菌を死滅させる」というタイトルで科学誌『ネイチャー』に掲載され[2]、注目を浴びた。この論文の特筆すべき点は、その簡潔さだった。頭が混乱するような研究デザインが、ほんの数段落で説明されていた。

私と電話で話すあいだ、ルイスはテイクソバクチンについては少ししか話さず、もっぱらボトルネックについて――つまり、抗菌薬開発の進行を停滞もしくは停止させてしまう領域について語った。ルイスはそこにもっともエネルギーを注いでいたし、その領域にこそ最大のチャンスがあると見ていた。最近、彼の研究チームは、このボトルネックを軽減して抗菌薬の供給ラインを改善するために、米国立アレルギー感染症研究所から五年間九〇〇万ドルの助成金を取得した。「最大の問題は、脱複製です」と、彼の口から馴染みのない言葉が飛び出した。「土壌サンプルに新しい化合物が含まれているかどうかを見抜くことです。興味深い化合物がそこに存在するかどうか、そこが知りたいわけです。その化合物は新しいのか？　ゴミなのか？」

泥土のなかから科学者によって発見された分子の大多数は使用できない。人体にとって有毒だったり、すでに知られている働きしかしなかったりするからだ。過去に発見されたことの再発見は、リソースの大きな無駄遣いであり、そのせいで失敗に終わる探索研究も多い。「この助成金が私に与えられたのは、現在のプロセスを改善するためではなく、根底から変えるためです」

ルイスはショーン・ブレイディの研究について詳しく知っていたし、ベンチャー投資家と手を組んで仕事をする難しさにも精通していた。投資家が臆病で移り気なことも知っていた。だから彼は、すべての病気の治療法を特定するために、アイチップを用いた新薬の探索を続けている。彼の会社は、がんから結核まですべての病気を治療できる可能性を求めて、土壌中から数千種類もの新規化合物を取り出してきた。「薬の開発には、すでにかなりの数の基金から資金が投じられていますが、開発工程にはボトルネックが存在します」と彼は言った。「そこに私たちは注力する必要があります。この問題に特化して取り組んだ唯一の研究室が、うちの研究室でした」私は瞬間的に気持ちが高ぶり、かつてのようにピペットを手にして実験したいという衝動を覚えた。

ルイスとの電話を終えると、私は昼食を取るためにオフィスを出て、道路を渡ったところにあるハラルフード［訳注／イスラム教の戒律を守った料理］の屋台に向かった。玄米とピリ辛ソースのことを考えながら、無菌状態の病院から早春の眩い光のなかに踏み出す。春はまだ始まったばかりだった。真昼間に映画館から外に出たときのように、私の目がその明るさに慣れるまでにしばらく時間がかかった。私には、暗闇から明るい場所に出たときにくしゃみをする妙な癖があり、私は体勢を安定させるために思わず信号機の柱をつかんだ。それから服の袖で目を擦り、道路を渡った。街灯の上からは小鳥たちのさえずりが聞こえ、足元では六八丁目の通りの土を持ち上げてタンポポが所々顔を出し、うちの病院とロックフェラー大学を隔てる境界線のように連なっていた。

私はその黄色い花びらをよく見ようとしゃがみ込み、その下の泥土には何が隠されているのだろうかと考えた。コンクリートとサイレンの音と高層ビルに囲まれた場所でも、土壌は湿っていて、生命に溢れていた。私は先ほどのキム・ルイスとの電話を思い返し、好奇心旺盛な医療倫理講座の学生に何を伝えようかと考えた。まずはメイン州の謎の草地のことを話し、私の理解が追いつくようなら、ルイスが考案したテクノロジー――自然環境下にいると細菌に錯覚させて培養する技術――についても少し触れてみよう。

私は食事に行く途中であることを一瞬忘れて、タンポポ周辺の地面に指を押し当てた。抱えていたストレスもすべて忘れていた。土をそっと指で掘ってみると、気力が回復するのを感じた。思いがけない形で、目の前に世界が開けた。私たちは未知の薬に囲まれて生活しているのだ。そんな単純な事実に、私は驚嘆した。微生物は私たちのすぐ身近な場所で生物学的な闘いを繰り広げている。私たちの足元で、いつの日か大勢の命を救うことになる新たな化学物質を作っている。私は患者たちに迫りくる致死的な感染症のことばかり考えていたが、今はその感染症から回復する患者の姿も思い描けるようになった。表土のすぐ下に、病気の症状を軽減でき、感染症の流行を抑え込める小さな分子が存在する。私たちはとにかく、その分子を探し続けなければならない。

38 アンナ——トムに救われた少女

電話が鳴ったとき、トムはサラダを食べていた。私たちはドイツにいるレミの担当医師らと電話会議をする予定だった。最新情報を逃すことがないように、私もテイクアウトのランチをトムのオフィスに持ち込んでいた。この若い女性患者の脊椎のサプロカエテ・クラバータ感染症を治療する決意を固めたミュンヘンの医療チームは、すでに数カ月にわたってトムが推奨する先鋭的な治療法に従ってきた。前回の電話で私たちはレミが死の淵から脱したことを知り、感染はもう広がっていないのではないかと考えた。封じ込めは前進を示す重要な指標だ。レミと彼女の家族は、この調子でいけば、一年や二年は遅れたとしても、高校卒業の日を迎えられるかもしれないと考えるようになっていた。

「もしもし、ドクター・レビです」とスピーカーフォン越しに声がした。彼はレミの診療の取りまとめ役で、検査や画像診断の最新結果を絶えずトムに知らせ、治療を変更する必要がある場合には責任をもって実施する立場だった。レビが言うには、レミはすでにリハビリセンターに移動しているが、熱が下がっているあいだも、脊椎にまだ鈍い痛みを感じるとのことだった。「腰椎穿刺が必要ではないかと思っています」とレビは言った。

「彼女のCRPはどうなっていますか？」とトムが尋ねた。CRPはC反応性蛋白の略語で、炎症マーカーの一つだ。トムは脊椎感染症患者の臨床反応を評価する目的でこのマーカーを用いていた。一九三〇年代に開発された昔ながらの手法で、私はあまり重視してこなかったが、役に立つとトムが強く言うので、私も納得して受け入れた。電話の向こうの回答を待つあいだに、私は発泡スチロールの容器の中でライスとチキンをかき混ぜた。

「減少傾向にあり、六まで下がりました」

「レミの気分はどうですか？」

「改善してます。歩けるようになり、学校に戻りたがっていますが、まだいくぶん痛みが残っています」

「歩いているんですか！　それは朗報だ」

トムはレミの最新のＭＲＩ検査結果をデスクトップ画面に広げると、私を手招きした。見ると、感染症の範囲は以前よりもかなり小さくなり、白血病も寛解しているようだった。「エンドポイント［訳注／介入医療の効果を判定して観察を終了するための評価項目］について話し合う必要がありますね」とトムは言った。「治療法を確立させ、疾患を悪化させるリスクを伴わずに生活の質を改善するには、どうすればいいでしょうね？」レミは感染症の治療のために今も三種類の薬の静脈内投与を受けており、それが治療施設を離れて日常生活に戻るにあたっての制約になっていた。

トムは頭のなかで薬力学的計算をしながら、ビバルディの協奏曲ト短調をPCで再生した。「アムホテリシンBの投与量を、一日につき体重一キログラムあたり五ミリグラムから、体重一キログラムあたり七・五ミリグラムの週三回投与に減らしましょう」電話の向こうで医師たちがこの推奨を書き留めているあいだ、沈黙が続いた。「そのほうが彼女の負担も少し軽くなるでしょう。また、彼女の痛みにも対処する必要があります」私が遅れながらも自分で計算し直しているあいだに、トムはレミの今後の治療ステップの大筋を述べていった。静脈内投与薬を一つずつ減らしていき、最終的には、数種類の錠剤を自宅で服用できるようにするというものだった。「目標はレミを元の生活に戻すことです」とトムは言った。「しかも、それを安全に進めることです。脊椎穿刺をもう一度行う必要はありません」トムはレミに会ったことはなかったが、若いレミの人生に関わる最も重要な決定を次々に下していった。

「これを聞いたら、彼女はきっと喜びます」とドクター・レビは大きな声で言った。「彼女は脊椎穿刺をもう一度受けるのを怖がっていました」

彼女の痛みに対処するために、トムは鎮痛薬と利用可能な非麻薬性の選択肢について医師チームに簡単な指導を行った。

「レミは来週、脊椎外科医の診療を受ける予定です」とレビが言った。「その際に脊椎外科医からあなたに電話を入れてもよろしいですか?」

「もちろん、どうぞ」

「ドクター・ウォルシュ、私も同僚たちもあなたに感謝しています、レミの両親も感謝しています。私たち全員があなたに感謝しています」

トムは電話を切ると、私のほうに向き直り、「さて、次は?」と言って両手を握り合わせ、期待する目で見上げたが、私は次の行動に移る準備ができていなかった。レビューすべき原稿がいくつかあったし、新しいプロトコールについても議論しなければならなかったが、どれも急ぎではなかった。

「そういえば、初めて質問しますが」と私はトムに尋ねた。「四十数年の経験のなかで最も記憶に残っている症例を一つあげるなら、どんな症例ですか?」私は、彼が少なくとも一〇〇人の患者を遠方から管理していて、いずれの患者も奇妙な感染症に罹っていることは知っていたが、そのなかに際立って印象的なもの、あるいは圧倒的に厄介なものがあったかどうかを彼に尋ねたことはなかった。「抜きん出たものはありましたか?」そう尋ねながら、私はアリシアとの顚末を思い出し、トムならどう対処しただろうかと考えた。

トムはしばらく考えると、「どの症例もすべて、それぞれに忘れがたいものだよ」と言った。

「そう言わずに、一つ選んでくださいよ」

トムはコンピュータ画面に向き直ると、レミのMRI画像をじっと見つめた。あまりに長く見つめているので、私は居心地の悪さを感じ、トムはもう次の作業に移ったのだろうと思った。するとトムが「そういえば、一つある。アンナの話をきみは知っているかな?」と言い出した。

二〇〇七年二月、ウィスコンシン州の六歳の少女アンナは、高リスク急性リンパ性白血病という珍しい形態のがんと診断された。病名のとおり、死に至る可能性のある病気だったが、化学療法と放射線治療の併用で治療できる可能性もあった。アンナはすぐに学校を休んで治療を開始した。髪をすべて失い、吐き気に苦しんだが、治療の効果は出ているようにみえた。ところが一年後、目立った前兆もなく突然に、アンナは左半身の感覚を失った。ウィスコンシン州小児病院の医師らは、彼女の脳内にできた大きな膿瘍が重篤な脳卒中を引き起こしていたことを突きとめた。化学療法はがんを弱らせていたが、免疫システムにもダメージを与えていたため、感染症に罹りやすくなっていたのだ。彼女の脳スキャン検査画像のレビューのあとで、医師の一人がアンナの父親に告げた。

「命に別状はありませんが、しかし……」

神経外科医チームは、卵ほどの大きさの膿袋を除去するために彼女を手術室に運んだが、頭皮を切開してみると、複数の膿瘍が見つかった。執刀医たちは、アスペルギルス属の真菌による感染物質をすくい取る繊細な作業に進んだが、脳組織を傷つけずにすべてを除去することはできなかった。術後に目覚めたアンナは、左腕も左脚も動かせないまま、視力も失っていた。この状況では、脳内に残った感染が広がり、やがて彼女を死に追いやると考えるのが妥当だった。

医師の一人が極端な策を提案した。アンナの脳の右側を完全に除去するというものだった。大脳半球切除術として知られる手法で、前例はまれながら、真菌が他の器官に拡大するのを防ぐ目的で実施されている。リスクの高い手術だった。手術から生還したとしても、彼女の人格は変わるし、抽象的思考力も失われる。だが、彼女の命を救う唯一の方法かもしれなかった。事ここに至って、アンナを担当するがん専門医は、行き詰まってはいるが希望がすべて絶たれたわけではないときに医師たちが頼りにするあの医師に連絡を取った。

「この幼い少女の脳の半分を切除しようとするなんて、私には信じられなかった」とトムは私に言って、ランチの最後の一口を食べ終えた。「手元のデータは、アンナの感染症が薬物療法で治療可能であることを示していた。そんな思い切った手術など必要なかった。絶対に必要なかった」それからトムは、アンナの父親のアレクスと初めて会話したときのことを思い出して笑顔になった。「彼はとても善良な人で、朴訥（ぼくとつ）で飾り気のない話し方をするが、実はＭＩＴで三つの学位を取得していた」アレクスはトムが好むタイプの男性だった。きわめて頭脳明晰で、しかもそれをひけらかす必要のない人物だった。

トム・ウォルシュはウィスコンシン州にいる医療チームに、大脳半球切除術を実施しないように伝えた。その代わりに彼が推奨したのは定位除圧術——顕微鏡手術の一種——と、彼の研究室で検証中だった複数の抗真菌薬の併用だった。この手術では、周辺の神経細胞を乱すことなく感染物質を特定して除去するために三次元座標システムを利用する。小児の脳を残すためにできる最後の努力であり、うまくいくかどうかは誰にもわからなかった。「術後に新しい薬剤療法を始めてみると、奇跡が起こった」とアレクスはのちに書いている。トムの指導の下で、アンナは再び左脚と左腕を動かせるようになった。それから間もなく、アンナは毎週トムに電話をかけてくるようになった。「毎週土曜の朝に六歳の少女から電話がかかってきて、血球数検査の最新結果を教えてくれるんだ。それが本当に楽しみだった」とトムは言った。アンナはその後も回復し続け、四〇日後に退院した。「彼女は父親の手を握り、歩いて病院を出て行ったそうだ」

アンナが脳卒中に見舞われたのとほぼ同じ年齢で、トムは母親をがんで亡くしていることに、私は思い至った。もちろん、それは偶然の一致だったが、しっくりときた。トムはいくつもの家族を助けるために他の人には真似できないような方法で介入したが、彼がそうする理由の一部は、彼自身の幼少時代のトラウマにあるのではないかと私は考えた。

「アンナは今も元気にやっているんですか？」と私は尋ねた。

「もうすぐ高校を卒業するよ」と言って、トムはコンピュータ画面に一枚の写真を開くと、そのアンナの写真をドラッグして、レミのＭＲＩ画像の横に並べた。「現在、彼女は自分が治療を受けた病院でボランティアをしている」トムの表情は喜びに満ちていた。私も晴れやかな気持ちになった。

「アンナと彼女の父親がこの前ニューヨークに来たときには、私も一緒にピザを食べたよ」

トムがアンナを治療するために用いた手法――もう一〇年も前のことだ――の詳細を話すあいだに、私はアレクスのブログ「ミッション・フロム・ザ・ハート：ドクター・トーマス・Ｊ・ウォルシュによる確かな判断とサポートを受けて――希望と治癒の物語」を見つけ出して開いた。そのブログは、私の目の前に座っている男と関わった医師と患者からの称賛と感謝に溢れていたが、トムがこのブログについて言及したことはこれまで一度もなかった。トムがアンナと一緒にピザを食べた日のことを話すのを聞きながら、私はアンナの父親が書いた言葉を読んだ。

ドクター・ウォルシュの研究による発見は、アンナの命を救いました。妻も私も、彼が成し遂げたすべてのことに言葉では言い尽くせないほど感謝しています。ドクター・ウォルシュ、あなたの献身と情熱に厚くお礼申し上げます。ドクター・ウォルシュと同僚の皆様が今後も医療の発展につながる新たな発見や開発を継続し、ひいては、他の人々が深刻な感染症を生き延び、より長く生きていくための助けになることを心より願っております。

39 やりがい

病院の待合室でこんなにも長い時間を過ごすのは、私にとって新しい経験だった。私は普段、患者を次々に診察し、会議に次ぐ会議をこなし、ランチをかっ込みながら電話会議に参加する生活に慣れていたが、臨床試験に患者を登録して回る仕事の実態は、普段の仕事とはずいぶん異なっていた。とにかく進捗が遅いのだ。本題になかなか入れず、その周辺をうろうろすることに時間の大半を取られる。テレビの撮影現場のエキストラのように、出番をひたすら待つ。「アクション！」の声がかかるのを待ちわびる。

ダルバの治験期間中、私は患者たちがあまりよく知らない薬の治験に参加するかどうか心を決めようと努力するのをベッド脇で静かに待つことに、数百時間を費やした。そんなとき、私は時計を見つめていることが多かった。目の前にいる人物は何を考えているのだろうかと思いながら、沈黙のうちに刻々と時が過ぎていくのを見ていた。彼は、彼女は、治験に参加するのかしないのか？皮肉にもいつもと立場が逆転していることは、私にもわかった。この時ばかりは、医師が患者に待たされる。

治験期間中には、同じようなパターンが何度も繰り返された。今まさに治験同意書に署名するかに思えた患者から同意書を突き返され、もう少し考えさせてほしいと言われるのだ。私は一、二時間後に出直す旨を伝え、抗菌薬に関する有用なウェブサイトをいくつか紹介し、「ゆっくり考えてください」と言いながらドアを閉める。再び病室を訪れてみると、患者は決心するどころか、相談に乗ってもらうために家族や友人が来るのを待っているところだと言う。それを聞いて私は「まったく問題ありません。必要なだけ時間をかけてください」と声をかける。

こういう瞬間には、一筋の希望も持てないし、珠玉の知恵も浮かばない。これが、誰にも語られることのない臨床試験のありふれた光景だ。だが、避けて通れない必要な場面でもある。余分に時間をかけ、追加情報を得たことで、頭のなかが整理されてすっきりと決断できた人もいるし、かえって混乱を深めた人もいる。再び病室を訪れるときに患者の答えを予測できたことなど、一度もなかった。ある意味、予測できないからこそそのスリルさえ感じていた。

治験期間の終盤に登録された患者のなかに、ジェニファーという名前の小学校教師がいた。彼女に出会うまでに、私はすでに数千人の患者をスクリーニングし、数百人の患者にインフォームド・コンセントについて説明してきたが、まったく同じ会話が交わされたことは一度もなく、毎回必ず、自分が言った台詞や相手の言葉に驚かされた。ジェニファーの病室を訪れる直前に私が会っていた患者は、禁欲主義的な男性で、左腿に大きな発疹が出ていた。彼は左目の横に小さな涙模様の刺青（タトゥー）を三つ入れていた。私はその刺青が過去の悪行を表しているのではないかと不安になり――涙模様の刺青は殺人未遂か長期刑を表すという都市伝説があったのだ——彼を治験に参加させてよいものか葛藤した。だが、彼と話していても何らかの犯罪行為を匂わす話は出なかったし、彼は治験への参加を希望していた。その状況でダルバの投与を差し控えるのは不当だろう。「問題なさそうですね」と私は彼に言った。「ただちょっと、あなたが治験の参加条件を満たしているか、確認させてください」彼は条件を満たしていた。

さて、私がジェニファーの病室に入ると、早朝の明るい日差しが窓から差し込んでいて、私は思わず右手を目の前にかざした。馬鹿げて聞こえるかもしれないが、私にとって、これは象徴的な出来事だった。一年がかりのプロジェクトもいよいよ終盤に入り、長いトンネルの先に光が見えた瞬間だった。私はドアを閉め、名刺を出して自己紹介した。ジェニファーはニューヨーク州郊外ウエストチェスター郡の鉱山に近い町で四年生を教えていた。彼女の症例には、とくに目立ったところはなかった。痛みを伴う赤い発疹が腕にあり、経口抗菌薬を服用しても改善しなかったため、かかりつけ医の紹介で救急治療室を訪れた。私は彼女の皮膚を調べた。「仕事に戻りたいんです。どうしてこうなったのかわかりません。虫に咬まれたんでしょうか?」と彼女は言った。

彼女はMRSA感染症だった。そこで私は彼女に二つの選択肢を提示した。バンコマイシンを静脈内投与するために治療入院するか、ダルバの単回投与を受けるか。前者は数日間の入院が必要だが、後者は数時間で帰宅できる。治験に関わるなかで知ったことだが、毎日治療を受けることで安心感を覚える患者も多く、抗菌薬のボトルを持ち帰ることなく退院できると聞かされても、喜ぶとは限らない。「一回投与するだけですか？　それで終わり？」と尋ねる人もいる。

私が治験同意書を手渡すと、ジェニファーは眼鏡の位置を調節した。そしてページをめくりながら、「私が気になるのは、どうすれば生徒を守れるかということです」と言った。赤く腫れた上腕を見て「生徒たちをこんな目に遭わせたくありません」と言う。その言葉は、私の胸に刺さった。彼女はもちろん、自分の健康のことを気にかけていたが、教室にいる子どもたちのことも忘れてはいなかった。私の脳裏に、急に休んだあとで再び学校に戻ってきた先生を元気に迎える子どもたちの姿が浮かんだ。もしかしたら、ケーキも用意されているかもしれない。「では、そのことについて話しましょう。いくつか秘訣があります」と言って、私は彼女のベッドの足元に椅子を引き寄せた。

生徒たちを皮膚感染症から保護する方法について、私は丁寧に説明した。ジェニファーはメモを取りながら聞いていた。虫刺されのほかに、クモに咬まれた場合や犬に噛まれた場合、ライム病についても話したし、フレミングや、偶然に見舞われた手榴弾兵ゲルハルト・ドーマクのことも少し話した。「そうだ」と言って私は膝を打った。「ニスタチン発見の物語を生徒たちに話してあげてください。面白いので、きっと夢中になりますよ。一九五〇年代、ニューヨークで、エリザベス・ヘイゼンとレイチェル・ブラウンという二人の科学者が郵便サービスを使って土を送り合うようになり……」ジェニファーはノートに「ニスタチン（nystatin）」と書き、アンダーラインを引いた。

「私が良くなったら、子どもたちに教えてあげられそう」彼女の表情から心配の色が消えていった。

「どうやって感染症が起き、なぜ抗菌薬が効くのかについて、何か教えてあげたい。きっと子どもたちは大喜びね！」

こんなふうに、臨床研究には浮き沈みがある。長く続く退屈な時間の合間に、突然わくわくする瞬間が訪れる。医師と治験対象者とのあいだで交わされる短い会話よりも長く続く、並外れた素晴らしい瞬間だ。そのような瞬間が治験をやりがいのあるものに変えてきた。「たぶん、私もお手伝いできることがあると思います」と私は言った。「このことについては、たっぷり考えてみます」

一時間後、治験同意書に署名がなされ、ダルバの最後の点滴薬がジェニファーの血管に注入された。ジェニファーは所持品をまとめ、赤いダッフルバッグに詰め込むと、ウエストチェスター郡の自宅に向かった。そして翌日、彼女は生徒たちの元に戻った。

二週間後、ジェニファーは輝くような笑顔で私のオフィスを訪れ、「生徒たちからです」と言ってカードを私に手渡すと、椅子に座り、発疹があった場所を見せた。もう完全に治っていて、彼女は普段どおりの生活に戻っていた。そして生徒たちに抗菌薬と感染症について教えたそうだ。カードを開くと、大きな手書きのメッセージと一二名の生徒の名前が綴られていた。

ドクター・マッカーシー、ありがとうございました！

40 必要な支援

「忘れないうちに伝えておきたいことがあるんだが」とトムが言った。長い一日の終わりに、今後の研究プランを作成し終えたところだった。ライバル企業がダルバとよく似た抗菌薬を開発し、私たちもその薬が有効だったのかどうかを知るのを楽しみにしていた。私たちとしては今後、研究の範囲を広げ、薬剤耐性菌が原因で生じる骨と関節の感染症を対象にしたいと考えていたのだ。夜の空気はまだ肌寒かったが、街中のニレの木とサイカチの木は芽吹いて緑色に変わり始めていた。

「実は、きみをある賞にノミネートするつもりだ」

「え、そうなんですか?」私は七面鳥バーガーにかぶりついた。このバーガーを私は病院で毎週一二個は食べている。そういえば、このバーガーを買おうと行列に並んでいるときに、私は偶然アーウィンに会った。あの、ネブラスカ州出身の陽気な医学生だ。彼も今は医師になり、丈の長い白衣を着て、人生に疲れたような顔をしていた。彼は私を見つけると、「ドクター」と声をかけてきた。私は、ひょっとして乳首のピアスが透けて見えるのではと期待して、ちらっと彼の胸のあたりを見たが、胸ポケットから何本ものペンと折り畳まれた紙がはみ出しているだけだった。

「それでだ。ノミネートすれば、きみが選ばれる可能性はかなり高いと私は考えている」とトムは続けた。

「あ、すみません。聞いています」私が応えると、トムはデスクトップ画面を指差した。そこには、書棚の前に立つトムの写真が表示されていて、その横に「トーマス・J・ウォルシュ若手研究者賞」と書かれていた。米国医真菌学会から資金提供を受け、次の世代の研究医師を育成するために設けられた賞だった。私は首を振りながら皮肉を吐いた。「あいつ、なかなかやるな、って声が聞こえますよ」

「私にも聞こえるよ」

彼が画面をスクロールするのに合わせて、私は受賞資格に目を通した。「受賞スピーチの原稿を用意しておきたまえ」とトムが冗談半分に言った。

私は自分のメモ帳に視線を落とした。科学プロジェクト、アイデア、トムに関する取り留めもない観察記録で数百ページがぎっしり埋め尽くされていた。私は映画『ベスト・キッド』の師弟を思い浮かべようとした。二人の修行が私たちの活動のダイナミズムをうまく捉えているように思えたからだ。多くの人にとって、トムは絶えず活動し続ける謎の人物だったが、私は、トムが静かに佇んでいる瞬間や、遠く離れた別の大陸にいる子どもの診療管理に苦悩し、他人の痛みを自分の痛みとして感じ、最も必要としている人々に薬を届ける姿――彼が使命を果たす姿――を見てきた。

私は自ら進んでトムの伝記作家になろうとしてきた。一〇年かけて彼の思想を収集し、彼の英知と決断力のほんの一部でも吸収したいと願ってきた。おかげで私は、トムという人物について多くを知るようになった。彼の好きな言葉、好きな交響曲、難解な文法規則についての見解。高校時代の短距離離走の測定記録まで知っている。自分の親戚について知っていることよりも、トム・ウォルシュについて知っていることのほうが多いくらいだ。

「そうですね」と応えて、私は白衣のポケットからペンを取り出したが、その手を宙に浮かせたまま止めて、尋ねた。「でも、どこから書きましょうか？」

トムは私の問いを受け流すと、ペンを置き、私の肩に手を置いて軽く力を込めた。そして、ミーティングの終わりに必ず行うチェック項目の確認に入った。「きみの患者の様子は？」と彼は尋ねた。「論文は進んでいるか？　家族は元気かな？」

私は最初の二つの質問については簡単に近況を報告したが、三つ目についてはアドバイスを求めた。「家族の一人があまり調子よくないんです」またしても、公私の境が曖昧になりかけていた。私は一瞬ためらったが、そのまま突き進んだ。「どうすればいいのか、よくわからずにいます。私の義理の父、ビルのことなのですが」

トムは表情を曇らせ、「何があったんだ？　聞かせてくれ」と言った。

私の義理の父ビル・モリスは、ニューヨーク生活を送っていた。第二次世界大戦のすぐ後に、当時まだ住民の大半をアイルランド系とイタリア系の移民が占めていたマンハッタン北部のワシントトンハイツで、警察官とピアノが上手な専業主婦のあいだに生まれた。この青い目の少年はやんちゃだったが、学校の成績は優秀で、運動能力にも秀で、ニューヨーク市の名門公立高校であるスタイブサント高校の入試に合格した。そこからマンハッタンの名門公立大学であるハンター大学に進学し、ニューヨーク市内で変わった仕事――メッツの球場だったシェイ・スタジアムの警備員やロックフェラーセンターの庭師――を渡り歩いたあと、ニューヨークの公立学校の体育教師、コーチ、ソフトボールの大学対抗戦の審判として長年キャリアを積んできた。

ビルは、同じく教師だったハレルと結婚し、二人の子どもに恵まれた。ジョナサンと、のちに私の妻になるヘザーだ。ヘザーと私は医科大学一年生のときに出会った。生い立ちが似ていたため、私たちはすぐに結ばれた。私たちの父親は二人とも教師だったし、幼少期に郊外の野球場で多くの時間を過ごし、多くを学んだところも共通していた。雪の夜にボストンでビルと初めて対面した瞬間から、私はこの父娘の絆の深さに驚かされてきた。ヘザーとビルはお互いの気持ちを代弁し合っていたし、ヘザーは父親のそばにいるときは安心しきっていた。二人は笑いのツボが同じで、時事問題について意見が異なるときも議論を楽しんだ。なかでも二人が繰り返し議論したのが、医療制度改革をめぐるバラク・オバマの発言についてだった。「担当医師を気に入れば、次回からもその医師に診てもらえる」というものだ。

ビルとの初対面から間もなくして、私はビルから、自分が埋葬されるときに一緒に埋めてほしいものがあると告げられた。ヘザーが高校三年生のときに父親について書いた手紙だった。わずか数ページの手書きのものだったが、彼にとっては何よりの宝物なのだ。それを知って私はトム・ウォルシュが娘について書いた九ページに及ぶ手紙や、アリシアの父親が病院から病院へ持ち運んだぼろぼろのバインダーを思い出した。

ビルは旅行を好まなかったが、ヘザーは継母のスーザンを連れてイタリアのトスカーナ州に休暇旅行に行くよう父親を説得した。約二週間の長旅だったが、ビルは飛行機に乗る前から打ちひしがれていた。日常から離れることを不安がり、もう少しで旅行をキャンセルするところだった。それでもヘザーは、この旅行は父親のためになるはずだと言い張った。

しかし、旅行は散々だった。イタリアのブドウ園を巡るうちに、ビルの足首が腫れ上がり、下痢、暗色尿、吐き気、しつこい咳の症状が出て、胸に奇妙な見た目の発疹が現れた。ニューヨークに戻ると、ビルは家族全員がお世話になっているかかりつけ医を受診した。すると、肝臓の検査値が急激に高まっていることがわかった。そして、ビルが膵臓がんであることをヘザーは他の誰よりも先に知らされた。

私はこの診断をまだ呑み込めずにいたが、ヘザーはすぐに行動に出た。ニューヨーク市内で一番腕のいい膵臓がんの専門医を見つけ出すために、がん専門医に片っ端から電話した。膵臓がん患者のほとんどが半年以内に亡くなるというデータがあることをヘザーは知っていたが、それでも彼女は父親を救うと心に決めていた。トムに家族の様子を尋ねられたとき、私はちょうどビルの病気に向き合い、延命の方法を見つけ出そうとしているところだった。完治する可能性は低かったが、ひょっとしたら何かできることがあるかもしれない。

ヘザーは自分が働いている病院で一人のがん専門医を見つけた。そして間もなく私たちは、ビルのがんの状態が、切除できるかどうか「ぎりぎりの状況」だと知らされた。ウィップル手術［訳注／膵頭十二指腸切除術の一種で、切除後の再建を胆管・膵臓・胃の順に吻合(ふんごう)する術式］として知られる外科手術が効くかもしれないが、効かないかもしれないという意味だ。腫瘍は主幹動脈に接していて、切除しても安全なのか、そもそも切除できるのかさえもわからなかった。ヘザーも私も膵臓がんの患者を何人も診療してきたが、一年以上生存した患者はごくわずかだった。私たちはこの事実をビルにも他の家族にも伝えないことにしたが、彼らは知っていた。

義父は手術の前に、腫瘍を小さくするために数カ月にわたる化学療法を受ける必要があった。彼は多施設で実施される臨床試験に参加することになり、私が白衣を着て持ち歩いていたのと大して違わない治験同意書に間もなく署名することになる。その治験に参加すれば、ＦＯＬＦＩＲＩＮＯＸ（ＦＯＬ＝folinic acid［フォリン酸］、Ｆ＝fluorouracil［フルオロウラシル］、ＩＲＩＮ＝irinotecan［イリノテカン］、ＯＸ＝oxaliplatin［オキサリプラチン］）と呼ばれる併用レジメンを試すことになる。腫瘍が膵臓から広がれば、彼は命を落とす。この化学療法で腫瘍を食い止めるか縮小させることができれば、彼にもチャンスが生まれる。「結局こうなるのね」――ふと暇になる瞬間があるとヘザーは私に言う――「これで父は死ぬのね」

集中的な化学療法を受けてから二カ月後、腫瘍は一〇パーセント小さくなっていて、手術を実施できる可能性が出てきた。だが、この治療法はビルの免疫システムも傷つけているため、細菌や真菌が皮膚下に入り込んで感染症を引き起こすのは時間の問題であり、そうなればすべて台無しであることを私たちは知っていた。

画像検査から数週間後のことだった。私は自宅のキッチンで免疫システムを強化するための治療薬ニューラスタをビルに注射した。その翌日、ビルは体に痛みを覚え、背部痛を発症した。その後二日間、痛みは悪化していき、ビルはニューヨーク州パトナム郡の自宅近くの救急治療室を受診して、血液中のブドウ球菌感染症と診断された。この診断には少々驚かされた。なぜなら、発熱もなく、見た感じもそれらしくなかったからだ。感染を除去するために、彼はバンコマイシンによる治療を開始したあと、ペニシリン系抗生物質オキサシリンに移行した。

しかし、感染は除去されなかった。抗菌薬による積極的な治療――四時間ごとにオキサシリンを投与した――にもかかわらず、ブドウ球菌を血中から除去できず、背部痛は悪化した。ヘザーは父親に付きっきりで、より専門的なアドバイスを求めて何人ものコンサルタントに次々に相談しながら、父親の世話を続けた。二〇一七年のクリスマスイブも、私はビルを診察するためにディナーの席を中座し、感染が心臓や脊髄に達していないかを確認するために（達していないことを願いながら）徹底的な神経学的検査を行った。その病室で、私はこの病気の冷徹さを味わった。ほんの数週間前まであんなにも逞しかった男性が、今はもう立つこともできず、尿を垂れ流している状態なのだ。ベッドから椅子に移動するにも三人の人手が必要だった。見た目もまったく別人のようで、以前ジェラード・ジェンキンスがそうだったように、生気が失われていた。まるで父親の幽霊を見ているようだとヘザーは言い、そう思ってしまったことで彼女は吐き気を催していた。

私がこの話をトムにしてからというもの、トムは毎日様子を尋ねては病状について専門医に相談するよう提案してくれた。トムが私の義父のことを話すのを聞くのは、現実とは思えず夢のようだった。画像検査を勧めてくれたり治療戦略を考案してくれたりと、他のすべての人にしてきたのと同じように、彼は義父のことを気遣ってくれた。電話で話しているときには、ノートに何か走り書きしている音が聞こえた。計算を始める前に、細部にわたるまで厳密に理解しようとしているのだ。トムに関心を寄せてもらえるのは心強かったが、それだけ危険な状態なのだと思い知らされもした。

ある晩、いつものように夜遅くに病院を訪れたヘザーは、父親の膀胱が腫れ上がって排尿に支障をきたしていることに気づいた。私の見立てとは裏腹に、彼女はブドウ球菌が脊髄まで広がったのだと考えた。感染症が拡大しているのではないか、抗菌薬が効いていないのではないかと彼女は疑っていたのだ。再び義父を診察してみると、彼女が正しかったことがわかった。ビルはとても苦しそうで、モルヒネやジラウジッドをどれだけ投与しても、その苦しみを和らげることはできなかった。やがて偶然にも彼女が見ている目の前でいくつもの異変が立て続けに起き、結局、彼はコロンビア大学プレスビテリアン病院に移送され、MRI検査で大きな脊髄膿瘍が見つかり、すぐに運ばれて緊急手術になった。

ビルが生まれ育った場所からほんの数ブロック先にある手術室で、神経外科医チームが彼の体内から感染物質を物理的に取り除く作業に取りかかろうとしていた。不安な気持ちで手術の結果が知らされるのを待つあいだに、私はこれ以上ないほど痛烈に抗菌薬の限界を感じていた。こんなにも科学が発展した時代の最先端に私たちはいるのに、結局、最後は誰かがビルの体を切り開いて忌々しい感染物質を切除するしかなかった。フレミングやドーマク、ウォルシュや他の人々によって成し遂げられた医学の進歩は、無力だった。未来の新たな治療法はもしかしたら有効かもしれない――いつの日かビルの感染症も溶解素で治療できるようになるかもしれない――が、いざ、感染症を根治させたいとなったときにビルの命を救ったのは、メスを手にした外科医チームだった。

それ以降、ヘザーと私は難しい話し合いを幾度も重ねた。私はもともと、脊髄手術は必要ないし抗菌薬を試すべきだという意見に賛同していた。しかし、抗菌薬は効かなかった。私は自分の診断を曲げなかった――彼は高悪性度の菌血症で、私が最初に診断した時点で外科治療の対象になるとは考えにくかった――が、彼女は彼女の診断を信じていた。そのような緊迫した空気のなかで、私たちは夫婦としてではなく、互いに意見の異なる二人の医師同士として話した。そして最終的に、私は自分が間違っていたことに気づいたが、その事実をなかなか認められずに苦労した。

「一つ聞いてもいいですか？」脊髄手術の後に、私はビルに声をかけた。彼は弱っていて、意識も朦朧としていた。全身麻酔による靄(もや)のなかからゆっくりと戻ってきているところだった。ライノウイルス感染による鼻水が出ていた。感染症が他の人に広まるのを防ぐために、今は個室に移されていた。窓からハドソン川が見下ろせる部屋だった。テレビではスポーツ情報番組『スポーツセンター』でナショナル・フットボール・リーグ（ＮＦＬ）のハイライトが流れていた。私たちは二人とも窓の外の濁った川を見ていた。

「手術を担当した医師を気に入っていますか？」と私は尋ねた。

ビルは眉間にしわを寄せた。彼の精神状態を推し測るために単刀直入に質問してみたものの、彼は答えに窮していた。そして、しばらくしてから、そっと「気に入っている」と答えた。手術は三五歳の神経外科医アレクサンダー・タックマンによって執刀され、二時間半かけてビルの脊髄から膿が掻き出された。

「というのも、彼はとても優秀なので、もし彼を気に入ったなら、その……」

すると彼の表情がわずかに明るくなった。「そうか！　担当を続けてもらえるんだな」

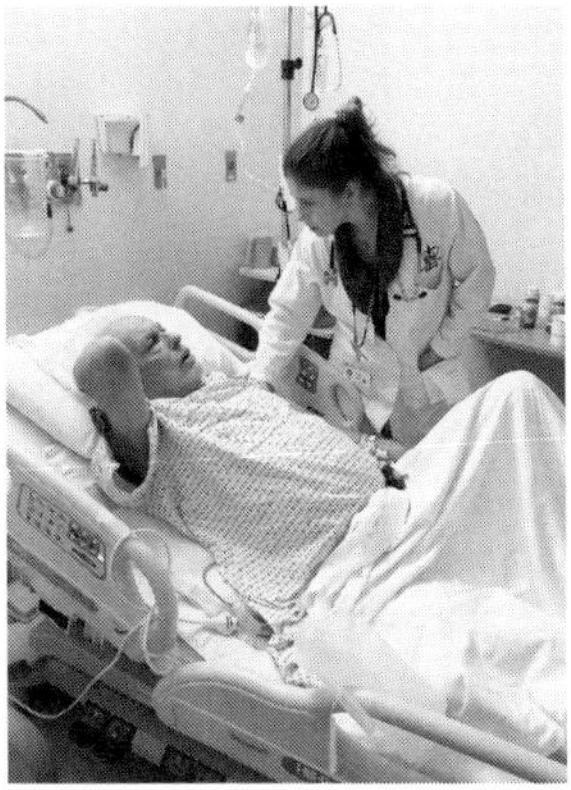

神経外科手術後のビルに付き添うヘザー

義父はそれから一カ月間を病院で過ごした。徐々に歩行能力も回復し、自分で排尿できるようになっていった。理学療法を受け始めてから四週間後に彼は退院したが、オキサシリンの持続注入を継続するために腕にはカテーテルが挿入されたままだった。この抗菌薬は手術前には役に立たなかったが、それでも何らかの感染症がまた広がるのを防止してくれるものと願ってのことだった。しかし、これはつまり、化学療法が継続されていて、膵臓がんは増殖を続けている可能性があるということだった。

さらに理学療法を続けて数週間が経つと、ビルの痛みは改善し、彼は私が知る元の彼に戻った――孫たちと一緒にいるときには顔をほころばせ、老後に向けてもっと貯金をするようにと私に静かに苦言を呈した。神経外科手術から二カ月後には、彼の症状はほぼ完治し、感染症は本題ではなくなった。抗菌薬の投与は中止され、カテーテルも取り外され、私たちはこの数カ月間禁句にしてきた単語――「進行」――を口にするようになった。

ビルはがん専門医と再び連絡を取り、がん治療の次のステップを計画し始めた。今回は事前に放射線治療を行ってからウィップル手術を実施する方向で検討されていた。ウィップル手術は大手術だ――私が関わったことのある症例では、手術は八時間に及んだ――し、うまくいく保証もない。それでも、彼に残された唯一の活路だった。治療計画には感染症の不安も付き纏った。発熱があれば手術はさらに延期される。そうなれば、腫瘍が転移する機会を生むことになりかねないし、切除可能なぎりぎりのラインから切除不可能な状態に移行してしまうことも考えられる。

オキサシリンの投与をやめてから間もなく、ビルは背部の鈍痛を訴えた。テレビを見ているときに痛み出し、ベッドに潜り込むときに刺すように痛んだと言う。二日後、私たちがビルをどうすべきか――救急治療室に戻す必要があるかどうか――選択肢を比較検討しているあいだに、ビルは下垂足［訳注／神経麻痺によって足関節の背屈ができなくなる］を発症した。足首の曲げ伸ばしができず、歩行する際には脚をスイングさせなければならなかった。ヘザーと私はすぐに義父の家に駆けつけて彼を診察し、同じ結論に達した。感染症が再発したか、腫瘍が脊髄にまで広まったかのどちらかだ。「もし腫瘍だとしたら」家に戻る車のなかで彼女が言った。「ゲームオーバーね」彼女の目には涙が溢れていた。私も涙ぐんだ。

その夜、彼女は遅くまで治療選択肢を調べていた。他の抗菌薬ではどうか、できる手術はないか、何か経験的治療法はないのか。その一方で、ビルを担当したすべての医師に連絡を取った。ビルの症状については、まだ別の可能性もあった。ブドウ球菌とは違う何かが原因の別の感染症にかかった可能性もあるのだ。追加の検査が発注されたが、私たちはビルの生存確率が急速に低下しているのを知っていた。彼が感染症と闘っているあいだにも、膵臓がんは増殖し続けている。

私は一度ならず何度も、ビルに溶解素を投与してほしいとビンセント・フィセッティに頼む夢を見た。彼の研究室で見た溶解素が細菌を破裂させる動画のことが、頭から離れなかった。だが、それはまったくの幻想だ。溶解素はＦＤＡの承認を受けておらず、ビルは臨床試験の対象となる基準を満たしていなかった。溶解素をビルに投与することはできないのだ。そこで私たちは、コロンビア大学プレスビテリアン病院にいるビルの担当医を頼った。神経外科医も感染症専門医も同じように心配してくれた。炎症性マーカーの値は、トムが有用性を高く評価しているＣＲＰも含めて、上昇していた。ＭＲＩ検査の結果もひどかった。医師らは、ビルに何が起きているのかを一つずつ明らかにしていったが、要するに、ビルは残りの感染物質を掻き出すために脊髄手術をもう一度受ける必要がある、ということだった。神経外科医からヘザーに送られてきたメールには、「控えめに言っても、先がまったく見通せない」と書かれていた。

二週間にわたって慎重に検討を重ねたすえに、ビルは脊髄手術を受けないことに決めた。脊髄手術とウィップル手術の両方を受けるのは身がもたない、と考えたのだ。誰にとっても要求の高い手術だったが、七〇歳の男性ともなればなおさらだった。そこで彼は、麻痺と衰弱を受け入れて生きることを選んだのだ。下垂足に合わせて、歩き方も変えた。

最初のブドウ球菌感染症のあと、ビルの医師らは最初の計画から離れ、ビルのためになればと願って治療計画に放射線治療を追加した。私はトムに、この妙案についてどう思うか尋ねた。「膵臓がんの治療として放射線治療は理に適っていますか？」私はトムが肯定してくれることを願って尋ねた。トム・ウォルシュはがんと感染症の両方に精通した世界有数の専門医のうちの一人だ。ビルの窮地を理解できる人物がいるとすれば、彼に他ならない。私は治療計画の概要——放射線治療、外科手術、その後さらに化学療法——を彼に話すと、息をひそめた。

「放射線は手術台に影響する可能性がある。ウィップル手術をより困難にする可能性が考えられる」とトムは言った。私は彼の誠実な回答をありがたく思った。たとえそれが受け入れがたい内容であったとしてもだ。「助けになるかもしれないが、リスクは高い」と言うと、彼は私の肩に手を置いた。私たちは互いを見つめた。一〇秒ほどだったかもしれないが、二分だったかもしれない。

「きついです」と私は言った。「ただ、何と言っていいか……きついです」

ビルが手術の日を待つあいだ、ヘザーはトレーニングをしていた。私の妻は生まれながらの長距離ランナーではなかったが、ハーフマラソンに申し込んだ。父親と一緒に自分も何か長く苦しい闘いに挑んで乗り越えたかったのだ。彼女はいつもそうだ。父親が痛みに耐えていれば、彼女も耐える。父親と一緒に化学療法を受けられるものなら受けていただろう。

ヘザーは、膵臓がんの研究費を集める非営利団体「プロジェクト・パープル」にも参加し、自分の父親も闘病中だと明かして人々に訴えかけた。ウェブページを起ち上げ、簡潔な感謝の言葉を綴ると、その後の五カ月間を約二一キロメートルのレースに向けた練習に費やした。彼女は昼間に患者を診察したあと、子どもたちを寝かしつけてから、夜遅くに走った。三六歳になってから、暗闇のなかで走り方を学んだのだ。

二〇一八年三月、よく晴れた極寒の日曜日に、ニューヨークシティハーフマラソンは開催された。ビルの膵臓がん手術のちょうど数週間前だ。少人数ながら友人と家族がセントラルパークの端に集まって、彼女を応援した。ビルは自宅に留まり、放射線治療と理学療法からの回復に努めた（私はヘザーに、ｉＰｏｄをイーグルスの曲で一杯にするよう提案したが、丁重に断られた）。私たちはブルックリンとマンハッタンを走り抜ける妻を追跡するために、モバイルアプリをダウンロードした。それから、レースが始まる直前、気温がようやく摂氏零度ほどまで上昇したころに、テキストメッセージで「ゆっくり走れ」とだけ助言を送った。

ヘザーは私の助言など気にも留めず、二時間半を切るタイムで完走した。私たちの期待を遥かに上回る好成績だ。五五丁目のレストランで開かれたアフターパーティーで、プロジェクト・パープルのCEOであり、自身も父親を二〇一一年に膵臓がんで亡くしているディノ・ベレッリは、ヘザーの名前を出して話題にした。プロジェクトに参加した六七人のランナーのなかで、彼女の集金額が最も多かったのだ。「ヘザーのお父様は、コロンビア大学の医学センターで治療を受けているところです」と彼は集まっている人々に語った。「彼女の話では、お父様は数週間後のウィップル手術に向けて、経過は順調そうだということです。私が今日聞いた話のなかで一番の朗報です」楽団が賑やかにベルを鳴らし喝采を送るなか、紫色のユニコーンの衣装を着た子どもがヘザーにトロフィーを手渡した。

その日、その部屋では、喜びと悲しみが入り混じっていた。どれほど多くの命が同じ病に見舞われてきたことか。そのことをあらためて実感し、同席した人のなかには涙を流す人も少なくなかった。私が抗菌薬に興味をもつきっかけになったノーベル賞受賞者トム・スタイツも、ビルの数カ月後に膵臓がんの診断を受けた。彼の息子で、私の元野球チームメイトでもあるジョン・スタイツも、すぐに父親を支えるために資金調達目的で走った（トム・スタイツは二〇一八年一〇月に亡くなった）。

ハーフマラソンの受付で私は、プロジェクト・パープルが単に研究を支援するだけでなく、患者を支援するために膵臓がんに伴う出費を補助する資金援助プログラムも用意していることを知った。

このプログラムは、厳しい現実を浮き彫りにしていた。寄付がなければ医療費を支払えない患者もいるということだ。多くの患者が治療中に破産を申請することになる。その説明を聞きながら、私はトム・ウォルシュの父親が妻を亡くしたあとに受け取った高額の請求書のこと、そしてその支払いを免除してくれたという医師たちのことを思い出していた。

その日の午後に帰宅すると、息子のネイサンが玄関で私たちを待っていた。彼は母親であるヘザーのことを誇りに思うと告げたあと、家のすぐ外でこれまで見かけなかった「あるもの」を見つけたからと言って、私たちを玄関の外に連れ出し、ドアから何歩か離れたところで地面を指差した。「見て、紫色の花だよ」そこには、クロッカスの花が並んで咲いていた。ネイサンはしゃがみ込むと、そのうちの一輪を摘み取り、私の手の上に置いて握らせた。その花を私にくれたのだ。でも私は花を見ていなかった。私の目は、花が咲いていた場所に空いた小さな穴に釘づけになっていた。その土壌の下で微生物によって繰り広げられているであろう奇跡を想像せずにはいられなかった。

エピローグ

つい最近の午後のこと、私は医療倫理講座のゲストとして学生の前で話をしてほしいと伝えるつもりで、トムの前に座った。テーマは決めかねていたが、トムなら何か思いつくだろうと思っていた。彼が取り組んできた仕事は、このあたりまでは可能だろうと思われる範囲の境界線上にあるような仕事があまりに多かった。医師も患者も馴染みのない状況に置かれ、倫理学者が追いつけないほどのスピードで科学と医療を前進させてきた。そして、多くの命を無償で救ってきた。トムはアンナとレミの他にも大勢の患者のために時間と専門知識を提供してきたが、その対価を請求したことは一度もなかった。すべては彼が果たそうとしている使命の一部にすぎないのだ。トムが何を話すことにしても、うちの講座の学生たちにとって有益であることは間違いなかった。いや、どこの講座の学生にとっても有益だろう。

また、私はビルの近況についてもトムに伝えたかった。私の義理の父であるビルは、コロンビア大学プレスビテリアン医学センターでウィップル手術を受けたが、外科医が切開してみると、膵臓がんは血液を肝臓へ運ぶ「門脈」として知られる腹部の大きな血管にまで広がっていた。この悪性腫瘍を取り除くために、ジョン・シャボーが率いるチームは、がんの塊と一緒に脆くなった血管も切除し、ビルの首から採取した左側の頸静脈片と置換する必要があった。きわめて難しい手術であり、安全に成功させることのできる外科医はごく少数に限られる——だが、手術は成功した。ウィップル手術には約六時間かかった。術後のモニタリングのためにビルが集中治療室に到着すると、そこにはヘザーが待っていた。「手術は成功よ」と彼女は涙をこらえて私に言った。

ビルはウィップル手術を耐え抜いたが、危険を脱したわけではなかった。体内のすべてのがん細胞を確実に破壊するためには、化学療法を続けていく必要があった。ブドウ球菌は彼の脊髄内をまだ循環している。化学療法を続けるということは、命を脅かす感染症を再発するリスクがあるということだ。細菌を寄せ付けないためには抗菌薬が必要だが、しかし、どの抗菌薬を使用すればいいのか？　いつまで使用すればいいのか？　私には答えられない疑問ばかりだったが、トムなら答えられるかもしれない。依然として予断を許さない状況だったが、ヘザーの機転が父親の命を救った。

ビルの病状を話題に出すと数時間は続く可能性があったため、私は先に他の用件をいくつか済ませるつもりだった。まずは、私がつい最近読んだ記事について話題にした。医薬品アクセス財団がスーパー耐性菌に対抗するための取り組みに応じて製薬会社をランキングする指標を作成し、グラクソ・スミスクライン（GSK）社が首位に立った。製造責任能力、研究開発、抗菌薬の管理など、さまざまな評価基準が使用され、その結果はスイスのダボスで開かれた世界経済フォーラム（WEF）で公開された。GSK社にこの栄誉が与えられたのは、同社が他社とは異なる独自の取り組みを始めたからだ。単に販売ノルマを達成するためではなく、抗菌薬を適切に処方できるように医師に働きかけた社員に対して報奨金を出すようになったのだ。これは現状を根底から変える取り組みであり、製薬業界による公衆衛生への貢献のあり方が変わりはじめた合図でもあった。この受賞は、数十年にわたる復活劇が絶頂に達した証でもあった。GSK社は一九九〇年代後半の抗生物質の探索で陥った惨憺たる状況から完全に復帰したということだ。

このランキングが公開された翌日、学界および製薬業界の代表による国際コンソーシアムは、創薬を促進するための新しい経済モデルを発表した。公衆衛生上の緊急のニーズに応えるために、事前に規定された基準を満たす抗菌薬の市場参入に対する報奨として、一〇億ドルを求めるものだった。創薬の改善を目的とした官民パートナーシップである欧州革新的医薬品イニシアティブから資金提供を受けて作成されたこのレポートは、今までにない斬新なものだった。なぜなら、販売と収益を切り離しているからだ。これが完全に実現されれば、今後三〇年にわたって二五種類ほどの抗菌薬が市場に送り込まれる可能性があった。私がこのモデルを見せると、トムは「実に的を射ている」と言って喜んだ。レポートを読む彼の顔は輝いていた。私はこれを、企業精神の小さな転換の兆しとして受けとめた。抗菌薬を他の製品と同じように扱う考え方を離れ、単に利益の最大化だけを追求するのではなく、倫理上の使命があると考えるようになったということだ。

やがて私たちの会話は抗生物質のマラシジンとテイクソバクチンの話題に移り、興味をそそられる抗菌薬の新しい探索法の話へと進んだ。医薬品開発のあり方は変化していたし、その変化の速度に私たちは二人とも勇気づけられた。私も最終的には、新しい治療法でジャクソンを治療できるようになった。生命を維持するために重要な器官を傷つけることなく、彼の感染症に特有の性質を標的として安全に治療できる方法だ。また、ダルバの治験結果も喜ばしいものだった。高額でも効果の大きい抗菌薬は主要大都市の大学病院に導入可能であること、しかも採算が取れる見込みがあることを明確に示すものだった。追跡調査のための診察の際に、私は患者からハグされることも多かった。痛みを伴う辛い感染症が、聞いたこともなかった薬のおかげですっかり治った、と言って感謝されるのだ。

私は治験に深く関わるほど、かつての敵——治験審査委員会（ＩＲＢ）——の有難さをより強く認識するようになった。ＩＲＢは患者を守る目的で設けられ、実際にその機能を果たしている。私の治験に参加した患者の多くは、この治験が病院に承認されていることを確認したうえで参加を決めている。ＩＲＢからの承認にはそれ相応の意味があったのだ。治験プロトコールの承認を得るのにあんなにも時間がかかったのは、私に落ち度があったからだ。あらためて初期のプロトコール原案を見直すと、紛らわしい表現が使われていた。修正に時間をかけさせたのは正しい要求だったのだ。おかげで私はすべてについて考え抜く時間ができ、治験が適切に実施されることを自信をもって請け合えるようになった。当時は不満に思っていたが、ＩＲＢは責任を果たしただけなのだ。おかげでその後の治験で承認プロセスを難なく通過できたのも、そのおかげだ。それどころか、ＩＲＢに名を連ねる委員たちと味方同士にもなれた。あのとき足止めを食らったのは私の落ち度であり、私のみに責任があった。

また、私は米国食品医薬品局（ＦＤＡ）が果たす難しい責務についても感謝している。患者を守る役目には重い責任が伴うし、ＦＤＡは、製造業者、医師、医薬品開発者、そしてもちろん患者たちの互いに対立する利害をうまく調整しなければならない。私たちはみな、共通のゴールを目指している。有効な新薬を、最も必要としている人々に届けることだ。ときには、そのゴールに至る最善の道筋について意見が異なることもあるだろう。私はダルバの治験を通して、抗菌薬についてだけでなく、倫理的研究や医療経済の現実についてなど、多くを学んだ。また、私自身の限界についても思い知った。

この治験でぶち当たった予期せぬ難題の一つが、ボランティア参加者候補の多くがホームレスであったことだ。彼らは公園のベンチや地下鉄車両で体を起こしたまま横たわらずに眠る。そのようないびつな体勢は、血液が脚に溜まる原因となる。しだいに足首が腫れ、足首を覆う皮膚が破裂することもある。そうなると、そこから体内に細菌が侵入する。防護壁がひとたび破られると、感染症が引き起こされ、周囲の筋肉、骨、血管への侵入を許す事態にもなりかねない。治験を通して、私はこうした患者の多くが医師に懐疑的な態度を取るのを目にしてきた。なかでも、私のように治験同意書を持ち歩いて実験的な投薬治療について語る男に対しては、彼らは疑ってかかった。医療の現場で信頼関係を築くのは決して容易ではない。アリシアは私が検査結果を届ける前に、荷物をまとめて病院を去った。私は男女を問わず大勢の治験適格患者と対峙し、何とかして気持ちを通わせ信頼関係を築こうと努めた。彼らは心の葛藤を抱えて救急治療室にやってくるが、私は彼らが探し求めているタイプの救いではなかった。

今回の治験の恩恵を最も受けることになるのはこうした患者だと私は考えていた。保険に加入しておらず、行きつけの薬局もなく、薬を保管する術をもたない人々だ。しかし、そのことを伝えるために、私はずいぶん苦労した。私はよく効く高額の薬を彼らにも与えられる人になりたかった。だが、来る日も来る日も、私は自分に向けられる眼差しから自分の無力さを思い知らされた。なかなか彼らとの間に有意義なつながりを築けずにいた。私はそのような境遇にある多くの患者から、自分たちはただ眠るための温かな場所を探しているだけだと言われた。そういう場所として見たときに、病院はかなり魅力的な選択肢なのだと言う。そんな彼らにとって、退院を早め、すぐに路上生活に戻されるような治験に参加するなどという考えは、最も期待に反するものだった。当初、私はその事実を受け入れられずにいた。ダルバと治験に対する情熱が、自分とはまったく異なる生き方をしている人々の気持ちに寄り添う力を鈍らせていた。

私は医学の道に入ってもなお、野球選手時代の考え方を引きずっていた。同意書への署名という形で承認を勝ち取りたいと躍起になっていたのだ。しかしその後、臨床研究において長期的な視野をもつことを学んだ。ゆっくりと着実に成功を育むことのほうが、手っ取り早く勝利を手にするよりも遥かに有意義だ。もちろん、たった一つの治験にすぎないが、ダルバの治験を通じて、私はある原理の証明を得た。私のアイデアに実用性があることを示す確かな証拠だ。そして、私は自分が声明を発表したような気分になった。私がいる大都会の大学病院でも、治験薬を信じて緊密に連携し合う必要最小限のチームで臨めば抗菌薬の治験を実施できるのだ。私たちの治験は、侵襲性の高い皮膚感染症に対する新たな選択肢となる治療法の実行可能性を示した。私たちは他の人たちにも気づいてもらいたいと願っている。私たちは私たちなりのミシュランの星を獲得したのだ。

ダルバはスーパー耐性菌に翻弄されている看護師、医師、ケアマネジャー、社会福祉士、そして大勢の患者の心を捉えた。ダルバの入手方法について世界中の病院の医師から私のところに問い合わせが来た。そうしたやり取りの多くで、私は強く警告せざるを得なかった。この抗菌薬は万能薬ではないし、有害作用を経験した患者もいる。この薬を見境なく使用すれば、細菌は耐性を獲得するだろう。私はブラッド・スペルバーグの「細菌は抗生物質を賢明に用いるが、人間はそうしない」という警告を肝に銘じていたが、私の治験の話はあっという間に他の医療センターに広まった。私はヘザーに、彼女がいる移植センターでもダルバが使用されることになるかもしれないと話していた。

他の病院の医師らは、骨感染症、心臓感染症、血液感染症など、ありとあらゆる種類の命を脅かす病気を治療するために、この薬を使用しはじめた。国中に医療を行き渡らせられるように、状況の改善にも貢献できた。患者たちはもう病院のベッドが空くのを待つためだけに救急治療室で何日も待機しなくて済むようになったし、どこかの施設で診療を受ければ感染症は治っていった。救急治療室が比較的空いていて、医師と看護師が落ち着いた様子で次の患者を待っているのを見るのは、嬉しいものだ。私たちの成果を再現できたと興奮ぎみに話す医師からの電話を私は何本も受けた。うちの病院のすぐ目と鼻の先にあるニューヨーク大学医療センターの研究者たちの調査では、ダルバのおかげで救急治療室の滞在時間は二六時間からわずか五時間にまで短縮されたことが明らかになった。この知見は誰にとっても、薬剤耐性感染症を発症することのない人々にとっても、様々に影響する。

常習的に静注薬物を使用していたソーレン・ギリクソンという若い男性患者は、ダルバのような抗菌薬に反応しない血液感染症に罹っているおそれがあるため、私の治験対象から除外された。しかし、私の治験の終了後に、医師らは彼のような症状にもダルバが効くことを示した。しかも意外なことに、外来患者でもダルバで治療可能な症例が見受けられた。こんなことは、ほんの数年前には考えられなかった。ダルバが予想外の可能性を切り開いたのだ。入院を避けたいと願う患者や少ない資源の割り当てを任されている医師のために、新たな選択肢を与えてくれた。

ソーレンは医療制度に裏切られた。手術後に大量の麻薬性鎮痛薬を投与されたせいで、意欲的だった若者は、世間から孤立した中毒者へと変わってしまったのだ。私たちは彼の悲劇を完全に償うことなどできないが、ダルバがあれば、彼と同じ不幸な道を歩まなくて済むような治療法を提供できる。入院を回避することで、鎮痛薬を投与されて中毒症に陥るのを阻止できることもあるだろう。ルースやジョージ、アーウィン、ジェラード、ジェニファーのような他の大勢の患者にとっては、ダルバは日常生活に戻るための手段となる。担架、X線検査、採血から逃れ、現代の病院に潜むすべての思いがけない危険から離れることができる。危険を回避するための仕組みとなるわけだ。

医療の進展は、主流から離れた辺縁部で起きることも多い。イノベーションなど起こりえない、もしくは起こせない、あるいは不要そうにみえる領域でも、イノベーションはよく起こる。大半の医師は、細菌性皮膚感染症の研究に特別に関心を示すことはないし、一見しただけで私たちの治験の重要性を正当に評価するのは難しいかもしれない。しかし、データを無視することはできない。この臨床試験は、大半の人が目を向けていなかった医学領域に光を当てている。この領域では、多くの人の生活を改善できる可能性もあるし、診療を合理化することもできる。私はルースが入院中に誤って転倒したことを思い出した。現状に挑むことで、そのような事故をどれだけ回避できることか。

毎年、世界中で二〇〇〇万人を超える人々が皮膚感染症になり、そのうち二万人近くが死亡する。ダルバは彼らを救う新しい治療法となり、治療費の配分を劇的に変化させることになる。トムは私と同様の熱意をもって臨んでくれていた。彼は、このあたりまでは可能だろうと思われる範囲から大きく逸脱したところにある可能性を見ることができた。彼はこの問題に本気で取り組んでいた――私は過去一〇年間、ほぼ毎日、そのことを思い知らされてきた。私は気が短く、ときには皮肉な見方しかできなくなることもあったが、それでも最終的には私もこの問題に本気で取り組めていたと信じている。

今回のような治験モデルは、いずれ医薬品開発に織り込まれていくことだろう。私は新しい薬物療法について絶えず学んでいるが、新薬はいつも高額で、最適な使用法については必ず意見の対立がある。病院というのは元来、保守的な場所であり、ありがたいことに管理者たちは混乱を最小限に留めようと努めている。ある薬を試すという決断は、たとえ優れた薬であったとしても、必然的に経済的な意味をもつことになる。人々が抗菌薬への投資をためらうのにも理由はあるが、私たちの治験は、そんな人々の背中を押すことになるかもしれない。

私がダルバの治験を終えた翌日、ある製薬会社の販売員から電話があり、新しいインフルエンザ治療薬の調査に興味があるかどうか確認された。「ダルバと同じく、単回投与の薬です」と彼は言った。私なら蜂巣炎を対象とした治験をもとにインフルエンザの治験モデルを形作れると思っている様子だった。また新たな「驚異の一年」になりそうだ。

ビルの病状に関する質問を延々と繰り出す前に、私はトムに、自分が執筆中の本の中心人物としてトムが登場することを伝え、スーパー耐性菌の研究分野がどこに向かっているのかについて、彼の考えを正式にインタビューさせてほしいと申し出た。「それなら、丸ごと一章分を割いてもらう必要がありそうだ」と彼は言った。「知ってのとおり、私は話し出したらなかなか止まらないからね」

「それは気づきませんでした」

「事態は急速に変化している。きみの本も、書き終えたあとに書き直しが必要になるかもしれない」

「そうならないでほしいですが。そうなると思いますか?」

「ギリシャの哲学者ヘラクレイトスのことは知っているかな?」トムはそう尋ねると、私のほうに身を乗り出してきた。私は首を横に振った。「ヘラクレイトスの有名な言葉に〈誰も同じ川の流れに二度足を踏み入れることはできない〉というものがある」彼はメモ帳を取り出すと、書棚から教科書を一冊引っ張り出した。「ところで、きみはスーパー耐性菌をどのように定義しているのかな?」と彼は尋ねた。「インフルエンザはスーパー耐性菌だろうか? HIVは? 薬剤耐性菌と言えると思いますか?」

この質問は私の鼓動を速めたが、私は平静を装いつつ、「私もすべてを把握できていないのは確かですね」と答えた。私はこの何年かで診てきたすべての感染症と、私の治験にボランティアで参加してくれた多様な患者グループのことを思った。それから、グラデーションカラーの髪の母親とスーパーマンのパジャマを着た少年のことを思った。

「すべてを把握するなんて不可能だ」と言って彼は私の背中を軽く叩くと、CRISPR(クリスパー)とバクテリオファージに関するメモをペラペラとめくっていき、黄色い用紙に大きな分子の図を描き始めた。炭素原子がきちんと並ぶように丁寧に描いていく。それから、その図を指差して「私に一つ考えがある。ちょっと時間はあるかな?」と言った。

一〇年ほど協力し合ううちに、私はトムとのあいだに家族のような絆を築いていた。トムは何の見返りも求めずに私に多くのもの——彼の時間、専門知識、サポート——を与えてくれていた。口には出さなくても、私も「無防備な人々を守る」という使命——彼のミッション——の一員であるという暗黙の了解があった。彼にとっての標準は人並み外れていて、その標準に従える人がいるとは思えないが、それでも私は毎日少しでも近づけたならと想像してきた。そしてダルバの治験は、私でも自力で治験を運営できるということを示してくれた。トムが私に渡してくれたバトンを、私は落とさなかった。

創薬に関する私の理解にはまだ空白がある。私はトムが患者とその担当医を助けて回らなくなる日が来るのを恐れていた。だが、年月が過ぎるにつれて私は、トムは決して引退しないだろうという確信を深めていった。彼にそんなことはできない。医学がトムに活力を吹き込むからだ。医学がトムを生かしているからだ。医学がなければ、彼は途方に暮れるだろう。それは私たちにとって幸運なことだ。トムがミッションから手を引くことはない。なぜなら、スーパー耐性菌は決してなくならないからだ。実際のところ、今後数年間のうちに私たちは今より遥かに多くのスーパー耐性菌に遭遇するものと予想される。だが、スーパー耐性菌は恐ろしい男と対決することになる。その男は、反撃に出るために驚くべき新しいプランを静かに考案する。

トムは椅子に座ったまま身を乗り出し、コンピュータの画面をタップしてＹｏｕＴｕｂｅを立ち上げた。「音楽をかけても構わないかな?」彼は私が気にしないのを知りながら尋ねた。どうせ、ビバルディもベートーベンも私には同じに聞こえるのだから。トムは、ある曲を見つけると、再生ボタンをクリックし、すぐに黄色い用紙の前に戻った。彼の顔には戸惑いの表情が浮かんでいた。長く一緒にいるが、見たことのない表情だった。「さてと、どうするかな」と言って、その図を見つめている。私は「新プロトコール」と書いてから、その下に、ＣＲＩＳＰＲ――分子を切り貼りできるメス――の標的になりうる六個の遺伝子を走り書きした。するとトムは胸ポケットからペンを取り出し、私が書き留めた遺伝子リストの検討に入った。気だるい歌声が部屋を優しく満たし、もう一度、限界までやってみろと私たちを励ましてくれていた。

謝辞

本書はチームの努力の結晶である。ミーガン・ニューマン、ニーナ・シールドという二人の卓越した編集者と、思慮深く支えてくれたエージェントのスコット・ワックスマン（もう一〇年の付き合いになる？）、そして、ケイシー・マローニ、リンゼイ・ゴードン、ファリン・シュルッセル、ハンナ・シュタイグマイヤー、アリッサ・カソフをはじめとするペンギン・ランダムハウスの才能あふれる面々とご一緒できて、私は幸運だった。また、ニュー・スミュルナ・ビーチ、アービントン、マオパク、アーリントン、ワイルコーネル、アラガンのチームメンバーの忍耐強さと励ましにも感謝したい。それから、他の誰よりもイーグルスに詳しいコピーライターともハイタッチをしたいと思っている。ありがとう！

私は親しい友人にも恵まれている。レイチェル、チャーリー、ジョン、ベンは、毎日、相談に乗ってくれた。ケビン・ドーテンのユーモアには何度も救われたし、エデン・ラースの徹底した事実確認作業にも大いに助けられた。結局のところ、本書は患者たちの物語だ。私が最もお礼を言いたいのは、私の治験に参加してくれた患者の皆さんである。彼ら、彼女らの寛大さと勇気に心より感謝申し上げる。

そして、ヘザー。きみが私にとってどれほど大切な存在なのかを言葉だけで十分に伝えられる自信はないが、きみと一緒にいられる毎日は最高だ。本当の強さと優しさがどんなものかを、身をもって教えてくれてありがとう。これから何が起きるのか、待ちきれない思いだ。

情報源について

本書は、六〇〇以上の一次情報および二次情報と数十人を対象にした録音またはオフレコでのインタビューに基づき、五年かけて創作された。数多くの貴重な資料を追跡するために時間をかけ、専門知識を貸してくれたワイルコーネル医科大学図書館のメンバーにお礼申し上げる。そのような資料のなかには、新聞の切り抜きや雑誌記事、ブログ投稿も含まれる。すべての参考文献を一覧にまとめると、それだけで一冊の本になるだろう。巻末の注には、原稿に引用したもの、または直接関連する参考資料を選択して掲載する。

訳者あとがき

　ニューヨークで一人目の新型コロナウイルス感染者が確認された日の翌日、二〇二〇年三月二日、本書の著者マット・マッカーシー氏は、米大手製薬会社ファイザーの取締役スコット・ゴットリーブ氏とともに、米国のニュース専門放送局CNBCの番組にゲスト出演していた。感染症の専門医として、これからニューヨークで、全米で、何が起きようとしているのかを予測し、診断検査が利用できない現状を憂い、診断検査の必要性を懸命に訴えた。だが、番組のキャスターたちは、この時点では事の重大さがまだ飲み込めていない様子で、マッカーシー氏が熱くなればなるほど、ジョークを交えて話をはぐらかした。まさか彼の予測が現実のものとなって迫ってくるとは、すぐには想定できなかったのだろう。その番組の一週間後には、マッカーシー氏が勤務する病院でも実際に感染患者が確認され、以来、彼は救急医療の現場に立って患者の治療にあたりながら、COVID-19の研究にも携わっている。

　コロナ禍を経験したことで、今、私たちは、治療法のない感染症の恐ろしさを身に染みて感じている。一日も早くワクチンが行き渡り、確かな治療薬が登場することを願っている。だが、薬が効かない病との闘いは、もっと前から始まっていた。マッカーシー氏は以前から、抗菌薬が効かない「スーパー耐性菌」による感染症の治療薬を求めて、医療の最前線で奮闘していたのだ。そして、その闘いが本格化するのは、おそらく、まだこれからだ。ＣＯＶＩＤ‐19の世界的流行が落ち着いたとしても、感染症との闘いはそれで終わりとは限らない。

本書はそんな闘いを続けている著者が、ある抗菌薬の治験にまつわる実話をもとに、自身の奮闘の日々を描いた物語、*Superbugs: The Race to Stop an Epidemic*（Avery, New York, 2019）の全訳である。

舞台はニューヨークのマンハッタン。物語は二〇一四年一〇月から始まる。ニューヨーク・プレスビテリアン病院の救急治療室に、左脚を銃で撃たれた男性が運び込まれた。その治療のために呼び出された著者マットは、その患者が多剤耐性菌に感染していて治療がとても困難であることに気づく。かつて、抗生物質は細菌感染症に対する天然の特効薬としてもてはやされ、抗生物質を模した新しい抗菌薬も次々に開発されてきた。ところが近年、抗菌薬の使い過ぎが問題になっている。医療現場での不適切な処方習慣や農畜産業での見境のない商業利用が、細菌の変異を促した。複数の抗菌薬に耐性をもつように変異した多剤耐性菌が世界中の至るところで発生するようになり、医師や研究者のあいだでは、「スーパー耐性菌」と呼ばれて恐れられている。以前なら薬で治せたはずの感染症に薬が効かなくなり、患者の命を救うことが難しくなっているのだ。目の前の患者を救うためには、新しい抗菌薬が必要だった。

ちょうどこれと同じ日に、マットは共同研究者のトム・ウォルシュから、ある知らせを受けていた。大手製薬会社が開発中の新規分子のなかに、スーパー耐性菌に感染した患者の治療薬候補になりそうな分子があるので、治療薬として承認を受けるために、臨床試験（治験）を実施してほしいという依頼が来ているというのだ。トムは原因不明の感染症に関する世界的権威であり、治療困難な感染症患者を抱える世界中の医師から相談を受けながら、国際研究チームのリーダーとして新しい抗菌薬の開発にも取り組んでいる。マットは、トムと一緒にこの治験を引き受けることにした。その瞬間から、スーパー耐性菌の蔓延を阻止するための闘いの最前線に身を置くことになったのだ。

本書のパート１では、マット自身の物語をはじめる前に、抗生物質の発見や抗菌薬の開発にまつわる先人たちの功績や失敗の歴史を振り返る。そして、トムとマットが治験を担当することになった抗菌薬「ダルバ」の開発経緯や、抗菌薬の開発や感染症研究が不足している理由についても明かされる。ここで念のために補足しておくが、抗菌薬（抗生物質など）は、細菌が原因の感染症に対する治療薬である。ウイルスと細菌は大きさも増殖の仕組みも異なるので、ウイルスに抗菌薬は効かない。ウイルス感染症の治療には抗ウイルス薬が必要だ。油断すると混同しそうになるが、少し意識しておくと、理解の助けになるかもしれない。

とはいえ、抗菌薬にせよ、抗ウイルス薬にせよ、新しい治療薬として承認を受けるためには、治験を実施して安全性と有効性を確認する必要がある。薬の種類は違っても、治験を担当する医師らが直面する現実や苦労には共通する部分も多いだろう。

治験を実施するには、まず、プロトコールと呼ばれる治験計画書を作成する必要がある。本書のなかでトムは「プロトコールですべてが決まる」と言っている。薬の「候補」をヒトに試すことになるのだから、治験に参加する人たちの人権や安全が守られているか、倫理的に不適切な点はないか、副作用や効果の評価方法は科学的に正しいか、といった点に十分に配慮しなければならない。完成した計画書は、利害関係のない治験審査委員会（ＩＲＢ）による審査を受ける。この審査に通らなければ、治験を実施することはできない。審査に通るまで、何度でも計画書を修正することになるわけだ。なぜ、こんなにも厳しく審査されるのか。パート2では、マットはＩＲＢからの再三の保留通知に苦しむことになる。だが、医療の暗部である人体実験の歴史を振り返り、その苦い教訓を知ることで、現在の米国食品医薬品局（ＦＤＡ）による監視制度やＩＲＢが担う役割の重要性について理解を深めていく。

プロトコールが承認されれば、いよいよ治験が始まる。プロトコールで定められた治験対象者の条件に合いそうな患者が見つかったら、その患者と面談し、本当に条件に合っているかを確認し、治験について詳しい説明をしたうえで、インフォームド・コンセントを取得しなくてはならない。パート3では、マットも治験前期（観察試験）に参加してくれるボランティアの患者を探して回ることになるのだが——人に歴史あり。同じような症状に苦しむ患者だとしても、まったく同じ患者などいない。それぞれにさまざまな事情を抱えている。治験の結果は数字で表されるが、医師が向き合う相手は、生身の人間だ。そして、面談を通してそこに立ち入ることになる医師自身もまた人間なのだということを、本書は臨場感をもって描き出している。

治験の運営に悩み、患者の治療に悩み、家族の問題にも苦悩するマットは、折々に、病院の外の空気を吸いに出る。随所に登場するマンハッタンの風景は、仕事や観光でニューヨークを訪れたことのある読者にとって、これは現実の話なのだとハッとさせられる要素にもなるだろう。パート4では、ダルバの治験を少し離れ、同じマンハッタンの街で進められてきた感染症研究がいくつか紹介される。いずれもマットが勤務するニューヨーク・プレスビテリアン病院の近所にある有名な研究所での出来事だ。マットも実際に足を運び、研究者本人から詳しい話を聞いている。抗菌薬開発の最先端の話は、マットにとっても私たち読者にとっても、希望の光のように感じられる。

パート5では、ようやく治験後期（投与試験）が始まる。ダルバを実際に患者に投与し、治療の経過を改善できるかどうか確かめていく。マットは再び、条件に合いそうな患者と面談し、さまざまな人生の機微に触れることになるが、それでも、前期の観察試験とは異なり、今回は条件に合う患者からインフォームド・コンセントが得られれば、すぐにダルバを投与することができる。目の前の患者を治療できるかもしれないのだ。しかし、本当に効くかどうかは、投与してみなければわからない。まだ誰も使用したことのない薬の「候補」を使うことに同意してくれる患者を探すのは、そう簡単なことではなかった。マットの物語がどのように締めくくられるのかは、本編でお楽しみいただきたい。

本書の翻訳をご依頼いただいてすぐのころに、私はツアー旅行でニューヨークを観光した。帰国後にこの本を訳すことを意識して歩き回ったので、マンハッタンの街の様子がしっかりと記憶に残っている。まだ新型コロナウイルスが登場する前のマンハッタンだ。この本の刊行を控えた今、あらためて、一日も早くあの日常が戻ってきてほしいと願っている。そして、このような感染症の世界的流行が繰り返されることのないように、スーパー耐性菌の蔓延を阻止するために何が必要なのかを、本書を通じて多くの人に知ってもらえたなら幸いである。

最後に、本書に引き合わせてくださった光文社翻訳編集部の小都一郎氏、丁寧に訳文を読んでアドバイスしてくださった光文社翻訳編集部の辻宜克氏、細部にまで配慮して校閲してくださった方々に心よりお礼を申し上げる。

二〇二一年五月

久保尚子

in Pure Culture in a Simulated Natural Environment," *Science* 296, no. 5570 (2002): 1127–29.

2. L. L. Ling et al., "A New Antibiotic Kills Pathogens Without Detectable Resistance," *Nature* 517, no. 7535 (2015): 455–59.

7. R. Schuch, D. Nelson, and V. A. Fischetti, "A Bacteriolytic Agent That Detects and Kills *Bacillus anthracis*," *Nature* 418, no. 6900 (2002): 884–89.

27 限界までやってみろ

1. T. J. English, "A Brief History of Mayoral-N.Y.P.D. Dysfunction," *Vanity Fair*, January 29, 2015.

28 障壁

1. D. M. Brogan and E. Mossialos, "A Critical Analysis of the Review on Antimicrobial Resistance Report and the Infectious Disease Financing Facility," *Global Health* 12 (2016): 8.

31 ジェラード――曖昧な境界

1. C. Chen and R. Wong, "Black Patients Miss Out on Promising Cancer Drugs," ProPublica, last modified September 19, 2018, www.propublica.org/article/black-patients-miss-out-on-promising-cancer-drugs.

32 お披露目

1. D. L. Hammarlöf et al., "Role of a Single Noncoding Nucleotide in the Evolution of an Epidemic African Clade of *Salmonella*," *Proceedings of the National Academy of Sciences of the United States of America* 115, no. 11 (2018): E2614–23.
2. J. R. Andrews et al., "Extensively Drug-Resistant Typhoid—Are Conjugate Vaccines Arriving Just in Time?," *New England Journal of Medicine* 379, no. 16 (2018): 1493–95.

33 投資

1. R. Leclercq et al., "Transferable Vancomycin and Teicoplanin Resistance in *Enterococcus faecium*," *Antimicrobial Agents and Chemotherapy* 33, no. 1 (1989): 10–15.

34 干し草の山の中へ

1. B. M. Hover et al., "Culture-Independent Discovery of the Malacidins as Calcium-Dependent Antibiotics with Activity Against Multidrug-Resistant Gram-Positive Pathogens," *Nature Microbiology* 3, no. 4 (2018): 415–22.

37 探索テクノロジーの開発

1. T. Kaeberlein, K. Lewis, and S. S. Epstein, "Isolating 'Uncultivable' Microorganisms

Pharmacological Sciences 35, no. 9 (2014): 442–49.

4. J. D. Alpern, "Trends in Pricing and Generic Competition Within the Oral Antibiotic Drug Market in the United States," *Clinical Infectious Diseases* 65, no. 11 (2017): 1848–52.

21 ロックフェラー家

1. R. Chernow, *Titan: The Life of John D. Rockefeller, Sr.* (New York: Vintage, 2004).〔ロン・チャーナウ『タイタン —— ロックフェラー帝国を創った男』井上廣美訳、日経BP社、2000年〕
2. 同上
3. 同上
4. 同上
5. 同上
6. 同上
7. 同上
8. S. Flexner and J. W. Jobling, "An Analysis of Four Hundred Cases of Epidemic Meningitis Treated with the Anti-Meningitis Serum," *Journal of Experimental Medicine* 10, no. 5 (1908): 690–733.
9. Chernow, *Titan.*(前掲)

23 突破口

1. V. A. Fischetti, E. C. Gotschlich, and A. W. Bernheimer, "Purification and Physical Properties of Group C Streptococcal Phage-Associated Lysin," *Journal of Experimental Medicine* 133, no. 5 (1971): 1105–17.

24 炭疽菌

1. L. M. Bush et al., Index Case of Fatal Inhalational Anthrax Due to Bioterrorism in the United States," *New England Journal of Medicine* 345, no. 22 (2001): 1607–10.
2. 同上
3. 同上
4. 同上
5. D. B. Jernigan et al.,"Investigation of Bioterrorism-Related Anthrax, United States, 2001: Epidemiologic Findings," *Emerging Infectious Diseases* 8, no. 10 (2002): 1019–28.
6. M. G. Walsh, A. W. de Smalen, S. M. Mor, "Climatic Influence on Anthrax Suitability in Warming Northern Latitudes,"*Scientific Reports* 8, no. 1 (2018): 9269.

15　レミ――遠い国の少女

1. M. McCarthy et al., "Mold Infections of the Central Nervous System. *New England Journal of Medicine* 371, no. 2 (2014): 150–60.
2. M. P. Montgomery et al., "Multidrug-Resistant *Campylobacter jejuni* Outbreak Linked to Puppy Exposure—United States, 2016–2018," *Morbidity and Mortality Weekly Report* (*MMWR*) 67, no. 37 (2018): 1032–35.

16　静かな革命――免疫療法、CRISPR、NDM-1

1. T. F. Gajewski, "Fast Forward—Neoadjuvant Cancer Immunotherapy," *New England Journal of Medicine* 378, no. 21 (2018): 2034–35.
2. D. Yong et al., "Characterization of a New Metallo-Beta-Lactamase Gene, bla (NDM-1), and a Novel Erythromycin Esterase Gene Carried on a Unique Genetic Structure in *Klebsiella pneumoniae* Sequence Type 14 from India," *Antimicrobial Agents and Chemotherapy* 53, no. 12 (2009): 5046–54.
3. A. Marra, "NDM-1: A Local Clone Emerges with Worldwide Aspirations," *Future Microbiology* 6, no. 2 (2011): 137–41.
4. D. Yong et al., "Characterization of a New Metallo-Beta-Lactamase Gene," 5046–54.

17　トランスレーショナルリサーチ

1. K. A. Sepkowitz, "Finland, Weinstein, and the Birth of Antibiotic Regret," *New England Journal of Medicine* 367, no. 2 (2012): 102–3.

19　西のウォール街

1. K. Satoh et al., "*Candida auris* sp. nov., a Novel Ascomycetous Yeast Isolated from the External Ear Canal of an Inpatient in a Japanese Hospital," *Microbiology and Immunology* 53, no. 1 (2009): 41–44.

20　トロイの木馬

1. M. Abbas, M. Paul, and A. Huttner, "New and Improved? A Review of Novel Antibiotics for Gram-Positive Bacteria," *Clinical Microbiology and Infection* 23, no. 10 (2017): 697–703.
2. O. Lomovskaya et al., "Vaborbactam: Spectrum of Beta-Lactamase Inhibition and Impact of Resistance Mechanisms on Activity in *Enterobacteriaceae*," *Antimicrobial Agents and Chemotherapy* 61, no. 11 (2017): e01443-17.
3. A. Górska, A. Sloderbach, and M. P. Marszałł, "Siderophore-Drug Complexes: Potential Medicinal Applications of the 'Trojan Horse' Strategy," *Trends in*

19. C. Årdal et al., "Insights into Early Stage of Antibiotic Development in Small- and Medium-sized Enterprises: A Survey of Targets, Costs, and Durations," *Journal of Pharmaceutical Policy Practice* 11 (2018): 8.
20. M. Savic and C. Årdal, "A Grant Framework as a Push Incentive to Stimulate Research and Development of New Antibiotics," *Journal of Law, Medicine & Ethics* 46, no. 1 supp. (2018): 9–24.

10 ルース ―― ホロコーストの生存者

1. C. Eby, *Hungary at War: Civilians and Soldiers in World War II* (University Park, PA: Penn State University Press, 2007).
2. 同上

11 ジョージ ―― ジャングルの兵士

1. J. Diamond, *New Guinea: The Allied Jungle Campaign in World War II* (Mechanicsburg, PA: Stackpole Books, 2015).
2. J. Duffy, *War at the End of the World: Douglas MacArthur and the Forgotten Fight for New Guinea, 1942–1945* (New York: NAL Caliber, 2016).
3. Diamond, *New Guinea*.

12 アーウィン ―― 「ミシシッピの泥」

1. R. S. Griffith, "Vancomycin Use—An Historical Review," *Journal of Antimicrobial Chemotherapy* 14 (1984): supp. D: 1–5.
2. L. S. Elting et al., "Mississippi Mud in the 1990s: Risks and Outcomes of Vancomycin-Associated Toxicity in General Oncology Practice," *Cancer* 83, no. 12 (1998): 2597–607.

13 ソーレン ―― 鎮痛薬依存症

1. G. Comerci, J. Katzman, and D. Duhigg, "Controlling the Swing of the Opioid Pendulum," *New England Journal of Medicine* 378, no. 8 (2018): 691–93.

14 ドニー ―― 9・11の救助隊員

1. Centers for Disease Control and Prevention, "World Trade Center Health Program: Addition of Certain Types of Cancer to the List of WTC-Related Health Conditions—Final Rule," *Federal Register* 77, no. 177 (2012): 56138–68.

32. D. A. Watkins et al., "Global, Regional, and National Burden of Rheumatic Heart Disease, 1990–2015," *New England Journal of Medicine* 377, no. 8 (2017): 713–22.

9 停滞

1. H. W. Boucher et al., "White Paper: Developing Antimicrobial Drugs for Resistant Pathogens, Narrow-Spectrum Indications, and Unmet Needs," *Journal of Infectious Diseases* 216, no. 2 (2017): 228–36.
2. F. D. Lowy, "Mapping the Distribution of Invasive *Staphylococcus Aureus* Across Europe," *PLOS* (*Public Library of Scence*) *Medicine* 7, no. 1 (2010): e1000205.
3. H. W. Boucher, G. H. Talbot, and M. W. Dunne, "Dalbavancin or Oritavancin for Skin Infections," *New England Journal of Medicine* 371, no. 12 (2014): 1161–62.
4. O. Dyer, "Allergan Transfers Restasis Patent to Mohawk Tribe to Deter Challenges from Generics," *British Medical Journal* 358 (2017): j4280.
5. B. Shearer and B. Shearer, eds., *Notable Women in the Life Sciences: A Biographical Dictionary* (Westport, CT: Greenwood Press, 1996).
6. A. Espinell-Ingroff, *Medical Mycology in the United States: A Historical Analysis* (*1894–1996*) (Dordrecht, Neth.: Springer Science and Business Media, 2003).
7. Shearer and Shearer, *Notable Women.*
8. 同上
9. Espinell-Ingroff, *Medical Mycology.*
10. Shearer and Shearer, *Notable Women.*
11. Espinell-Ingroff, *Medical Mycology.*
12. W. Dismukes, P. Pappas, and J. Sobel, *Clinical Mycology* (New York: Oxford University Press, 2003).
13. Espinell-Ingroff, *Medical Mycology.*
14. E. Hazen and R. Brown, "Fungicidin, an Antibiotic Produced by a Soil Actinomycete," *Proceedings of the Society for Experimental Biology and Medicine* 76, no. 1 (1951): 93–97.
15. W. S. Bacon, "Elizabeth Lee Hazen, 1885–1975," *Mycologia* 68, no. 5 (1976): 961–69.
16. E. Hazen and R. Brown, "Nystatin," *Annals of the New York Academy of Sciences* 89 (1960): 258–66.
17. R. Brown, E. L. Hazen, and A. Mason,"Effect of Fungicidin (Nystatin) in Mice Injected with Lethal Mixtures of Aureomycin and *Candida albicans*," *Science* 117, no. 3048 (1953): 609–10.
18. Brown, *Penicillin Man.*

12. 同上
13. Hilts, *Protecting America's Health.*
14. 同上
15. Rosen, *Miracle Cure.*
16. Blum, *The Poison Squad.*
17. G. W. Mellin and M. Katzenstein,"The Saga of Thalidomide: Neuropathy to Embryopathy, with Case Reports of Congenital Anomalies," *New England Journal of Medicine* 267 (1962): 1238–44.
18. L. Bren, "Frances Oldham Kelsey: FDA Medical Reviewer Leaves Her Mark on History," *FDA Consumer* 35, no. 2 (2001): 24–29.
19. H. B. Taussig, "A Study of the German Outbreak of Phocomelia: The Thalidomide Syndrome," *Journal of the American Medical Association* 180 (1962): 1106–14.
20. S. Scheindlin, "The Courage of One's Convictions: The Due Diligence of Frances Oldham Kelsey at the FDA," *Molecular Interventions* 11, no. 1 (2011): 3–9.
21. 同上
22. Bren, "Frances Oldham Kelsey," 24–29.
23. G. Watts, "Frances Oldham Kelsey," *Lancet* 386, no. 10001 (2015): 1334.
24. Hilts, *Protecting America's Health.*
25. G. M. Halpenny, "High Drug Prices Hurt Everyone," *ACS Medicinal Chemistry Letters* 7, no. 6 (2016): 544–46.
26. D. Crow, "Pharma Chief Defends 400% Drug Price Rise as a 'Moral Requirement,'" *Financial Times*, September 11, 2018.
27. J. Corrigan-Curay, A. E. McKee, and P. Stein, "Breakthrough-Therapy Designation—An FDA Perspective," *New England Journal of Medicine* 378, no. 15 (2018): 1457–58.
28. M. M. McLaughlin et al., "Developing a Method for Reporting Patient Harm Due to Antimicrobial Shortages," *Journal of Infectious Diseases and Therapy* 3, no. 2 (2014): 349–55.
29. A. V. Gundlapalli et al.,"Antimicrobial Agent Shortages: The New Norm for Infectious Diseases Physicians," *Open Forum Infectious Diseases* 5, no. 4 (2018): ofy068.
30. F. Quadri et al., "Antibacterial Drug Shortages from 2001 to 2013: Implications for Clinical Practice," *Clinical Infectious Diseases* 60, no. 12 (2015): 1737–42.
31. K. Guimaraes, "Why Is the World Suffering from a Penicillin Shortage?," Al Jazeera online, last modified May 21, 2017, www.aljazeera.com/indepth/features/2017/05/world-suffering-penicillin-shortage-170517075902840.html.

22. 同上

6 評価項目の選定

1. L. Stark, *Behind Closed Doors.*
2. K. Quinn, "After the Revolution: DRGs at Age 30," *Annals of Internal Medicine* 160, no. 6 (2014): 426–29.
3. M. L. Barnett et al., "Home-to-Home Time—Measuring What Matters to Patients and Payers," *New England Journal of Medicine* 377, no. 1 (2017): 4–6.
4. L. Stark, *Behind Closed Doors.*

7 承認の保留

1. M. D. Blum, D. J. Graham, and C. A. McCloskey, "Temafloxacin Syndrome: Review of 95 Cases," *Clinical Infectious Diseases* 18, no. 6 (1994): 946–50.
2. D. E. Shalala, "Retrospective: Bernadine Healy (1944–2011)," *Science* 333, no. 6051 (2011): 1836.
3. J. Palca,"Bernadine Healy: A New Leadership Style at NIH," *Science* 253, no. 5024 (1991): 1087–89.

8 FDAによる監視

1. T. Guillard et al., "Antibiotic Resistance and Virulence: Understanding the Link and Its Consequences for Prophylaxis and Therapy," *Bioessays* 38, no. 7 (2016): 682–93.
2. S. Jang, "Multidrug Efflux Pumps in *Staphylococcus aureus* and Their Clinical Implications," *Journal of Microbiology* 54, no. 1 (2016): 1–8.
3. Spellberg, Bartlett, and Gilbert,"The Future of Antibiotics and Resistance," 299–302.
4. P. Hilts, *Protecting America's Health: The FDA, Business and One Hundred Years of Regulation* (Chapel Hill: University of North Carolina Press, 2004).
5. 同上
6. 同上
7. D. Blum, *The Poison Squad: One Chemist's Single-Minded Crusade for Food Safety at the Turn of the Twentieth Century* (New York: Penguin Press, 2018).
8. Hilts, *Protecting America's Health.*
9. D. Podolsky, *Cures out of Chaos: How Unexpected Discoveries Led to Breakthroughs in Medicine and Health* (Abigdon, UK: Routledge, 1998).
10. Hilts, *Protecting America's Health.*
11. B. Martin, *Elixir: The American Tragedy of a Deadly Drug* (Lancaster, PA: Barkberry Press, 2014).

3. H. K. Beecher, "Ethics and Clinical Research," *New England Journal of Medicine* 274, no. 24 (1966): 1354-60.
4. S. Gibson, "Obedience Without Orders: Expanding Social Psychology's Conception of 'Obedience,'" *British Journal of Social Psychology* (e-pub, 2018): http://doi:10.1111/bjso.12272.
5. J. Laurent, "Milgram's Shocking Experiments: A Case in the Social Construction of 'Science,'" *Indian Journal of History of Science* 22, no. 3 (1987): 247-72.
6. Beecher, "Ethics and Clinical Research," 1354-60.
7. 同上
8. D. J. Rothman, "Ethics and Human Experimentation: Henry Beecher Revisited," *New England Journal of Medicine* 317, no. 19 (1987): 1195-97.
9. F. Benedetti, "Beecher as Clinical Investigator: Pain and the Placebo Effect," *Perspectives in Biology and Medicine* 59, no. 1 (2016): 3745.
10. D. D. Price, D. G. Finniss, and F. Benedetti, "A Comprehensive Review of the Placebo Effect: Recent Advances and Current Thought," *Annual Review of Psychology* 59 (2008): 565-90.
11. H. K. Beecher, "The Powerful Placebo," *Journal of the American Medical Association* 159, no. 17 (1955): 1602-6.
12. H. K. Beecher et al., "The Effectiveness of Oral Analgesics (Morphine, Codeine, Acetylsalicylic Acid) and the Problem of Placebo 'Reactors' and 'Non-Reactors,'" *Journal of Pharmacology and Experimental Therapeutics* 109, no. 4 (1953): 393-400.
13. D. S. Jones, C. Grady, and S. E. Lederer, "'Ethics and Clinical Research' — The 50th Anniversary of Beecher's Bombshell," *New England Journal of Medicine* 374, no. 24 (2016): 2393-98.
14. Beecher, "Ethics and Clinical Research," 1354-60.
15. 同上
16. Jones, Grady, and Lederer, "The 50th Anniversary of Beecher's Bombshell, 2393-98.
17. L. Stark, *Behind Closed Doors: IRBs and the Making of Ethical Research* (Chicago: University of Chicago Press, 2012).
18. R. Novak, "Review of Human Subjects Research: Options Available to the Institutional Review Board," *Grants* 6, no. 4 (1983): 225-31.
19. S. E. Lind, "The Institutional Review Board: An Evolving Ethics Committee," *Journal of Clinical Ethics* 3, no. 4 (1992): 278-82.
20. SENATE USC, (Reprint of) National Research Act, Conference Report, *Drug Research Reports* 17, no. 28 (1974): 51-536.
21. L. Stark, *Behind Closed Doors*.

15. 同上
16. 同上
17. Hardy, *I'm from the Government.*
18. Jones, *Bad Blood.*
19. 同上
20. Gray, *Tuskegee Syphilis Study.*
21. Jones, *Bad Blood.*
22. E. Emanuel and C. Grady, eds., *The Oxford Textbook of Clinical Research Ethics* (New York: Oxford University Press, 2011).
23. Jones, *Bad Blood.*
24. 同上
25. Brown, *Penicillin Man.*
26. Jones, *Bad Blood.*
27. R. M. White, "Unraveling the Tuskegee Study of Untreated Syphilis," *Archives of Internal Medicine* 160, no. 5 (2000): 585-98.
28. Brandt, "Racism and Research," 21-29.
29. W. J. Curran, "The Tuskegee Syphilis Study," *New England Journal of Medicine* 289, no. 14 (1973): 730-31.
30. Jones, *Bad Blood.*
31. Brandt, "Racism and Research," 21-29.
32. J. J. Peters et al., "Untreated Syphilis in the Male Negro; Pathologic Findings in Syphilitic and Nonsyphilitic patients," *Journal of Chronic Diseases* 1, no. 2 (1955): 127-48.
33. Jones, *Bad Blood.*
34. Curran, "The Tuskegee Syphilis Study," 730-31.
35. E. Y. Adashi, L. B. Walters, and J. A. Menikoff, "The Belmont Report at 40: Reckoning with Time," *American Journal of Public Health* 108, no. 10 (2018): 1345-48.
36. Curran, "The Tuskegee Syphilis Study," 730-31.
37. Brandt, "Racism and Research," 21-29.

5　被験者の保護

1. E. Seltzer et al., "Once-Weekly Dalbavancin Versus Standard-of-Care Antimicrobial Regimens for Treatment of Skin and Soft-Tissue Infections," *Clinical Infectious Diseases* 37, no. 10 (2003): 1298-303.
2. Brandt, "Racism and Research," 21-29.

45. Spitz, *Doctors from Hell.*

46. 同上

47. Lifton, *Nazi Doctors.*

48. A. Gaw, "Reality and Revisionism: New Evidence for Andrew C. Ivy's Claim to Authorship of the Nuremberg Code," *Journal of the Royal Society of Medicine* 107, no. 4 (2014): 138-43.

49. L. A. Temme, "Ethics in Human Experimentation: The Two Military Physicians Who Helped Develop the Nuremberg Code," *Aviation, Space, and Environmental Medicine* 74, no. 12 (2003): 1297-300.

50. E. Shuster, "Fifty Years Later: The Significance of the Nuremberg Code," *New England Journal of Medicine* 337, no. 20 (1997): 1436-40.

51. E. Shuster, "American Doctors at the Nuremberg Medical Trial," *American Journal of Public Health* 108, no. 1 (2018): 47-52.

52. Spitz, *Doctors from Hell.*

4　人体実験に利用された人々

1. A. M. Brandt, "Racism and Research: The Case of the Tuskegee Syphilis Study," *Hastings Center Report* 8, no. 6 (1978): 21-29.

2. J. Park, "Historical Origins of the Tuskegee Experiment: The Dilemma of Public Health in the United States," *Korean Journal of Medical History* 26, no. 3 (2017): 545-78.

3. J. Jones, *Bad Blood: The Tuskegee Syphilis Experiment* (New York: Free Press, 1993).

4. A. D. Opina and A. A. Tafur, "A Night with Venus, a Lifetime with Mercury: A Case of Multiple Intracranial Aneurysms," *American Journal of the Medical Sciences* 343, no. 6 (2012): 498-500.

5. Brandt, "Racism and Research," 21-29.

6. F. Gray, *The Tuskegee Syphilis Study* (Montgomery, AL: NewSouth Books, 2002).

7. 同上

8. Jones, *Bad Blood.*

9. 同上

10. 同上

11. D. Hardy, *I'm from the Government and I'm Here to Kill You: The True Human Cost of Official Negligence* (New York: Skyhorse, 2017).

12. Park, "Historical Origins of the Tuskegee Experiment," 545-78.

13. Jones, *Bad Blood.*

14. 同上

17. Hager, *The Demon Under the Microscope.*（前掲）
18. 同上
19. Raju, "Nobel Chronicles—1939,"681.
20. I. Sherman, *Drugs That Changed the World: How Therapeutic Agents Shaped Our Lives*（Boca Raton, FL: CRC Press, 2016）.
21. Hager, *The Demon Under the Microscope.*（前掲）
22. Grundmann, *Gerhard Domagk.*
23. Hager, *The Demon Under the Microscope.*（前掲）
24. G. Domagk, "Twenty-five Years of Sulfonamide Therapy," *Annals of the New York Academy of Sciences* 69, no. 3（1957）: 380–84.
25. Hager, *The Demon Under The Microscope.*（前掲）
26. Grundmann, *Gerhard Domagk.*
27. "Obituary Notices: G. Domagk," *British Medical Journal* 1, no. 5391（1964）: 1189.
28. Hager, *The Demon Under the Microscope.*（前掲）
29. B. Carruthers, *Poland 1939: The Blitzkrieg Unleashed*（Slough, UK: Archive Media Publishing, 2011）.
30. R. J. Lifton, *The Nazi Doctors: Medical Killing and the Psychology of Genocide*（New York: Basic Books, 1988）.
31. V. Spitz, *Doctors from Hell: The Horrific Account of Nazi Experiments on Humans*（Boulder, CO: Sentient Publications, 2005）.
32. 同上
33. Lifton, *Nazi Doctors.*
34. Spitz, *Doctors from Hell.*
35. Lifton, *Nazi Doctors.*
36. Spitz, *Doctors from Hell.*
37. Domagk, "Twenty-five Years of Sulfonamide Therapy."
38. Hager, *The Demon Under the Microscope.*（前掲）
39. P. Ball, *Serving the Reich: The Struggle for the Soul of Physics Under Hitler*（Chicago: University of Chicago Press, 2014）.〔フィリップ・ボール『ヒトラーと物理学者たち——科学が国家に仕えるとき』池内了、小畑史哉訳、岩波書店、2016年〕
40. Raju, "Nobel Chronicles—1939,"681.
41. Spitz, *Doctors from Hell.*
42. 同上
43. 同上
44. P. Weindling et al., "The Victims of Unethical Human Experiments and Coerced Research Under National Socialism," *Endeavour* 40, no. 1（2016）: 1–6.

42. 同上
43. B. Das et al., "Review: Dalbavancin—A Novel Lipoglycopeptide Antimicrobial for Gram Positive Pathogens," *Pakistan Journal of Pharmacololgical Sciences* 21, no. 1 (2008): 78–87.
44. T. M. Khadem, R. P. van Manen, and J. Brown, "How Safe Are Recently FDA-Approved Antimicrobials? A Review of the FDA Adverse Event Reporting System Database," *Pharmacotherapy* 34, no. 12 (2014): 1324–29.
45. M. A. Pfaller, "Antifungal Drug Resistance: Mechanisms, Epidemiology, and Consequences for Treatment," *American Journal of Medicine* 125, no. 1 supp. (2012): S3–13.

3　幸運に助けられた兵士

1. E. Grundmann, *Gerhard Domagk: The First Man to Triumph over Infectious Diseases* (Münster, Germany.: LIT Verlag, 2005).
2. 同上
3. 同上
4. 同上
5. T. N. Raju, "The Nobel Chronicles—1939: Gerhard Domagk (1895–1964)," *Lancet* 353, no. 9153 (1999): 681.
6. J. Sheldon, *The German Army at Ypres—1914* (Barnsley, UK: Pen and Sword Military, 2011).
7. Grundmann, *Gerhard Domagk.*
8. T. Hager, *The Demon Under the Microscope: From Battlefield Hospitals to Nazi Labs, One Doctor's Heroic Search for the World's First Miracle Drug* (New York: Broadway Books, 2007).〔トーマス・ヘイガー『サルファ剤、忘れられた奇跡 ―― 世界を変えたナチスの薬と医師ゲルハルト・ドーマクの物語』小林力訳、中央公論新社、2013年〕
9. 同上
10. 同上
11. Grundmann, *Gerhard Domagk.*
12. M. A. Kinch, *Prescription for Change: The Looming Crisis in Drug Development* (Chapel Hill: University of North Carolina Press, 2016).
13. Grundmann, *Gerhard Domagk.*
14. Hager, *The Demon Under the Microscope.*（前掲）
15. 同上
16. J. Lesch, *The First Miracle Drugs: How the Sulfa Drugs Transformed Medicine* (New York: Oxford University Press, 2007).

—1940," *Reviews of Infectious Diseases* 10, no. 4 (1988): 677-78.

24. M. Burnet, *Natural History of Infectious Disease* (Cambridge: Cambridge University Press, 1962).〔F.M.バーネット『伝染病の生態学』新井浩訳、紀伊国屋書店、1966年〕
25. A. R. Coates, G. Halls, Y. Hu, "Novel Classes of Antibiotics or More of the Same?," *British Journal of Pharmacology* 163, no. 1 (2011): 184-94.
26. R. D. Fleischmann et al., "Whole-Genome Random Sequencing and Assembly of *Haemophilus influenzae* Rd.," *Science* 269, no. 5223 (1995): 496-512.
27. J. C. Venter et al., "Shotgun Sequencing of the Human Genome," *Science* 280, no. 5369 (1998): 1540-42.
28. D. J. Payne et al., "Drugs for Bad Bugs: Confronting the Challenges of Antibacterial Discovery," *Nature Reviews Drug Discovery* 6, no. 1 (2007): 29-40.
29. A. Miller and P. Miller, eds., *Emerging Trends in Antibacterial Discovery: Answering the Call to Arms* (Norfolk, UK: Caister Academic Press, 2011).
30. B. N. Tse, "Challenges and Opportunities," 495-500.
31. B. Spellberg, J. G. Bartlett, and D. N. Gilbert. "The Future of Antibiotics and Resistance," *New England Journal of Medicine* 368, no. 4 (2013): 299-302.
32. B. Spellberg, "The Future of Antibiotics," *Crititical Care* 18, no. 3 (2014): 228.
33. M. Rosenblatt, "The Large Pharmaceutical Company Perspective," *New England Journal of Medicine* 376, no. 1 (2017): 52-60.
34. Q. Q. Ma et al., "Rational Design of Cationic Antimicrobial Peptides by the Tandem of Leucine-Rich Repeat," *Amino Acids* 44, no. 4 (2013): 1215-24.
35. M. S. Chegkazi et al., "Rational Drug Design Using Integrative Structural Biology," *Methods in Molecular Biology* 1824 (2018): 89-111.
36. W. Duch, K. Swaminathan, and J. Meller, "Artificial Intelligence Approaches for Rational Drug Design and Discovery," *Current Pharmaceutical Design* 13, no. 14: 1497-508.
37. R. Hermann et al., "Synthesis and Antibacterial Activity of Derivatives of the Glycopeptide Antibiotic A-40926 and Its Aglycone," *Journal of Antibiotics* 49, no. 12 (1996): 1236-48.
38. M. Steiert and F. J. Schmitz, "Dalbavancin (Biosearch Italia/Versicor)," *Current Opinion in Investigational Drugs* 3, no. 2 (2002): 229-33.
39. 同上
40. 同上
41. S. Ramdeen and H. W. Boucher, "Dalbavancin for the Treatment of Acute Bacterial Skin and Skin Structure Infections," *Expert Opinion on Pharmacotherapy* 16, no. 13 (2015): 2073-81.

5. J. O. Falkinham et al.,"Proliferation of Antibiotic-Producing Bacteria and Concomitant Antibiotic Production as the Basis for the Antibiotic Activity of Jordan's Red Soils," *Applied and Environmental Microbiology* 75, no. 9 (2009): 2735-41.
6. T. M. Barnes and K. A. Greive, "Use of Bleach Baths for the Treatment of Infected Atopic Eczema," *Australasian Journal of Dermatology* 54, no. 4 (2013): 251-58.
7. B. N. Tse et al., "Challenges and Opportunities of Nontraditional Approaches to Treating Bacterial Infections," *Clinical Infectious Diseases* 65, no. 3 (2017): 495-500.
8. N. Wald-Dickler, P. Holtom, and B. Spellberg, "Busting the Myth of 'Static vs. Cidal': A Systemic Literature Review," *Clinical Infectious Diseases* 66, no. 9 (2018): 1470-74.
9. G. G. Vinson, "Possible Chemical Nature of Tobacco Mosaic Virus," *Science* 79, no. 2059 (1934): 548-49.
10. Rosen, *Miracle Cure.*
11. M. Lobanovska and G. Pilla,"Penicillin's Discovery and Antibiotic Resistance: Lessons for the Future?," *Yale Journal of Biology and Medicine* 90, no. 1 (2017): 135-45.
12. J. Davies, "Where Have All the Antibiotics Gone?," *Canadian Journal of Infectious Diseases and Medical Microbiology* 17, no. 5 (2006): 287-90.
13. Rosen, *Miracle Cure.*
14. 同上
15. 同上
16. D. Rapoport, "Physicians and the Pharmaceutical Industry: Under the Influence?," *Canadian Medical Association Journal* 152, no. 1 (1995): 15.
17. Rosen, *Miracle Cure.*
18. E. Jawetz, "Antimicrobial Chemotherapy," *Annual Review of Microbiology* 10 (1956): 85-114.
19. M. Finland and L. Weinstein,"Complications Induced by Antimicrobial Agents," *New England Journal of Medicine* 248, no. 6 (1953): 220-26.
20. 同上
21. A. W. Johnston, "Aplastic Anaemia Following Treatment with Chloramphenicol: Transfusion of Polycythaemic Blood Using Sequestrene," *Lancet* 267, no. 6833 (1954): 319.
22. W. Dameshek, "Chloramphenicol—A New Warning," *Journal of the American Medical Association* 174 (1960): 1853-54.
23. E. P. Abraham and E. Chain, "An Enzyme from Bacteria Able to Destroy Penicillin

for the Future?," *Yale Journal of Biology and Medicine* 90, no. 1 (2017): 135–45.

63. A. Fleming, "The Development and Use of Penicillin," *Chicago Medical School Quarterly* 7, no. 2 (1946): 20–28.
64. A. Fleming, "Classics in Infectious Diseases: On the Antibacterial Action of Cultures of a Penicillium, with Special Reference to Their Use in the Isolation of *B. influenzae* by Alexander Fleming," reprinted from the *British Journal of Experimental Pathology* 10 (1929): 226–36; *Reviews of Infectious Diseases* 2, no. 1 (1980): 129–39.
65. A. Fleming, "The Assay of Penicillin in the Days Before It Was Concentrated," *Bulletin of the Health Organisation, League of Nations* 12, no. 2 (1945): 250–52.
66. Brown, *Penicillin Man.*
67. A. Fleming and W. Walters, "Penicillin in Surgery," *Lancet* 2, no. 6474 (1947): 479.
68. Fleming, "Classics in Infectious Diseases: On the Antibacterial Action of Cultures of a Penicillium," 129–39.
69. Brown, *Penicillin Man.*
70. Lax, *The Mold in Dr. Florey's Coat.*
71. E. Tognotti, "Scientific Triumphalism and Learning from Facts: Bacteriology and the 'Spanish Flu' Challenge of 1918," *Social History of Medicine* 16, no. 1 (2003): 97–110.
72. R. H. Ivy, "The Influenza Epidemic of 1918: Personal Experience of a Medical Officer in World War I," *Military Medicine* 125 (1960): 620–22.
73. K. R. Robinson, "The Role of Nursing in the Influenza Epidemic of 1918–1919," *Nursing Forum* 25, no. 2 (1990): 19–26.
74. Fleming, "Development and Use of Penicillin," 20–28.
75. Brown, *Penicillin Man.*
76. W. Rosen, *Miracle Cure: The Creation of Antibiotics and the Birth of Modern Medicine* (New York: Viking, 2017).

2 黄金時代

1. Lax, *The Mold in Dr. Florey's Coat.*
2. E. J. Bassett et al., "Tetracycline-Labeled Human Bone from Ancient Sudanese Nubia (A.D. 350)," *Science* 209, no. 4464 (1980): 1532–34.
3. M. Cook, E. Molto, and C. Anderson, "Fluorochrome Labelling in Roman Period Skeletons from Dakhleh Oasis, Egypt," *American Journal of Physical Anthropology* 80, no. 2 (1989): 137–43.
4. R. I. Aminov, "A Brief History of the Antibiotic Era: Lessons Learned and Challenges for the Future," *Frontiers in Microbiology* 1 (2010): 134.

40. R. L. Atenstaedt, "The Organisation of the RAMC During the Great War," *Journal of the Royal Army Medical Corps* 152, no. 2 (2006): 81-85.
41. Fleming, "A British Medical Association Lecture on Vaccine Therapy," 255-59.
42. A. Fleming, "The Bactericidal Power of Human Blood and Some Methods of Altering It," *Proceedings of the Royal Society of Medicine* 21, no. 5 (1928): 859-68.
43. W. C. Hanigan, "Neurological Surgery During the Great War: The Influence of Colonel Cushing," *Neurosurgery* 23, no. 3 (1988): 283-94.
44. W. Spink, *Infectious Diseases: Prevention and Treatment in the Nineteenth and Twentieth Centuries* (Minneapolis: University of Minnesota Press, 1979).
45. Fleming, "Antiseptics, Old and New," 67-75.
46. Hare, "Scientific Activities of Alexander Fleming," 347-72.
47. P. M. Mazumdar, "Fleming as Bacteriologist: Alexander Fleming," *Science* 225, no. 4667 (1984): 1140.
48. A. R. Munroe, A. G. Fleming, and R. M. Janes, "Wound Flora in Relation to Secondary Suture," *British Medical Journal* 1, no. 2980 (1918): 173.
49. Lax, The *Mold in Dr. Florey's Coat.*
50. 同上
51. Macfarlane, *Alexander Fleming.*（前掲）
52. Y. Manzano and J. Manzano, "Homage to Sir Alexander Fleming," *Hispalis Medica* 12, no.131 (1955): 237-39.
53. F. Marti-Ibanez, "The Meaning of Greatness: Sir Alexander Fleming—In Memoriam," *Antibiotics and Chemotherapy* 5, no. 4 (1955): 177-81.
54. Fleming, "Antiseptics, Old and New,"67-75.
55. V. D. Allison, "Personal Recollections of Sir Almroth Wright and Sir Alexander Fleming," *Ulster Medical Journal* 43, no. 2 (1974): 89-98.
56. G. Thompson, ed., *Nobel Prizes That Changed Medicine* (London: Imperial College Press, 2012).
57. A. Geddes, "80th Anniversary of the Discovery of Penicillin: An Appreciation of Sir Alexander Fleming," *International Journal of Antimicrobial Agents* 32, no. 5 (2008): 373.
58. A. Fleming, "Lysozyme: President's Address," *Proceedings of the Royal Society of Medicine* 26, no. 2 (1932): 71-84.
59. Brown, *Penicillin Man.*
60. Macfarlane, *Alexander Fleming.*（前掲）
61. Brown, *Penicillin Man.*
62. Lobanovska and G. Pilla,"Penicillin's Discovery and Antibiotic Resistance: Lessons

18. Herwig, *Marne, 1914.*
19. Macfarlane, *Alexander Fleming.*（前掲）
20. A. Fleming, "A British Medical Association Lecture on Vaccine Therapy in Regard to General Medical Practice," *British Medical Journal* 1, no. 3138（1921）: 255-59.
21. Lax, *The Mold in Dr. Florey's Coat.*
22. J. G. Adami et al., "Combined Inquiry into the Presence of Diphtheria and Diphtheroid Bacilli in Open Wounds," *Canadian Medical Association Journal* 8, no. 9（1918）: 769-85.
23. A. Fleming, "The Bactericidal Power of Human Blood and Some Methods of Altering It," *Proceedings of the Royal Society of Medicine* 21, no. 5（1928）: 859-68.
24. Boyd, "Tetanus," 109-10.
25. K. C. Dittrich and B. Keilany, "Tetanus: Lest We Forget," *Canadian Journal of Emergency Medicine* 3, no. 1（2001）: 47-50.
26. S. Levin, "Risus Sardonicus," *Adler Museum Bulletin* 16, no. 1（1990）: 19-22.
27. Shanks, "How World War Ⅰ Changed Global Attitudes," 1699-707.
28. P. Finkelstein et al., "Tetanus: A Potential Public Health Threat in Times of Disaster," *Prehospital and Disaster Medicine* 32, no. 3（2017）: 339-42.
29. V. Fredette, C. Planté, and A. Roy,"Numerical Data Concerning the Sensitivity of Anaerobic Bacteria to Oxygen," *Journal of Bacteriology* 94, no. 6（1967）: 2012-17.
30. Shanks, "How World War I Changed Global Attitudes," 1699-707.
31. Lax, *The Mold in Dr. Florey's Coat.*
32. J. R. Matthews, "Almroth Wright, Vaccine Therapy, and British Biometrics: Disciplinary Expertise Versus Statistical Objectivity," *Clio Medica* 67（2002）: 125-47.
33. Brown, *Penicillin Man.*
34. Macfarlane, *Alexander Fleming.*（前掲）
35. W. Gillespie, "Paul Ehrlich and Almroth Wright," *West of England Medical Journal* 106, no. 4（1991）: 107, 18.
36. E. W. Meynell, "Some Account of the British Military Hospitals of World War I at Etaples, in the Orbit of Sir Almroth Wright," *Journal of the Royal Army Medical Corps* 142, no. 1（1996）: 43-47.
37. Brown, *Penicillin Man.*
38. J. Murray, "Sir Alfred Keogh: Doctor and General." *Irish Medical Journal* 80, no. 12（1987）: 427-32.
39. J. S. Blair, "Sir Alfred Keogh — The Great War," *Journal of the Royal Army Medical Corps* 154, no. 4（2008）: 273-74.

1 戦場の混乱のなかで

1. R. Hare, "The Scientific Activities of Alexander Fleming, Other Than the Discovery of Penicillin," *Medical History* 27, no. 4 (1983): 347–72.
2. S. Sabbatani and S. Fiorino, "The Treatment of Wounds During World War I," *Le Infezioni in Medicina* 25, no. 2 (2017): 184–92.
3. P. C. Wever and L. van Bergen, "Prevention of Tetanus During the First World War," *Medical Humanities* 38, no. 2 (2012): 78–82.
4. E. Lax, *The Mold in Dr. Florey's Coat: The Story of the Penicillin Miracle* (New York: Henry Holt, 2004).
5. E. Jones, "Terror Weapons: The British Experience of Gas and Its Treatment in the First World War," *War in History* 21, no. 3 (2014): 355–75.
6. B. Tuchman, *The Guns of August* (New York: Random House, 2009).〔バーバラ・タックマン『八月の砲声』山室まりや訳、ちくま学芸文庫、2004年〕
7. T. Zuber, *The Battle of the Frontiers: Ardennes 1914* (Stroud, UK: History Press, 2010).
8. A. Rawson, *British Expeditionary Force: The 1914 Campaign* (Barnsley, UK: Pen and Sword Military, 2014).
9. R. A. Pollock, "Triage and Management of the Injured in World War I: The Diuturnity of Antoine De Page and a Belgian Colleague," *Craniomaxillofacial Trauma & Reconstruction* 1, no. 1 (2008): 63–70.
10. G. Scharf, "Holding the Torch up High," *South African Journal of Surgery* 55, no. 3 (2017): 67.
11. H. Herwig, *The Marne, 1914: The Opening of World War I and the Battle That Changed the World* (New York: Random House, 2009).
12. G. Macfarlane, *Alexander Fleming: The Man and the Myth* (New York: Oxford University Press, 1985).〔グウィン・マクファーレン『奇跡の薬 —— ペニシリンとフレミング神話』北村二朗訳、平凡社、1990年〕
13. A. Fleming, "Antiseptics, Old and New," *Proceedings of the Staff Meetings of the Mayo Clinic* 21 (1946): 67–75.
14. G. D. Shanks, "How World War I Changed Global Attitudes to War and Infectious Diseases," *Lancet* 384, no. 9955 (2014): 1699–707.
15. J. Boyd, "Tetanus in Two World Wars," *Proceedings of the Royal Society of Medicine* 52, no. 2 (1959): 109–10.
16. K. Brown, *Penicillin Man: Alexander Fleming and the Antibiotic Revolution* (Stroud, UK: History Press, 2005).
17. Lax, *Mold in Dr. Florey's Coat.*

原注

プロローグ

1. A. Ordooei Javan, S. Shokouhi, and Z. Sahraei, "A Review on Colistin Nephrotoxicity," *European Journal of Clinical Pharmacology* 71, no. 7 (2015): 801–10.
2. C. Nathan and O. Cars, "Antibiotic Resistance—Problems, Progress, and Prospects," *New England Journal of Medicine* 371, no. 19 (2014): 1761–63.
3. Centers for Disease Control and Prevention, *Antibiotic Resistance Threats in the United States, 2013*, April 23, 2013, www.cdc.gov/drugresistance/pdf/ar-threats-2013-508.pdf
4. S. A. Clock et al., "Contact Precautions for Multidrug-Resistant Organisms: Current Recommendations and Actual Practice," *American Journal of Infection Control* 38, no. 2 (2010):105–11.
5. C. L. Ventola, "The Antibiotic Resistance Crisis: Part 1: Causes and Threats," *Pharmacy and Therapeutics* (*P&T*) 40, no. 4 (2015): 277–83.
6. A. Nicholson et al., "The Knowledge, Attitudes and Practices of Doctors Regarding Antibiotic Resistance at a Tertiary Care Institution in the Caribbean," *Antimicrobial Resistance and Infection Control* 7 (2018): 23.
7. T. F. Landers et al., "A Review of Antibiotic Use in Food Animals: Perspective, Policy, and Potential," *Public Health Reports* 127, no. 1 (2012): 4–22.
8. H. S. Gold and R. C. Moellering, "Antimicrobial-Drug Resistance," *New England Journal of Medicine* 335, no. 19 (1996): 1445–53.
9. V. Idemyor, "Antimicrobial Drug Resistance Among Common Pathogens in American Hospitals: When Will the Microbe Stop Winning?," *Journal of the National Medical Association* 90, no. 1 (1998): 10–12.
10. P. Zhao, "The 2009 Nobel Prize in Chemistry: Thomas A. Steitz and the Structure of the Ribosome," *Yale Journal of Biology and Medicine* 84, no. 2 (2011): 125–29.
11. P. Farmer et al., "Community-Based Approaches to HIV Treatment in Resource-Poor Settings," *Lancet* 358, no. 9279 (2001): 404–9.
12. R. L. Engler, "Misrepresentation and Responsibility in Medical Research," *New England Journal of Medicine* 317, no. 22 (1987): 1383–99.
13. H. T. Shapiro and E. M. Meslin, "Ethical Issues in the Design and Conduct of Clinical Trials in Developing Countries," *New England Journal of Medicine* 345, no. 2 (2001): 139–42.

超耐性菌（スーパーたいせいきん）

現代医療（げんだいいりょう）が生（う）んだ「死（し）の変異（へんい）」

2021年6月30日　初版1刷発行

著者 ──── マット・マッカーシー
訳者 ──── 久保尚子（くぼなおこ）
カバーデザイン ──── 山田和寛（nipponia）
発行者 ──── 田邊浩司
組版 ──── 新藤慶昌堂
印刷所 ──── 新藤慶昌堂
製本所 ──── ナショナル製本
発行所 ──── 株式会社光文社
〒112-8011　東京都文京区音羽1-16-6
電話 ──── 翻訳編集部 03-5395-8162
書籍販売部 03-5395-8116
業務部 03-5395-8125

落丁本・乱丁本は業務部へご連絡くだされば、お取り替えいたします。

ISBN978-4-334-96249-4 Printed in Japan

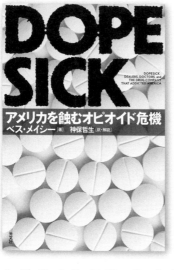

■好評既刊

マルコム・グラッドウェル 著　濱野大道 訳

トーキング・トゥ・ストレンジャーズ

「よく知らない人」について私たちが知っておくべきこと

〝わかりあえない〟時代を乗り越えるための必読書

なぜ黒人女性と警官の口論は起こったのか？　有名コーチの少年への性犯罪が長年発覚しなかった理由は？　誰もがある女性を殺人事件の犯人だと思い込んだのはなぜか？　他人の感情や意図を推し量る能力の欠陥を暴き、「他者といかにつきあうか」という人間の根源的な営みに新しい光を当てる全米ベストセラー。

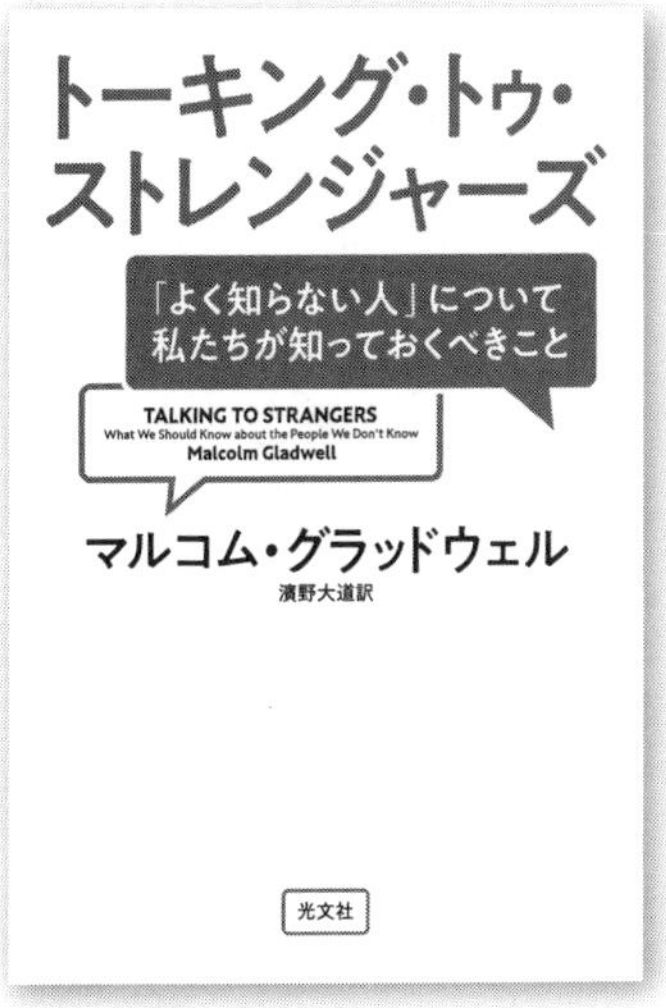
トーキング・トゥ・ストレンジャーズ
「よく知らない人」について
私たちが知っておくべきこと
TALKING TO STRANGERS
What We Should Know about the People We Don't Know
Malcolm Gladwell
マルコム・グラッドウェル
濱野大道訳
光文社

四六判・ソフトカバー

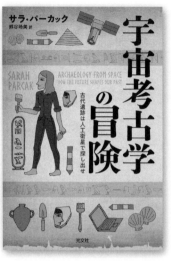